Anke Hengelmolen-Greb

Evidence Based Practice (EBP) in der neurologischen Rehabilitation

Literaturrecherche und Analyse von Förderfaktoren und Barrieren

Master-Thesis zur Erlangung des akademischen Grades „Master of Science" im Universitätslehrgang Neurorehabilitationsforschung
Betreuer: Dr. Christian Seipp

ELSEVIER
URBAN & FISCHER

URBAN & FISCHER München

Zuschriften an:
Elsevier GmbH, Urban & Fischer Verlag, Hackerbrücke 6, 80335 München

Wichtiger Hinweis für den Benutzer

Die Erkenntnisse in der Medizin unterliegen laufendem Wandel durch Forschung und klinische Erfahrungen. Herausgeber und Autoren dieses Werkes haben große Sorgfalt darauf verwendet, dass die in diesem Werk gemachten therapeutischen Angaben (insbesondere hinsichtlich Indikation, Dosierung und unerwünschter Wirkungen) dem derzeitigen Wissensstand entsprechen. Das entbindet den Nutzer dieses Werkes aber nicht von der Verpflichtung, anhand weiterer schriftlicher Informationsquellen zu überprüfen, ob die dort gemachten Angaben von denen in diesem Werk abweichen und seine Verordnung in eigener Verantwortung zu treffen.

Für die Vollständigkeit und Auswahl der aufgeführten Medikamente übernimmt der Verlag keine Gewähr.

Geschützte Warennamen (Warenzeichen) werden in der Regel besonders kenntlich gemacht (®). Aus dem Fehlen eines solchen Hinweises kann jedoch nicht automatisch geschlossen werden, dass es sich um einen freien Warennamen handelt.

Bibliografische Information der Deutschen Nationalbibliothek

Die Deutsche Nationalbibliothek verzeichnet diese Publikation in der Deutschen Nationalbibliografie; detaillierte bibliografische Daten sind im Internet über http://www.d-nb.de/ abrufbar.

1. Auflage 2015

Der Urban & Fischer Verlag ist ein Imprint der Elsevier GmbH.

15 16 17 18 5 4 3 2 1

Dieses Buch enthält auch Links auf externe Webseiten Dritter. Auf die Inhalte dieser Webseiten haben wir keinen Einfluss, da es sich nicht um unsere eigenen Inhalte handelt. Für die Richtigkeit der über die Links erreichbaren Inhalte ist der jeweilige Anbieter verantwortlich. Wir übernehmen daher keine Garantie für deren Richtigkeit, Vollständigkeit und Aktualität. Eine Überprüfung der Inhalte der von uns verlinkten externen Seiten ohne tatsächliche und konkrete Anhaltspunkte für einen Rechtsverstoß leisten wir nicht. Falls uns aber entsprechende Hinweise bekannt werden, werden wir unverzüglich eine Überprüfung, soweit möglich, einleiten und die dabei erzielten Ergebnisse bei Neuauflagen berücksichtigen.

Um den Textfluss nicht zu stören, wurde bei Patienten und Berufsbezeichnungen die grammatikalisch maskuline Form gewählt. Selbstverständlich sind in diesen Fällen immer Frauen und Männer gemeint.

Planung und Lektorat: Alexandra Frntic, Ulrike Kriegel
Herstellung: Ulrike Schmidt
Satz: abavo GmbH, Buchloe/Deutschland; TnQ, Chennai/Indien
Druck und Bindung: Printforce, Alphen/NL
Alle Abbildungen: Anke Hengelmolen-Greb
Umschlaggestaltung: SpieszDesign, Neu-Ulm

ISBN Print 978-3-437-31648-7
ISBN e-Book 978-3-437-31649-4

Aktuelle Informationen finden Sie im Internet unter **www.elsevier.de** und **www.elsevier.com.**

Danksagung

Ich möchte mich bei Herrn Dr. Rolf Röder bedanken, der mich schon als junge Therapeutin und bis heute enthusiastisch und kritisch gefördert und begleitet hat. Aus langen Diskussionen über Sinn und Unsinn von therapeutischen Verfahren war die Wissenschaft eine logische Konsequenz.
Mein weiterer Dank gilt Frau Christel Auer, die mir in dieser Zeit der Suche und Wegfindung half, die theoretischen, wissenschaftlichen Erkenntnisse am Patienten praktisch umzusetzen.
Mein weiterer Dank gilt meinen Instruktoren-Kollegen für den Rat und Tat, der sich in Gesprächen und Treffen immer wieder ergeben hat.
Auch möchte ich mich sowohl bei meinen Kollegen in der Neurologischen Rehabilitationsklinik Bad Camberg als auch bei Kollegen in anderen Kliniken bedanken, die mich bei der Erstellung des Fragebogens unterstützt haben.
Hier gilt mein besonderer Dank auch allen Therapeuten in ganz Deutschland, die meinen Fragebogen ausgefüllt und mir zugesendet haben.
Ich möchte mich bei Frau Dr. Teuschl und Herrn Dr. Seipp bedanken, die mich bei der Erstellung der Masterthesis fachlich unterstützt und geleitet haben.
Nicht zuletzt gilt mein Dank Herrn Dr. Christoph Schäfer und Herrn Daniel Glück, die mir in der Fachklinik für Neurologie Bad Camberg in meiner Studienzeit immer wieder die eine oder andere Aufgabe abgenommen und mich unterstützt haben.

Anke Hengelmolen-Greb

Abkürzungsverzeichnis

APTA	American Physical Therapy Association
ARAT	Action Research Arm Test
ADL	Activities of Daily Life
BATRAC	Bilateral Arm Training with Rhythmic Auditory Cueing
B. Sc.	Bachelor of Science
CCT	Clinical Controlled Trial
CIMT	Constraint Induced Movement Therapy
DGN	Deutsche Gesellschaft für Neurologie
DGNR	Deutsche Gesellschaft für Neuro-Rehabilitation
EBP	Evidence Based Practice
EBM	Evidence Based Medicine
EMG	Elektromyographie
et al.	et alia (und andere)
FES	Funktionelle Elektrostimulation
M. Sc.	Master of Science
MeSH	Medical Subject Headings (National Library of Medicine)
MP	Mental Practice
n=	Anzahl der Personen
NDT	Neurodevelopmental Treatment
OE	Obere Extremität
Ph. D.	Philosophiae Doctor
RCT	Randomized Controlled Trial
RFTP	Repetitive Functional Task Practice
ROM	Range of Motion
rTMS	repetitive transkranielle Magnetstimulation
UE	Untere Extremität
ZNS	Zentrales Nervensystem

Inhaltsverzeichnis

1 Einleitung

1.1 Wissenschaftlicher Hintergrund der Arbeit

In der Medizin und Therapie vollzieht sich seit einigen Jahren ein Paradigmenwechsel: von einem allein auf der individuellen Erfahrung, der Qualifikation und positiven Intention des Therapeuten beruhenden und weitgehend frei zu entscheidenden Therapieansatz hin zu einem sich in möglichst vielen vergleichbaren Therapiesituationen als effektiv erweisenden, wissenschaftlich fundierten, evidenzbasierten Therapieansatz.

Dieser Paradigmenwechsel vollzieht sich vor dem Hintergrund eines wachsenden Kostendrucks auf die therapeutischen Leistungen, einer deutlich verbesserten Datenverarbeitung und nicht zuletzt eines gestiegenen Erfolgsanspruchs sowohl der Erbringer als auch der Empfänger der jeweiligen Therapie im Sinne eines positiven Wettbewerbs. Während auf der einen Seite mittlerweile weitgehend Konsens darüber besteht, dass die evidenzbasierte Medizin im Rahmen der Gesundheitsdienstleistungen eine breite Anwendung finden sollte, bestehen auf der anderen Seite zumindest in einzelnen Bereichen eine nicht unerhebliche Unsicherheit über die Inhalte der evidenzbasierten Medizin und Probleme des Transfers einer evidenzbasierten Medizin in den Alltag der Therapeuten.

Die vorliegende Arbeit untersucht den aktuellen Stand der therapeutischen Leistungen, die Kriterien der *Evidence-Based Practice (EBP)* erfüllen. Darüber hinaus wurden Faktoren ermittelt, die den Übertrag der wissenschaftlichen Erkenntnisse in den therapeutischen Alltag fördern oder limitieren. Von besonderer Bedeutung sind dabei der Kenntnisstand der jeweiligen therapeutischen Interventionen beim Therapeuten, Anwendungsentscheidungen abhängig von der Funktion zum Beispiel bestimmter motorischer und sensorischer Systeme und andere individuelle und umweltbezogene Kontextfaktoren des Therapeuten.

Befragungen haben gezeigt, dass Physiotherapeuten oft eine Präferenz für einen bestimmten Ansatz haben, es gibt aber derzeit keine überzeugenden Beweise zur Unterstützung spezifischer physiotherapeutischer Behandlungsansätze[1].

Der Begriff *Evidence-Based Practice (EBP)* hat sich zu einem neuen Zauberwort in der neurologischen Rehabilitation entwickelt.

Dies gilt sowohl für Therapeuten und Ärzte, die in ihrem Clinical Reasoning die Ergebnisse von EBP als Entscheidungsgrundlage für klinische Fragestellungen nutzen, als auch für Kostenträger, da EBP das Vertrauen der Dienstleister in die Intervention erhöht und somit die Kostenübernahme ermöglichen kann. EBP steht subjektiv betrachtet für „up to date"und „erwiesen wirksam".

Evidence Based Practice (EBP) in der neurologischen Rehabilitation. http://dx.doi.org/10.1016/B978-3-437-31648-7.00001-9

So hat die Reha-Qualitätssicherung der deutschen Rentenversicherung damit begonnen, eine Leitlinie für die medizinische Rehabilitation der Rentenversicherung zu erstellen, die die Reha-Therapiestandards nach Schlaganfall beschreibt. Diese Standards geben einen Überblick über evidenzbasierte Therapiemodule, die therapeutische Inhalte und die formale Ausgestaltung beinhalteten. Ziel der bisher vorliegenden Reha-Therapiestandards ist es, die rehabilitative Behandlung nach Schlaganfall auf eine wissenschaftliche, evidenzbasierte Grundlage zu stellen und die Qualität der rehabilitativen Versorgung zu verbessern.

Weiterhin geben deutsche neurologische Gesellschaften schon seit Jahren Leitlinien und Evidenztabellen heraus, die sich auf therapeutische Herangehensweisen beziehen; dies sind die Deutsche Gesellschaft für Neurologie (DGN; siehe www.dgn.org/leitlinien.html) und die Deutsche Gesellschaft für Neurorehabilitation (DGNR; siehe www.dgnr.de/Leitlinien-Evidenztabellen.29858.html). Repetition/LTP, EMG-Biofeedback, Laufband, Motor imagery, Spiegeltraining, CIMT, Shaping, task specific training – um nur einige zu nennen – sind gut untersuchte, therapeutische Maßnahmen in der Neurorehabilitation. Sie werden oft als „Evidenzbasierte Maßnahmen" oder *Evidence-Based Practice (EBP)* bezeichnet.

Hypothese dieser Arbeit ist, dass *Evidence-Based Practice (EBP)* vielen Therapeuten zwar bekannt ist, jedoch der Transfer in die tägliche praktische Anwendung aus verschiedensten Gründen nicht ausreichend gelingt. Sowohl der Bekanntheitsgrad als auch die Förderfaktoren & Barrieren für die Anwendung sollen ermittelt werden.

Die Anwendung von *Evidence-Based Practice (EBP)* wurde bereits 2003 von Jette et al. untersucht[2,3].

Mitglieder der American Physical Therapy Association (APTA) wurden mittels Fragebogen befragt, wie ihre Überzeugung, Einstellung, Wissen und ihr Verhalten in Bezug auf EBP ist.

Die Befragten sind sich einig, dass die Verwendung von EBP in der Praxis notwendig sei, dass die Literatur in der Praxis hilfreich sei, und dass die Qualität der Patientenversorgung besser sei, wenn EBP verwendet wird. Die Ausbildung, die Geläufigkeit und das Vertrauen auf Suchstrategien, die Nutzung von Datenbanken und die kritische Bewertung tendierten eher zu jüngeren Therapeuten mit weniger Jahren Berufserfahrung. Siebzehn Prozent der Befragten erklärten, sie lesen weniger als zwei Artikel in einem typischen Monat und ein Viertel der Befragten erklärten, sie verwendeten Literatur zu ihrer klinischen Entscheidungsfindung weniger als zweimal pro Monat. Die Mehrheit der Befragten hatte Onlinezugang, jedoch mehr zu Hause als am Arbeitsplatz. Einig waren sich die Befragten, dass das größte Hindernis für die Umsetzung von EBP der Zeitmangel sei.

In der Diskussion wird erwähnt, dass laut Aussagen von Ärzten in England[4] und Schwestern in Australien[5] Zweifel bestehen, ob praktische Leitlinien bei spezifischen Patienten und spezifischen Settings angewendet werden können und bezüglich der Relevanz von Forschungsergebnissen für ihre klinische Praxis.

Limitierungen von EBP in der Praxis wurden ebenfalls angesprochen von Haines und Donald[6]: sie merkten an, dass die Forscher wahrscheinlich nicht in die tägliche Praxis involviert sind und das Forschungsfragen möglicherweise nicht im relevanten Kontext getestet wurden.

Aufgrund dieser Aussage glauben Jette et al., dass die Antworten der Therapeuten in ihrer Studie die Einstellung der Praktiker reflektieren könnten, dass die Interventionen, die für eine Studie entworfen wurden, wohlmöglich nicht anwendbar sind für die Implementierung in die Praxis.

Fairhurst and Huby[7] fassten zusammen, dass die meisten Therapeuten, die sie in Schottland interviewt haben, persönliche Kontakte als Quellen benutzten und sie veränderten ihr praktisches Tun eher aufgrund von Übereinstimmung als aufgrund von Informationen, die sie gelesen und bewertet haben.

Andere Forscher[8,9,10,11,12,13] fanden heraus – wie Jette et al. ebenfalls – dass die wichtigste Barriere für EBP der Zeitmangel ist.

Einer der Gründe, die Pädiater angegeben haben, warum sie praktische klinische Leitlinien nicht anwenden, war, dass die Leitlinien ein „Kochbuch für Medizin" darstellen und keine klinischen Entscheidungen mehr erlauben[14].

In einer Studie von Cranney et al. sahen Hausärzte die klinischen praktischen Leitlinien als „entwickelt von Enthusiasten, die die ideale Praxis umschreiben"[15].

Haines und Jones schlugen vor, dass ein Faktor, dass gegen die Implementierung von Evidenz in die Praxis gearbeitet wird, die „Kulturelle Schere" zwischen Forschern, Klinikern und Administratoren ist[16].

Pollock et al.[17] suchten in ihrer Studie ebenfalls nach Barrieren, warum *Evidence-Based Stroke Rehabilitation* nicht gelingt und fanden heraus, dass die Therapeuten Forschung wichtig finden, jedoch die Zeit fehlt, die Forschungsergebnisse herauszufinden bzw. zu lesen und dass sie hierfür auch teilweise nicht die Fähigkeiten haben.

Ziel der vorliegenden Arbeit soll es sein, herauszufinden, ob in Deutschland ähnliche Faktoren die Anwendung von *Evidence-Based Practice (EBP)* fördern bzw. limitieren.

1.2 Voruntersuchung

Als Hilfe zur Erstellung eines Fragebogens wurde im Vorfeld eine kurze unsystematische Befragung durchgeführt. Eine Gruppe von 25 Therapeuten (Physio- und Ergotherapeuten) wurde in Einzelgesprächen zu ihrer Meinung zu „EBP" befragt.

Deren subjektive Ansichten wurden erfasst und unterteilt in Pro & Contra EBP:

Tab. 1.1 Pro & Contra Evidence-Based Practice

PRO Evidence-Based Practice	**CONTRA Evidence-Based Practice**
Qualitätssicherung und -steigerung, Qualitätsnachweis für Patienten und Kostenträger, Verantwortlichkeit	Komplexität des individuellen Patienten wird zu wenig berücksichtigt: • Evidenzbasierte Therapie ist zu allgemein und wird somit dem Individuum nicht gerecht • Generalisierbarkeit ist nicht immer gegeben • Clinical Reasoning wird vernachlässigt • Messbarkeit ist bei vielen Patienten nicht sensibel genug (Palliativ, Wachkoma, Schwerstbehinderte etc.) oder verfälscht die „Ergebnisse" • Psychosozialer Aspekte & häusliches Umfeld werden zu wenig berücksichtigt
Einheitliche Therapie zur Vergleichbarkeit und Effektivität	Einengung der therapeutischen Entscheidungsfreiheit und der vielfältigen, fachlichen Kompetenz, die nicht mehr eingesetzt werden kann: • Entscheidungsprozesse nur auf der Basis von Assessments und bewiesenen Verfahren • Pool der Therapiemittel wird daher erheblich kleiner, Ausschluss von erprobten und lang benutzten Therapieverfahren • Gute, multikomplexe Therapieverfahren gehen verloren, da sie aufgrund der Komplexität nicht wissenschaftlich untersucht werden können

Tab. 1.1 Pro & Contra Evidence-Based Practice (Forts.)

PRO Evidence-Based Practice	**CONTRA Evidence-Based Practice**
	• Maßnahmenkatalog wird drastisch reduziert – Sinken vom Verordnungswert • Expertise der Therapeuten wird nicht berücksichtigt – Fokus auf rein wissenschaftlicher Forschung, Erfahrungswissen des praktischen Experten wird ignoriert
Objektive Wirksamkeitsnachweise physiotherapeutischer Interventionen	EBP unterliegt permanenter Anpassung – was heute EBP ist, ist es morgen nicht mehr
Orientierung am Ergebnis	Wechselwirkung zwischen Therapeut und Patient ist nicht erfassbar und geht verloren
Stärkung und Aufwertung des Berufsbildes, der fachlichen Kompetenz und Status von Physiotherapie durch wissenschaftliches Arbeiten • Abgrenzung von anderen Berufsgruppen • Verstehen von wissenschaftlichen Fragestellungen • Selbstgesteuerte Interventionen auf wissenschaftlicher Basis gestalten und durchführen können • Professionalisierung wird beschleunigt	Desinteresse von Kostenträgern: für mehr EBP ist kein Mehrwert der Leistungsberechnung zu erwarten Aufwand : Ergebnis = schlechte Relation
Grundvoraussetzung im aktuellen Gesundheitssystem durch effizientes Nutzen der finanziellen Ressourcen • Ausgrenzung von Heilmitteln, deren Wirksamkeit nicht nachgewiesen ist	Berufliche Rahmenbedingungen lassen *Evidence-Based Practice* nicht zu: • Ausschluss von Praxen, die bestimmte Vorgaben nicht erfüllen können, z. B. das Vorhandensein von Geräten • Zeitfaktor • Wettbewerbsvorteil ist nicht gegeben, da der Patient die Qualität der EBP nicht einschätzen kann • Bedrohung der Existenz
Klinisch praktische Erfahrung des Therapeuten kann dokumentiert und ausgewertet werden	Transfer von EBP in die Therapie ist schwierig: • Wissenschaftliches Arbeiten fehlte in der Grundausbildung • Therapeuten müssen sich hier nachqualifizieren – Angebot auf dem Markt ist nur reduziert vorhanden • Therapeuten sind Praktiker: sie lernen Theorie und Praxis gemeinsam. Sie lernen nicht aus Studien.
Grundlage im Leitlinienprozess der Kostenträger	Medizinische Forschung (z. B. Medikamentenstudien) mit Gruppeneinteilung, Doppelverblindung etc. ist nicht auf therapeutisches Handeln übertragbar • Forschung wird größtenteils nicht von Therapeuten gestaltet, sondern von Ärzten – Know-how von Praktikern wird nicht mit eingebracht • Experten in Berufsverbänden sind Ärzte, nicht Therapeuten • Verbände vernichten die wirtschaftliche Grundlage ihrer Mitglieder

Zusammenfassend kann gesagt werden, dass Therapeuten durchaus der Meinung sind, dass EBP die Qualität und Effektivität von Therapien steigern kann und somit der Berufsstand gestärkt wird. Aber genau hier liegen im Umkehrschluss auch deutliche Ängste: die Therapeuten befürchten, dass nur noch Therapien verwendet werden dürfen, für die es bereits Evidenz gibt und somit die Komplexität des individuellen Patienten nicht mehr berücksichtigt werden kann. Damit würde auch die therapeutische Freiheit verloren geht und der Therapeut sieht seine klinische Expertise, sein Wissen und seine Erfahrung nicht berücksichtigt. Weiterhin werden auch finanzielle Einbußen erwartet und damit verbunden sind Existenzängste.

1.3 Fragestellung, Ziele und Hypothesen der Arbeit

In dieser Arbeit soll zunächst anhand einer ausführlichen Literatursuche geklärt werden, ob es für verschiedene therapeutische Behandlungsmethoden in der Neurologischen Rehabilitation ausreichende Evidenz gibt; im fünften Kapitel soll anhand einer Befragung herausgefunden werden, welche dieser Methoden Therapeuten bekannt sind, welche sie wann anwenden, welche nicht zur Anwendung kommen und was hierfür die Gründe sind.

Literatur

1. Pollock et al. 2008, Sackley et al. 1996, Ernst 1990
2. Jette, D.; Latham, N.; Smout, R.; Gassaway, J.; Slavin, M.; Horn, S. (2005). Physical Therapy Interventions for Patients With Stroke in Inpatient Rehabilitation Facilities. Physical Therapy, Vol. 85. No. 3, March 2005, 238–248
3. Jette DU, Bacon K, Batty C, Carlson M, Ferland A, Hemingway RD, Hill JC, Ogilvie L, (2003). Evidence-based practice: beliefs, attitudes, knowledge, and behaviors of physical therapists. Volk D. Phys Ther. 2003 Sep;83(9):786–805
4. Cranney M, Warren E, Barton S, et al. (2001). Why do GPs not implement evidence-based guidelines? A descriptive study. Fam Pract. 2001;18: 359–363
5. Retsas A. (2000). Barriers to using research evidence in nursing practice. J Adv Nurs. 2000;31:599–606
6. Haines A, Donald A. (1998). Getting research findings into practice:making better use of research findings. BMJ. 1998;317:72–75
7. Fairhurst K, Huby G. (1998). From trial data to practical knowledge: qualitative study of how general practitioners have accessed and used evidence about statin drugs in their management of hypercholesterolaemia. BMJ. 1998;317:1,130–1,134
8. McColl A, Smith H, White P, Field J. (1998). General practitioners' perceptions of the route to evidence based medicine: a questionnaire survey. BMJ. 1998;316:361–365.
9. Ely JW, Osheroff JA, Ebell MH, et al. (2002). Obstacles to answering doctors' questions about patient care with evidence: qualitative study. BMJ.2002;324:710–713.
10. Fairhurst K, Huby G. (1998). From trial data to practical knowledge: qualitative study of how general practitioners have accessed and used evidence about statin drugs in their management of hypercholesterolaemia. BMJ. 1998;317:1,130–1,134.
11. Retsas A. (2000). Barriers to using research evidence in nursing practice. J Adv Nurs. 2000;31:599–606.
12. Kajermo KN, Nordstrom G, Krusebrant A, Bjorvell H. (1998). Barriers to and facilitators of research utilization, as perceived by a group of registered nurses in Sweden. J Adv Nurs. 1998;27:798–807.
13. Cranney M, Warren E, Barton S, et al. (2001). Why do GPs not implement evidence-based guidelines? A descriptive study. Fam Pract. 2001;18:359–363.

14. McColl A, Smith H, White P, Field J. (1998). General practitioners' perceptions of the route to evidence based medicine: a questionnaire survey. BMJ. 1998;316:361–365.
15. Cranney M, Warren E, Barton S, et al. (2001). Why do GPs not implement evidence-based guidelines? A descriptive study. Fam Pract. 2001;18:359–363
16. Fishbein M, Ajzen I. (1975). Belief, Attitudes, Intention, and Behavior: An Introduction to Theory and Research. Reading, Mass: Addison-Wesley Publishing Co; 1975–82.
17. Pollock AS, Legg L, Langhorne P, Sellars C, (2000). Barriers to achieving evidence-based stroke rehabilitation. Clin Rehbil. 2000 Dec;14(6):611–7.

2 Literaturrecherche: Evidence-Based Practice in der neurologischen Rehabilitation – Gibt es ausreichende Evidenz für verschiedene therapeutische Behandlungsmethoden in der neurologischen Rehabilitation?

2.1 Literaturrecherche – Übersicht

Gesucht wurde in den Datenbanken Pubmed (Medline), Cochrane Review, Cochrane Field „Rehabilitation and Releated Therapies", Thieme Verlag

Benutzte Keywords & Limits:

- Keywords: Physiotherapy, Physical Therapy, Exercise Therapy/Methods, Evidence-Based Practice, Evidence-Based Therapy, Evidence-Based Medicine, Stroke, Rehabilitation,
- Limits: Only reviews, last 10 years, adults, english, german

Die Literatursuche wurde in zwei Teilen durchgeführt – zunächst wurden Übersichtsarbeiten und Leitlinien gesichtet, um therapeutische Interventionen mit Evidenzlevel herauszufiltern. Im zweiten Schritt wurde zu den einzelnen herausgefilterten therapeutischen Interventionen Literatur gesucht.

Evidence Based Practice (EBP) in der neurologischen Rehabilitation. http://dx.doi.org/10.1016/B978-3-437-31648-7.00002-0

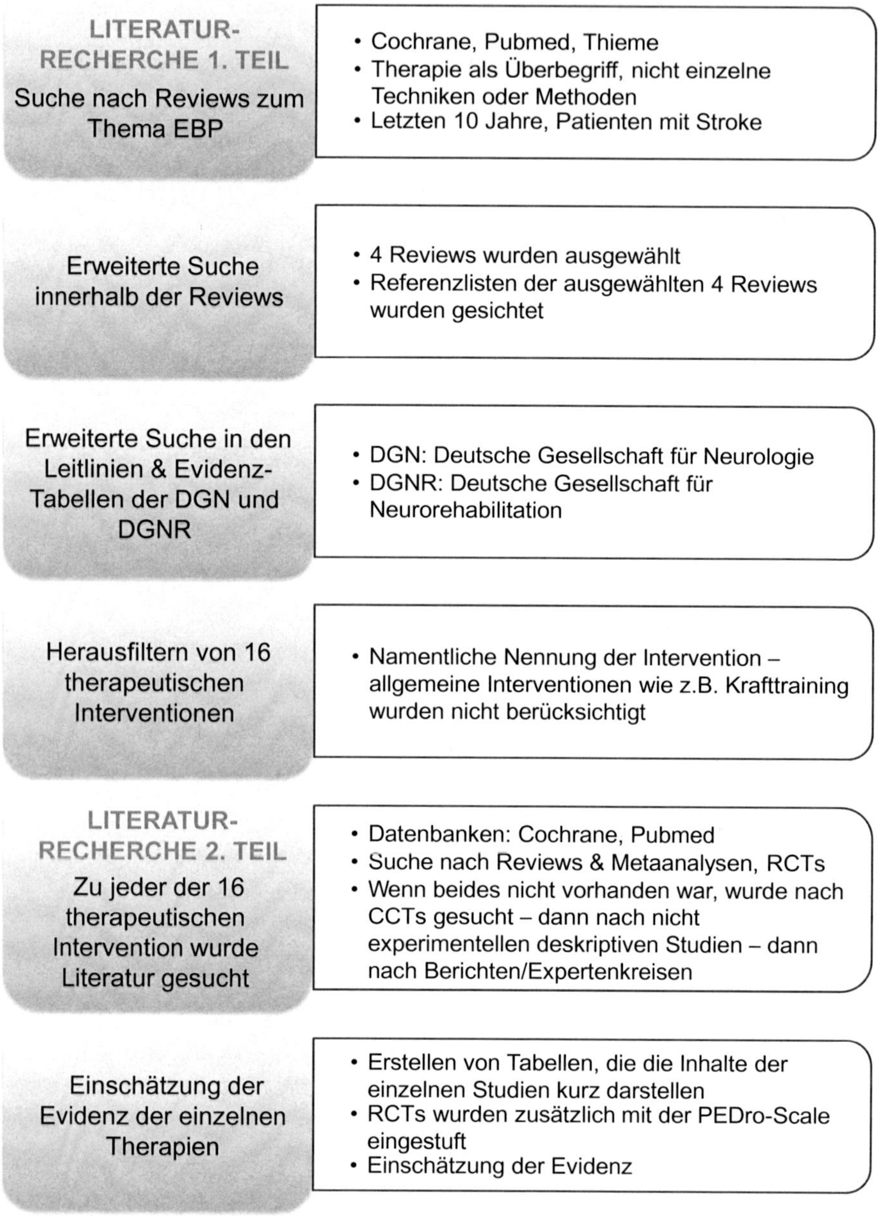

Abb. 2.1 Literaturrecherche Übersicht

2.2 Literaturrecherche – 1. Teil

Um einen ersten Überblick zu gewinnen, welche therapeutischen Interventionen – umgangssprachlich ausgedrückt – als „evidenzbasiert" angesehen werden, wurde im ersten Teil der Literaturrecherche nach Übersichtsarbeiten zum übergeordneten Thema *Evidence-Based Practice* gesucht. Zusätzlich wurde in allen Referenzlisten der ausgewählten Reviews gesucht.
Weiterhin stellte sich die Frage, welche therapeutischen Interventionen denn aktuell schon offiziell empfohlen werden, daher wurde zusätzlich in den aktuellen Leitlinien der DGN (Deutsche Gesellschaft für Neurologie, Stand: 2008) und der DGNR (Deutsche Gesellschaft für Neurorehabilitation, Stand: 2009) gesucht.
Gesucht wurde in Cochrane Library, Pubmed und Thieme Verlag. Die Suche war limitiert auf 10 Jahre, Reviews und Metaanalysen, englisch- und deutschsprachige Artikel, Erwachsene +19 Jahre. Die Suche basierte auf den therapeutischen Interventionen und auf Patienten mit Schlaganfall (Stroke). Die Suche erfolgte in Titel und Abstract.

Keywords & MeSH-Begriffe
- Exercise Therapy, Physical Therapy, Exercise Methods, Physical Therapy Modalities, Physiotherapy, Therapy
- Evidence-Based Therapy, Evidence-Based Medicine, Evidence-Based Practice
- Stroke, Rehabilitation

Auswahl
Inkludiert wurden Reviews und Metaanalysen.
Exkludiert wurden RCTs, nicht kontrollierte preexperimentelle Studien und Artikel.
Exkludiert wurden Reviews mit Patienten, die keinen Stroke als Diagnose hatten oder andere therapeutische Interventionen beschrieben (z. B. Akupunktur, pharmakologisch).
Es wurden nur Reviews ausgewählt, die Therapie als Überbegriff untersuchten und nicht nur eine bestimmte Technik oder ein bestimmtes Verfahren.
Übrig blieben **vier Reviews,** die inkl. der Referenzlisten als Grundlage für die vorliegende Arbeit genutzt wurden:
1. www.ncbi.nlm.nih.gov/pubmed/17253468 Physiotherapy treatment approaches for the recovery of postural control and lower limb function following stroke. Pollock A, Baer G, Pomeroy V, Langhorne P., Cochrane Database Syst Rev. 2007 Jan 24 (1)
2. The impact of physical therapy on functional outcomes after stroke: what's the evidence? (Structured abstract), Centre for Reviews and Dissemination, Original Author(s): R P Van Peppen, G Kwakkel, S Wood-Dauphinee, H J Hendriks, J Van der Wees Ph, J Dekker, Year: 2004
3. Evidence-based physiotherapeutic concepts for improving arm and hand function in stroke patients: a review. Woldag H, Hummelsheim H. J Neurol. 2002 May; 249(5):518–28
4. Exercise therapy for arm function in stroke patients: a systematic review of randomized controlled trials.van der Lee JH, Snels IA, Beckerman H, Lankhorst GJ, Wagenaar RC, Bouter LM. Clin Rehabil. 2001 Feb; 15(1):20–31. Review

Weiterhin wurden die **aktuellen Leitlinien und Evidenztabellen der folgenden Gesellschaften** gesichtet und ebenfalls inkl. ihrer Referenzlisten als Grundlage für die vorliegende Arbeit genutzt:
5. DGN (Deutsche Gesellschaft für Neurologie, Stand: 2008)
- Rehabilitation von sensomotorischen Störungen
- Therapie des spastischen Syndroms

6. DGNR (Deutsche Gesellschaft für Neurorehabilitation, Stand: 2009)
- S2e-Leitlinien der DGNR zur motorischen Rehabilitation der oberen Extremität nach Schlaganfall
- Rehabilitative Therapie bei Armparese nach Schlaganfall
- Evidenztabellen

Aus diesen vier Reviews und zwei Leitlinien inkl. ihrer Evidenztabellen konnten **16 therapeutische Interventionen** herausgefiltert werden, die in dieser Arbeit berücksichtigt und in den Fragebogen (➤ Kap. 5) aufgenommen wurden.

Es wurden alle Interventionen berücksichtigt und aufgenommen, die namentlich innerhalb der Reviews bzw. der Leitlinien genannt wurden – allgemeine Interventionen wie z. B. „Krafttraining" wurden nur berücksichtigt, wenn sie im Sinne der benamten, therapeutischen Intervention genutzt wurden.

2.3 Literaturrecherche – 2. Teil

Im zweiten Teil der Literaturrecherche wurde nach Literatur zu jeder der 16 therapeutischen Interventionen gesucht um herauszufinden, ob es ausreichende Evidenz gibt oder nicht.

Dies war erforderlich, da oft die Beurteilung der Evidenz innerhalb der Reviews nicht dargestellt wurde. In den Leitlinien der DGNR fanden sich zwar Evidenztabellen, jedoch nur zum Thema Obere Extremität.

Gesucht wurde in Cochrane Database of Reviews und in Pubmed. Die Suche erfolgte in Titel und Abstract. Inkludiert wurden Reviews, Metaanalysen und neuere RCTs, die nicht in die Reviews inkludiert waren.

Wenn keine Reviews, Metaanalysen und oder RCTs verfügbar waren, wurde nach nicht kontrollierten präexperimentelle Studien und Artikeln gesucht. Zeitraum der Suche: 10 Jahre (ab 2000).

Die Literatursuche erfolgte basierend auf AHCPR Publication 1992[1] – daher wurde zunächst nach Reviews/Metaanalysen gesucht (Level 1a), dann nach RCTs (Level 1b), dann nach CCTs und so weiter.

Keywords & MeSH-Begriffe
- Jeweilige therapeutische Interventionen, Evidence-Based Therapy, Evidence-Based Medicine, Evidence-Based Practice, Stroke, Rehabilitation

Exkludiert wurden Studien mit Patienten, die keinen Stroke als Diagnose hatten oder andere therapeutische Interventionen beschrieben (z. B. Akupunktur, pharmakologisch).

Tab. 2.1 Levels of evidence and clinical decision making in rehabilitation – AHCPR Publication 1992[1]

Stufe	Evidenztyp
I a	Evidenz aufgrund von Metaanalysen randomisierter, kontrollierter Studien (RCT)
I b	Evidenz aufgrund mindestens einer randomisierten kontrollierten Studie (RCT)
II a	Evidenz aufgrund mindestens einer gut angelegten kontrollierten Studie ohne Randomisierung (CCT)
II b	Evidenz aufgrund mindestens einer gut angelegten quasiexperimentellen Studie
III	Evidenz aufgrund gut angelegter, nicht experimenteller deskriptiver Studien (z. B. Fall-Kontroll-Studien)
IV	Evidenz aufgrund von Berichten/Meinungen und Überzeugungen von Expertenkreisen, Konsensuskonferenzen und/oder klinischer Erfahrung anerkannter Autoritäten

2.4 Auswahl der Studien

Inkludiert wurden die aktuellsten Reviews und RCTs zur jeweiligen therapeutischen Intervention. Ausgewählt wurden jeweils die aktuellsten Reviews und RCTs, die nicht in den Reviews berücksichtigt wurden, beides **begrenzt auf die fünf aktuellsten Arbeiten.**
Lagen weder Reviews noch RCTs vor, wurde auf CCTs, Nicht experimentelle deskriptive Studien oder Berichte/Artikel zurückgegriffen.

Literatur

1. Agency for Health Care Policy and Research, Department of Health and Human Services. Acute pain management: operative or medical procedures and trauma. Clinical practice guideline no. 1. AHCPR Publication 92–0032. Rockville, MD, USA: AHCPR, 1992; 100–107.

3 Ergebnisse der Literaturrecherche

Evidence Based Practice (EBP) in der neurologischen Rehabilitation. http://dx.doi.org/10.1016/B978-3-437-31648-7.00003-2

3.1 Darstellung der Ergebnisse der Literaturrecherchen

Die Inhalte der ausgewählten Studien werden hier in einer kurzen Zusammenfassung, im Anhang (➤ Kap. 8) jedoch ausführlicher in Tabellen präsentiert – die Tabellen wurden von der Verfasserin erstellt. Es gibt 2 Arten von Tabellen: Review-Tabelle und RCT/CCT-Tabelle.

Beurteilung der Evidenz der therapeutischen Intervention anhand der RCTs/CCTs
Es wurde die PEDro-Skala[1] verwendet – zu erkennen an den grau hinterlegten Zeilen der Tabellen (➤ Kap. 8).
Die PEDro-Skala (max. 11 Punkte möglich) misst die speziellen Ein- und Ausschlusskriterien, die Randomisierung, die verblindete Gruppenzuordnung, die Vergleichbarkeit der Gruppen, die Verblindung von Therapeuten, Patienten und Rater, die Ergebnisse von mehr als 85 % der Patienten, die Verwendung der Intention-to-treat-Analyse, die Ergebnisse von statistischen Gruppenvergleichen und das Punktemaß (Größe des Behandlungseffektes).

3.2 Darstellung und Wertung der Ergebnisse – Beurteilung der Gesamtevidenz der therapeutischen Intervention

3.2.1 Einführung in das Thema

Literaturüberblick: Aktualität der Daten und Inhalte der wichtigsten, aktuellen Studien plus Einschätzung der Ergebnisqualität der einzelnen Studien

++ Signifikant positives Ergebnis für die Intervention
+ Eher positives Ergebnis für die Intervention
≈ Nicht mehr – nicht weniger – effektiv als die Kontrollgruppe
- Eher negatives Ergebnis für die Intervention
- - Negatives Ergebnis für die Intervention

Wird die therapeutische Intervention in Leitlinien empfohlen?
Die DGNR benutzt folgende Empfehlungsgrade[2]:
A Starke Empfehlung
B Empfehlung
0 Offen

Einschätzung der Datenlage[3] für die therapeutischen Interventionen
⇈ Aussage zur Wirksamkeit wird gestützt durch mehrere adäquate, valide klinische Studien (z. B. randomisierte klinische Studien) bzw. durch eine oder mehrere valide Metaanalysen oder systematische Reviews. **Positive Aussage gut belegt.**
↑ Aussage zur Wirksamkeit wird gestützt durch zumindest eine adäquate, valide klinische Studie (z. B. randomisierte klinische Studie). **Positive Aussage belegt.**
↓ Negative Aussage zur Wirksamkeit wird gestützt durch eine oder mehrere adäquate, valide klinische Studien (z. B. randomisierte klinische Studie), durch eine oder mehrere Metaanalysen bzw. systematische Reviews. **Negative Aussage gut belegt.**
≈ Es liegen **keine sicheren Studienergebnisse** vor, die eine günstige oder ungünstige Wirkung belegen. Dies kann bedingt sein durch das Fehlen adäquater Studien, aber auch durch das Vorliegen mehrerer, aber widersprüchlicher Studienergebnisse.
Zur Einschätzung der Gesamtevidenz einer therapeutischen Intervention eignen sich die Symbole, die von den Autoren der Leitlinien der DGN verwendet wurden, sehr gut und wurden daher auch hier verwendet.
Die Vergabe der Symbole ⇈, ↑ und ↓ erklären sich durch die genannte Beschreibung.
Das Symbol ≈ wurde vergeben, wenn sich z. B. 2 Reviews oder RCTs mit positiver Aussage und 2 Reviews oder RCTs mit negativer Aussage quasi gegenseitig aufhoben.
Im Folgenden wird nun jede der 16 therapeutischen Interventionen kurz beschrieben und anhand der vorliegenden Literatur wird für die jeweilige Intervention bestimmt, ob die Evidenz ausreichend ist oder nicht. Die Ergebnisse werden im Anschluss zusammenfassend in einer Tabelle präsentiert.

3.3 Therapeutische Intervention Nr. 1: Repetition

3.3.1 Einführung in das Thema

Wiederholung, auch Repetition oder Rekapitulieren, hat in Lernmethoden (Theorie) und Arbeitsmethoden (Praxis) den Zweck, das Gelernte zu manifestieren und perfektionieren.
Auch zur Basis von motorischem Lernen gehört das Wiederholen (Repetition) von motorischen Aktivitäten. Der Begriff Repetition wurde bereits in den 80er Jahren untersucht und beschrieben. Sakamato et al.[4] und Keller et al.[5,6] erbrachten die elektrophysiologischen und anatomischen Beweise, dass das Long-term potentation(LTP)-Phänomen und strukturelle Veränderungen von Synapsen auftreten, wenn die Wege im sensomotorischen Kortex häufig aktiv waren. Liepert et al.[7] konnten demonstrieren, dass synchrone motorische Aktivitäten des Daumens und Fußes in eine mediale Verschiebung der motorkortikalen Repräsentationszone des Daumens bzw. des Fußes resultieren. Diese repräsentativen Veränderungen waren innerhalb einer Stunde reversibel.
Das isolierte Thema „Repetition" wird in verschiedenen Studien und Veröffentlichungen gut beschrieben und belegt[8]. Jedoch basieren all diese Untersuchungen auf dem Verhalten von gesunden Probanden, Sportlern oder Tieren.
Studien über die Bedeutung von Repetition als isolierte Herangehensweise bei Stroke-Patienten konnten lediglich gefunden werden über wiederholte Bewegungen von einzelnen, genau definierten Aktivitäten von kleinen Körperabschnitten, z. B. bei Bütefisch et al.[9] die Bewegungen von Hand und Fingern.
Ansonsten dient bei allen therapeutischen Interventionen, die in der Folge dargestellt werden (Interventionen 2 bis 16), Repetition als grundlegendes Element des motorischen Lernens.
Da der Begriff Repetition insbesondere im „bilateralen Armtraining" immer wieder in Titel und Abstrakt auftaucht, wird diese therapeutische Intervention unter dem Thema Repetition mit erfasst.

3.3.2 Literaturüberblick: Aktualität der Daten, Inhalte der wichtigsten, aktuellen Studien und Einschätzung der Ergebnisqualität der einzelnen Studien

2010: Systematischer Cochrane-Review von Coupar et al.[10] zum Thema bilaterales Armtraining
(Zusammenfassung ➤ Kap. 8, ➤ Tab. 8.1)
Es gab keine signifikanten Ergebnisse für die Überlegenheit einer Intervention in Bezug auf ADL-Fähigkeiten und funktionelle Arm- und Handbewegungen. Es gibt keine ausreichend gute, qualitative Evidenz, um Empfehlungen auszusprechen. Es gibt lediglich Evidenz dafür, dass bilaterales Armtraining nicht mehr (oder weniger) effektiv ist als andere Interventionen für die OE.
Wertung: ≈ nicht mehr oder weniger effektiv als die Kontrollgruppe

2006: Systematischer Review und Metaanalyse von Ada et al.[11] zum Thema Krafttraining
(Zusammenfassung ➤ Kap. 8, ➤ Tab. 8.2)
Bei allen Stroke-Patienten hatte Krafttraining einen kleinen positiven Effekt auf Kraft und Aktivität. Ein sehr kleiner Effekt zeigte sich in der Spastizität. Krafttraining steigert die Kraft, verbessert Aktivität und erhöht nicht die Spastizität. Die Autoren schlagen vor, dass Krafttraining ein Teil der Rehabilitation nach Stroke sein sollte.

Anmerkung: Dieser Review zeigt, dass die Schwäche ein grundlegendes Problem von neurologischen Patienten ist und dass ein spastischer Muskel eigentlich ein schwacher Muskel ist. Somit führt das Auftrainieren von Muskulatur zur Verbesserung von Aktivitäten aber nicht zur Erhöhung von Spastizität.
Wertung: + eher positives Ergebnis für die Intervention

2006: Systematischer Review und Metaanalyse von Stewart et al.[12] zum Thema bilaterales Bewegungstraining
(Zusammenfassung ➤ Kap. 8, ➤ Tab. 8.3)
Die Ergebnisse indizieren, dass bilaterales Bewegungstraining vorteilhaft ist für die Verbesserung von motorischen Fähigkeiten nach Stroke. Bilaterales Bewegungstraining allein oder in Kombination mit sensorischem Feedback sind wirksame Schlaganfall-Rehabilitationsprogramme während der subakuten und chronischen Phase nach Stroke.
Limitierungen der Studie: Es gibt keine deutlichen Abgrenzungen/Vergleiche mit anderen Methoden – bilaterales Armtraining hilft alleine und in Verbindung mit anderen Methoden, z. B. rhythmische akustische Cues oder aktive neuromuskuläre Stimulation.
Wertung: + eher positives Ergebnis für die Intervention

2004: RCT-Follow-up nach 5 Jahren von Feys et al.[13] zum Thema frühe und repetitive Stimulation des Armes
(Zusammenfassung ➤ Kap. 8, ➤ Tab. 8.4)
Die Behandlung war am effektivsten bei Patienten mit initial schwerem motorischem Defizit. Eine zusätzliche spezifische Intervention für den Arm in der akuten Phase nach Stroke bringt einen klinisch bedeutsamen und lang anhaltenden Effekt für die motorische Funktion. Der Effekt kann einer frühen, repetitiven und zielorientierten Stimulation zugeschrieben werden.
Limitierungen der Studie: Dieser RCT ist ein guter Beweis für Repetition; allerdings zeigen die Ergebnisse im Barthel-Index, dass die Erfolge auf Körperfunktions- und Körperstrukturebene und Aktivitätsebene nicht übertragbar sind auf die Partizipationsebene. Weitere Studien sind erforderlich, die Möglichkeiten des Transfers dieser grundlegenden Repetitionen in den Alltag untersuchen.
Methodologische Qualität der Studie (PEDro-Skala): 8 von 11 Punkten
Wertung: + eher positives Ergebnis für die Intervention

2004: RCT von Luft et al.[14] zum Thema repetitives bilaterales Armtraining und Aktivierung des motorischen Kortex
(Zusammenfassung ➤ Kap. 8, ➤ Tab. 8.5)
In den funktionellen Messsystemen gab es bei allen Patienten beider Gruppen keine Veränderungen. Nimmt man nur die Patienten der Interventionsgruppe mit den Veränderungen der Hirnaktivität (n=6), steigert BATRAC (bilateral arm training with rhythmic auditory cueing) die Armfunktion mehr als konventionelle Therapie (p=.02). Diese ersten Ergebnisse suggerieren, dass BATRAC die Reorganisation in kontraläsionalen motorischen Netzwerken induziert und liefern eine biologische Erklärung für repetitives bilaterales Training als eine potenzielle Therapie für die obere Extremität bei Stroke-Patienten.
Limitierungen der Studie: Nur ⅔ der Patienten zeigten eine Veränderung – ⅓ nicht. Die Veränderungen zeigten sich lediglich in Veränderungen der Gehirnaktivitäten, aber nicht in den Messsystemen für Aktivitäten; Partizipation wird leider nicht gemessen.
Methodologische Qualität der Studie (PEDro-Skala): 9 von 11 Punkten
Wertung: ≈ nicht mehr oder weniger effektiv als die Kontrollgruppe

3.3.3 Wird die therapeutische Intervention in Leitlinien empfohlen?

Die Leitlinien der DGN (2008 Rehabilitation von sensomotorischen Störungen) empfehlen Repetition mit ↑ = positive Aussage belegt. Ein „gut belegt" wurde nicht vergeben, da die Verbesserungen im Alltagsleben noch nicht nachgewiesen werden konnten.
Die Leitlinien der DGNR (2009 Rehabilitative Therapie bei Armparese nach Schlaganfall) vergeben die Wertung: **Evidenz mittel bis hoch, Einschätzung der Effekte: niedrige Qualität; Empfehlungsgrad 0,** eine allgemeine Empfehlung für das repetitive Üben einzelner selektiver Bewegungen könne wegen der Inkonsistenz der Ergebnisse jedoch nicht gegeben werden.

3.3.4 Einschätzung der Datenlage für die therapeutische Intervention

Die dargestellten Studien untersuchen vor allem die Wirkung von Repetition auf Kraft und motorische Funktionen.
Von drei Reviews belegen zwei die diese Wirkung von Repetition, einer ist indifferent; von zwei RCTs zeigt einer ein positives Ergebnis, der andere ein indifferentes Ergebnis für die Intervention. Da die positiven Aussagen damit überwiegen, wird Repetition wird mit dem Symbol ↑ bewertet, welches besagt, dass die Aussage zur Wirksamkeit positiv belegt ist.
Diese Aussage deckt sich mit den Aussagen der Leitlinien der DGN, allerdings nicht mit den Aussagen der Leitlinien der DGNR.

3.4 Therapeutische Intervention Nr. 2: Laufbandtraining

3.4.1 Einführung in das Thema

Das Laufbandtraining ist eine Methode zur Wiedererlangung der gestörten Gehfähigkeit in der Neurologischen Rehabilitation von Stroke-Patienten. Es wird durchgeführt mit oder ohne Gewichtsentlastung (BWS = Body Weight Support); die Gewichtsentlastung wird mittels eines Fallschirmgurtes erreicht, der an der Decke oder einer Aufhängevorrichtung befestigt ist. Das Laufbandtraining ermöglicht dem Patienten im Vergleich mit konventionellem Gangtraining eine höhere Anzahl von Schritten innerhalb der Therapie und somit mehr Repetition. Geschwindigkeit, Gewichtsentlastung und Fazilitation durch den Therapeuten können individuell angepasst werden.
Leider ist ein Laufband mit Gewichtsentlastungssystem eine teure Anschaffung und daher in nicht vielen Einrichtungen verfügbar, geschweige denn in der ambulanten Betreuung von Patienten zu Hause anwendbar.

3.4.2 Literaturüberblick: Aktualität der Daten und Inhalte der wichtigsten, aktuellen Studien plus Einschätzung der Ergebnisqualität der einzelnen Studien

2005: Systematischer Cochrane-Review von Moseley et al.[15] zum Thema Laufbandtraining und Gewichtsentlastung nach Stroke

(Zusammenfassung ➤ Kap. 8, ➤ Tab. 8.7)

Es gab keine statistisch signifikanten Unterschiede zwischen Laufbandtraining, mit oder ohne Gewichtsentlastung (BWS) oder anderen Interventionen für Gehgeschwindigkeit oder Abhängigkeit. Insgesamt gibt es keinen statistisch signifikanten Effekt und somit nicht genügend Evidenz, um den Effekt von Laufbandtraining mit oder ohne BWS für das Gehen nach Stroke zu belegen. Dieser Review fand heraus, dass es nicht genügend Evidenz gibt, um im vollen Umfang die Auswirkungen von Laufbandtraining zu bestimmen. Es wird mehr Forschung benötigt, um die Auswirkungen von Laufbandtraining klar zu stellen.

Wertung: ≈ nicht mehr oder weniger effektiv als die Kontrollgruppe

2010: RCT, einfachblind, von Langhammer et al.[16] zum Thema Übungen auf einem Laufband oder gehen draußen?

(Zusammenfassung ➤ Kap. 8, ➤ Tab. 8.8)

Es gab signifikante Unterschiede zugunsten der Laufbandgruppe in den Messverfahren auf Körperfunktions- und Körperstrukturebene und Aktivitätsebene. Es gab keine signifikanten Unterschiede der Gruppen in Rhythmus. Die Ergebnisse legen nahe, dass Laufbandtraining die räumlichen und zeitlichen Parameter des Ganges effektiver verbessert als Gehen draußen.

Limitierungen der Studie: Es gibt einige methodologischen Schwächen der Studie: es wurden keine Outcome-Messungen für die Partizipation verwendet – konnten die Patienten der Laufbandgruppe ihre Veränderungen im Alltag einsetzen im Vergleich zu der Gruppe, die draußen geübt hat? Leider wurde nicht gemessen, inwieweit die Laufbandgruppe im Vergleich zur Gruppe draußen auf plötzliche Veränderungen der Umwelt reagieren konnte (Problemlösung). Die Tests wurden lediglich auf einem Bodenbelag im Haus (Flat-Surface) durchgeführt. Es stellt sich abschließend die Frage, inwiefern die Verbesserungen in Schrittlänge und Geschwindigkeit für den Alltagsgebrauch auf unebenen Boden oder in einer Fußgängerzone relevant sind? Weitere Schwächen waren, dass Patienten mit Barrieren für die Teilnahme an einem physikalischen Rehabilitationsprogramm exkludiert wurden – dieses Kriterium wurde nicht klar dargestellt. Auch die Gruppenzuordnung war unbegründet ungleich verteilt, die Gruppengröße war generell sehr klein und der Follow-up fehlt – es wäre interessant zu wissen, ob die Ergebnisse sich im Alltag der Patienten manifestieren. Durch den mangelnden Alltagsbezug und die Tatsache, dass die Gehfähigkeit „draußen" nicht gemessen wurde, wird die Fragestellung leider nicht beantwortet.

Methodologische Qualität der Studie (PEDro-Skala): 7 von 11 Punkten

Wertung: ≈ nicht mehr oder weniger effektiv als die Kontrollgruppe

2010: Cross over-Studie von Moore et al.[17] zum Thema Laufbandtraining und Gewichtsentlastung nach Stroke

(Zusammenfassung ➤ Kap. 8, ➤ Tab. 8.9)

Die Schritte über den Tag waren mehr als 4-fach höher während des Laufbandtrainings versus der Physiotherapiezeiten; mit signifikanten Verbesserungen im täglichem Laufen und der Geheffizienz nur nach der Laufbandtherapie. Veränderungen im täglichen Gehen nach der Physiotherapie

und intensiver Laufbandtherapie waren korreliert ($p<0.001$) mit der Menge der Gehpraxis, die Patienten während der Interventionen erhielten. Intensive Laufbandtherapie resultiert in verbesserter, täglicher Gehpraxis bei Patienten mit Stroke, die aus der Physiotherapie entlassen wurden, da sie ein Plateau der motorischen Funktionen erreicht hatten. Diese Fortschritte können auf die Höhe und die Intensität der Gehpraxis bezogen werden.
Limitierungen der Studie: Es gibt innerhalb der Studie kleinere methodologische Schwächen – die Verblindung fehlt und die Gruppengröße ist mit 20 Patienten sehr klein.
Methodologische Qualität der Studie (PEDro-Skala): 8 von 11 Punkten
Wertung: + eher positives Ergebnis für die Intervention

2008: Übersichtsartikel von Hesse[18] zum Thema Laufbandtraining und Gewichtsentlastung nach Stroke
(Zusammenfassung ➤ Kap. 8, ➤ Tab. 8.6)
Zusammenfassung des Autors: Bei Patienten, die unabhängig gehen können, steht das Training von Geschwindigkeit und kardiovaskulärer Fitness (aerobes Laufbandtraining) im Fokus. Beide Parameter sind erforderlich für die Partizipation. Untätig zu Hause im Stuhl sitzen wird definitiv in einer Verschlechterung des funktionellen Status des Patienten resultieren. Weitere Studien sind erforderlich, um mehr und mehr Kriterien eines EBP-Programms zu finden und klar die Ein- und Ausschlusskriterien zu definieren. Die Zukunft der Gangrehabilitation wird mehr und mehr hochentwickelte Maschinen zeigen, die nicht nur Gehen, sondern auch Treppen steigen und Störfaktoren beim Gehen praktizieren – inkludiert in eine virtuelle Realität. Aber die Eins-zu-Eins physiotherapeutische Behandlung wird der Kern bleiben, angereichert mit intelligenten Maschinen und neuen Konzepten für effizienten Service für ambulante Patienten, hoffentlich für die Verbesserung von allen Teilnehmenden.
Limitierungen der Studie: Im Titel erscheint das Wort Review – es ist jedoch eher ein Artikel welcher verschiedene Studien zum Gangtraining mit Maschinen beleuchtet. Studien, die als Beleg für die Unwirksamkeit von anderen Konzepten zitiert werden, sind teils mehr als 20 Jahre alt. Aufgrund dieser methodologischen Schwäche:
Wertung: keine Wertung

3.4.3 Wird die therapeutische Intervention in Leitlinien empfohlen?

Leitlinien der DGN (2008 Rehabilitation von sensomotorischen Störungen) beziehen sich ebenfalls auf Moseley et al. und beschreiben die Laufbandtherapie als nicht überlegen, sie könne aber bei selbstständig gehfähigen Patienten im chronischen Stadium eingesetzt werden, um die Ganggeschwindigkeit und die Ausdauer mittels eines aeroben Trainings zu steigern (Macko et al. 2005).

3.4.4 Einschätzung der Datenlage für die therapeutischen Interventionen

Die dargestellten Studien untersuchen vor allem die Wirkung von Laufbandtherapie auf einzelne Gangparameter wie Schrittlänge, Schrittanzahl und Geschwindigkeit, jedoch kann ein Transfer dieser Funktionen in den Alltag nicht nachgewiesen werden.

Da der Review die Wirkung weder belegt noch widerlegt und von zwei RCTs ebenfalls einer ein indifferentes Ergebnis für die Intervention zeigt, wird die Laufbandtherapie mit dem Symbol ≈ bewertet.
Es liegen keine sicheren Studienergebnisse vor, die eine günstige oder ungünstige Wirkung belegen, bedingt durch mehrere, aber widersprüchliche Studienergebnisse.
Diese Aussage deckt sich mit den Aussagen der o. g. Leitlinien.

3.5 Therapeutische Intervention Nr. 3: Constraint Induced Movement Therapy (CIMT)/Forced Use

3.5.1 Einführung in das Thema

Die Theorie des „Erlernten Nichtgebrauchs" wurde abgeleitet von Experimenten mit Affen, denen man einen Arm deafferenzierte, worauf die Affen diesen Arm nicht mehr gebrauchten, da sie kein sensorisches Feedback mehr erhielten. Wurde der nicht deafferenzierte Arm weggebunden, waren die Tiere gezwungen, den deafferenzierten Arm zu benutzen; dauerte die Restriktion 1–2 Wochen, zeigt sich eine andauernde Verbesserung der Fähigkeit, den Arm wieder einzusetzen. Diese Theorie wurde auf Stroke-Patienten transferiert – die grundlegende Überlegung war, dass die Patienten ihren betroffenen Arm weniger benutzen und dies – neben der ursprünglichen Schädigung – einer der Gründe für die aktuelle motorische Störung ist.
Der Constraint Induced Movement Therapy (früher „Forced use" genannt) liegt diese Theorie zugrunde – Ziel ist es, den betroffenen Arm zu „zwingen", motorisch tätig zu werden, indem man den nicht betroffenen Arm immobilisiert. Die Immobilisierung erfolgt zumeist mit einem Handschuh oder einer Schiene, so dass der Gebrauch der Finger nicht mehr möglich ist. Die Zeitdauer der Restriktion variiert – je nach Ansatz und individuellen, funktionellen Fähigkeiten des Patienten.

3.5.2 Literaturüberblick: Aktualität der Daten und Inhalte der wichtigsten, aktuellen Studien plus Einschätzung der Ergebnisqualität der einzelnen Studien

2009: Cochrane Review von Sirtori et al.[19] zum Thema Constraint Induced Movement Therapy bei Stroke-Patienten
(Zusammenfassung ➤ Kap. 8, ➤ Tab. 8.10)
Die Ergebnisse sind indifferent, da viele Studien geringe Power zeigten und kleinere Studien-Bias nicht ausgeschlossen werden konnten. Nur zwei Studien untersuchten die Patienten im Follow-up. Die Autoren schlussfolgerten, dass CIMT ist eine facettenreiche Intervention sei und es zu einer moderaten Reduktion der Behinderung am Ende der Behandlungsperiode käme. Jedoch könne nicht bewiesen werden, dass die Patienten mehrere Monate nach Ende der Therapie anhaltend profitieren.
Wertung: ≈ nicht mehr oder weniger effektiv als die Kontrollgruppe

2007: Systematischer Review von Bonaiuti et al.[20] zum Thema Constraint Induced Movement Therapy

(Zusammenfassung ➤ Kap. 8, ➤ Tab. 8.11)

Die Ergebnisse waren zwar in allen Studien positiv, aber der MCID (minimal clinically important difference) wurde lediglich in kleineren Studien erreicht. Trotzdem ist es unmöglich, einen eindeutigen Abschlussstrich zu ziehen über die Effektivität von CIMT. Die hauptsächlichen Limitationen waren: fehlende Homogenität in den Outcome Measures, die benutzt wurden, inadäquate Daten, die zur Verfügung standen und kleine Gruppengrößen. Benötigt werden multizentrische Studien, in denen stabile Outcome Measures verwendet werden und beides, sowohl motorisch und sensorisch geschädigte Patienten, berücksichtigt werden.

Limitierungen der Studie: Leider sind die Outcome-Measures in den meisten Studien ein Schwachpunkt – nicht nur, dass sie nicht vergleichbar sind, sondern es wird fast ausschließlich auf Körperfunktions- und Körperstrukturebene und Aktivitätsebene gemessen, die Partizipation, die wesentliche Zielebene sein sollte, wird kaum berücksichtigt.

Wertung: ≈ nicht mehr oder weniger effektiv als die Kontrollgruppe

2005: Systematischer Review von Hakkennes et al.[21] zum Thema Constraint Induced Movement Therapy

(Zusammenfassung ➤ Kap. 8, ➤ Tab. 8.12)

Die Ergebnisse waren signifikant im Vorteil für CIMT bei 8 von 9 Studien. Die gepoolte, standardisierte, mittlere Differenz konnte für 5 Outcome Measures mit mittlerer bis großer Effektgröße kalkuliert werden, nur eine Studie erreichte statistische Signifikanz.

Die Ergebnisse zeigen, dass CIMT die Funktion der OE nach Stroke bei manchen Patienten verbessern könnte im Vergleich zu einer alternativen Therapie oder keiner Therapie.

Die Evidenz, die die Verwendung von CIMT belegt, wird immer mehr. Es kann aber nur wenig ausgesagt werden über die Effekte auf Lebensqualität, Unabhängigkeit bei ADLs und Kosten. Es ist auch unklar, ob es ein optimales Protokoll für die CIMT-Therapie gibt. Die Ergebnisse können generalisiert werden auf Patienten mit erhaltenen kognitiven Funktionen, 10° aktive Fingerbewegung, 20° aktive Dorsalextension im Handgelenk.

Wertung: + eher positives Ergebnis für die Intervention

2005: RCT von Dromerick et al.[22] zum Thema Constraint Induced Movement Therapy bei Stroke-Patienten in der akuten Phase

(Zusammenfassung ➤ Kap. 8, ➤ Tab. 8.13)

In diesem RCT wurden CIMT-Therapie Hochintensiv, CIMT-Therapie Standard und traditionelle Ergotherapie miteinander verglichen. CIMT war genauso wirksam, aber nicht überlegen wirksam wie die gleiche Dosierung traditioneller Ergotherapie. Höhere Intensität von CIMT resultierte in weniger motorischen Verbesserungen nach 90 Tagen – dies indiziert eine umgekehrte Dosis-Wirkungs-Beziehung, ähnlich wie bei Überdosierung von pharmakologischen Mitteln. Motorische Interventionen sollten die Dosis berücksichtigen und eine höhere Dosis von motorischem Training kann nicht mit mehr Erfolg gleichgesetzt werden, insbesondere in der frühen Phase nach Stroke.

Methodologische Qualität der Studie (PEDro-Skala): 9 von 11 Punkten

Wertung: ≈ nicht mehr oder weniger effektiv als die Kontrollgruppe

2009: RCT + 4-Jahres-Follow-up von Brogårdh et al.[23] zum Thema Constraint Induced Movement Therapy – Was ist langfristiger Erfolg?
(Zusammenfassung ➤ Kap. 8, ➤ Tab. 8.14)
In diesem RCT wurden zwei Patientengruppen verglichen, die beide in der stationären Zeit CIMT-Therapie erhalten haben. Die Interventionsgruppe trug nach Entlassung für weitere drei Monate den Handschuh 80–90 % der wachen Zeit zu Hause, die Kontrollgruppe nicht. Die Gruppen wurden nach 4 Jahren wieder gemessen.
Es scheint einen zeitlich langen Vorteil der CIMT-Therapie zu geben. Die Handfunktion wurde erhalten über die Zeit und tägliche Benutzung der Hand hat sich erhöht im Vergleich zu vor der Therapie. Um klinische Leitlinien über den Einsatz von CIMT zu entwickeln, sind größere und kontrollierte Studien notwendig.
Methodologische Qualität der Studie (PEDro-Skala): 7 von 11 Punkten
Wertung: + eher positives Ergebnis für die Intervention

3.5.3 Wird die therapeutische Intervention in Leitlinien empfohlen?

Die Leitlinien der DGN (2008, Rehabilitation von sensomotorischen Störungen) empfehlen CIMT mit dem Symbol ↑↑ = positive Aussage gut belegt. Die Autoren merken aber auch an, dass die Therapie nicht bei jedem Patienten anwendbar ist und daher nach Modifikationen der CIMT-Anwendungen gesucht werden müsse.
Die Leitlinien der DGNR (2009 Rehabilitative Therapie bei Armparese nach Schlaganfall) beschreiben CIMT als: Evidenz mittel bis hoch, Einschätzung der Effekte: hohe Qualität; Empfehlungsgrad A.

3.5.4 Einschätzung der Datenlage für die therapeutischen Interventionen

Die dargestellten Studien untersuchen vor allem die Wirkung von CIMT auf die Funktion der oberen Extremität und der Hand.
Von drei Reviews wird in den beiden aktuellsten die Wirkung weder belegt noch widerlegt und nur der älteste Review belegt die Wirkung für die Intervention. Von zwei RCTs zeigt einer ein indifferentes und einer ein positives Ergebnis für die Intervention.
Da die indifferenten Aussagen damit überwiegen, wird CIMT wird mit dem Symbol ≈ bewertet, welches besagt, dass weder die günstige noch die ungünstige Wirkung belegt ist. Dies ist bedingt durch widersprüchliche Studienergebnisse.
Diese Aussage deckt sich damit nicht mit den Aussagen der o. g. Leitlinien, jedoch muss hier angemerkt werden, dass der neueste Review von Sirtori et al. (2009) noch nicht in diese Fassungen der Leitlinien integriert werden konnte.

3.6 Therapeutische Intervention Nr. 4: Ziel- und aufgabenorientierte Aktivitäten mit einer Anpassung des Schwierigkeitsgrades („Shaping")

3.6.1 Einführung in das Thema

In der Rehabilitation des Schlaganfalls ist das wiederholte Üben von funktionellen Aufgaben ein wesentlicher Bestandteil. Das praktische Tun kann durch Lernstrategien erweitert werden, die in bewegungswissenschaftlichen Ansätzen benutzt werden, z. B. durch mechanische Mittel wie Laufbänder oder durch Strategien wie CIMT. Alle diese Ansätze basieren auf dem repetitiven Praktizieren von funktionellen Aufgaben, die das Potenzial haben, ein effizienter Bestandteil der Schlaganfall-Rehabilitation zu sein. Insbesondere, da verschiedene Ansätze in der Gruppentherapie oder als Eigenübungsprogramm in der häuslichen Umgebung angewendet werden können.
Nach Ansicht der Autorin müssen zwei Aspekte von aufgabenorientiertem Üben unterschieden werden:

1. Üben von Aktivitäten im Sinne der ICF:
   a. Dies beinhaltet das ausschließliche Üben von Bewegungsübergängen wie z. B. das Gehen, Sitz zu Stand, Treppen steigen, Greifen etc.
   b. Um hier die Repetition zu steigern, werden die Aktivitäten in der Therapie geübt und zusätzlich kommen mechanische Hilfsmitteln wie Laufbänder, Armtrainer etc. zum Einsatz.
2. Üben von Partizipation im Sinne der ICF:
   a. Dies beinhaltet das Üben von funktionellen Teilaktivitäten (part task), die zu einer Alltagstätigkeit (whole task) gehören, die individuell passend für und mit dem Patienten ausgesucht wird (Partizipationsziel).
   b. Um hier die Repetition zu steigern, muss die individuelle Therapie auf allen 3 Ebenen der ICF – insbesondere der Partizipation – stattfinden und der Transfer in die Alltagssituation erreicht werden. Dies beinhaltet, dass die funktionelle Aktivität für den Patienten zur Notwendigkeit wird, da sie täglich mehrmals in seinem Alltag gefordert wird. Neben dieser individuell zugeschnittenen Therapie sind Strategien wie CIMT geeignet.
   c. Voraussetzung ist, dass das Umfeld des Patienten sich dem Shaping-Prozess anpasst, sowohl die aktuelle Umweltsituation als auch die Personen, die mit dem Patienten umgehen (verschiedene Berufsgruppen und Angehörige).

In der Literatur finden sich bisher fast ausschließlich Studien zum Punkt 1 – Üben von Aktivitäten im Sinne der ICF.

3.6.2 Literaturüberblick: Aktualität der Daten und Inhalte der wichtigsten, aktuellen Studien plus Einschätzung der Ergebnisqualität der einzelnen Studien

2010: Systematischer Cochrane-Review & Metaanalyse von French et al.[24] zum Thema repetitives, aufgabenorientiertes Training

(Zusammenfassung ➤ Kap. 8, ➤ Tab. 8.15)

Wiederholtes Aufgabentraining resultiert in mäßigen Verbesserungen in einer ganzen Reihe von Outcome measures der Funktion der UE, aber nicht von Outcome measures der Funktion der OE. Das Training könnte ausreichend sein, um kleine Auswirkungen auf die ADL-Funktionen zu erwirken. Interventionen mit Repetition und aufgabenbezogenem Arbeiten sind vielfältig und schwer zu klassifizieren: die präsentierten Ergebnisse sind spezifisch für Studien, in denen beide Elemente klar innerhalb der Intervention repräsentiert sind, ohne wesentliche Verwechslung mit anderen potenziellen Wirkmechanismen.

Anmerkung: Hier zeigt sich die in der Einführung getroffene Unterscheidung sehr deutlich. Wird nur die Aktivität repetitiv geübt, gelingt der Übertrag in die Partizipation nicht – dies zeigt sich insbesondere bei den Hand- und Armfunktionen.

Wertung: ≈ nicht mehr oder weniger effektiv als die Kontrollgruppe

2008: Systematischer Review von French et al.[25] zum Thema funktionelle, aufgabenorientierte Therapie in Bezug auf Ressourcen, Kosten und Effektivität

(Zusammenfassung ➤ Kap. 8, ➤ Tab. 8.16)

Insgesamt gab es wenig oder gar keine Beweise, dass die Therapieeffekte sich aufgrund von der Länge der Erkrankung oder der Dosierung änderten, aber die Ergebnisse für die Funktion der OE änderten sich nach der Art der Intervention. Bezüglich des ökonomischen Modells lässt sich annehmen, dass RFTP (repetitive functional task practice) kostengünstig ist. Die Evidenz legt nahe, dass manche Formen von RFTP effektiv sein können, um die Funktion der OE zu verbessern, jederzeit nach Stroke, aber die Dauer der Wirkung der Effekte ist unklar. Die Beweise sind noch von unzureichender Qualität, um Empfehlungen auszusprechen für Interventionen für die OE. Wenn aufgabenspezifisches Training angewendet wird, sollten nachteilige Auswirkungen überwacht werden. Wenn auch die Effektivität von RFTP sehr bescheiden ist, so scheint die Intervention doch kostengünstig zu sein. Aufgrund der hohen Anzahl von laufenden Studien sollte dieser Review in 2 Jahren aktualisiert werden und jeder zukünftige Review sollte einen Vergleich zu alternativen Therapien ziehen.

Wertung: ≈ nicht mehr oder weniger effektiv als die Kontrollgruppe

2007: Systematischer Cochrane-Review von French et al.[26] zum Thema repetitive aufgabenorientierte Therapie

(Zusammenfassung ➤ Kap. 8, ➤ Tab. 8.17)

Zusammenfassend wurde keine Evidenz gefunden für die Effektivität des Repetitiven Task Trainings für die Arm- und Handfunktionen, ebenso nicht für Sitzbalance und Functional Reach. Ergebnisse in späteren Follow-ups waren ebenfalls nicht statistisch signifikant. Eine kleine, moderate Signifikanz wurde gefunden für die Effektivität des Repetitiven Task Trainings für die untere Extremität – für die Aspekte Gehstrecke, Gehgeschwindigkeit und Sitz zu Stand. Es gab keine Evidenz über die Effektivität für die untere Extremität (Funktionsbasis) oder für Stehbalance oder Reach. Ebenfalls gab es keine signifikanten Ergebnisse in den entsprechenden Follow-ups.

Wertung: - eher negatives Ergebnis für die Intervention

2007: multizentrisches RCT mit 6-Monats-Follow-up von Sullivan et al.[27] zum Thema aufgabenspezifisches, lokomotorisches Training und Krafttraining

(Zusammenfassung ➤ Kap. 8, ➤ Tab. 8.18)

In diesem RCT werden 3 Gruppen miteinander verglichen: Laufbandtraining (Treadmill Training) mit Body Weight Support (BWS-TT), Fahrrad mit Widerstand (CYCLE) und muskelspezifische, sich steigernde Übungen mit Widerstand (LE-EX).

Die BWSTT-Gruppe hatte signifikant mehr Steigerung in der Gehgeschwindigkeit, verglichen mit der CYCLE-Gruppe; beide Gruppen verbesserten sich in der Gehstrecke. Alle BWS-TT-Gruppen steigerten ihre Gehgeschwindigkeit und die Gehstrecke, egal ob BWS-TT kombiniert wurde mit LE-Krafttraining oder nicht. Nach chronischem Stroke ist aufgabenspezifisches Training durch Laufbandtraining mit Gewichtsentlastung effektiver in Bezug auf Gehgeschwindigkeit und den Erhalt der Verbesserungen bis 6 Monate nach Stroke als Fahrradtraining mit Widerstand alleine.
Anmerkung: Auch hier zeigt sich wieder die in der Einführung getroffene Unterscheidung, denn das „aufgabenspezifische Training" bezieht sich nicht auf die Partizipationsebene, somit wird der Transfer in den Alltag nicht erreicht. Gehen ist die Aktivität, die sich im Alltag des Patienten wiederholt – das Fahrrad und das Krafttraining finden sich hier aber nicht wieder.
Methodologische Qualität der Studie (PEDro-Skala): 9 von 11 Punkten
Wertung: + eher positives Ergebnis für die Intervention

2004: prospektives RCT mit 6-Monats-Follow-up von Blennerhassett et al.[28] zum Thema aufgabenspezifisches, lokomotorisches Training und Krafttraining
(Zusammenfassung ➤ Kap. 8, ➤ Tab. 8.19)
In diesem RCT übte die Interventionsgruppe (Arm-Gruppe) mit funktionellen Aufgaben, um die Reich- und Greifbewegungen zu verbessern, weiterhin Hand-Auge-Koordinationsaktivitäten und sie bekamen therapeutisch assistierte Übungen, wenn die Arm- und Handkontrolle limitiert war. Die Kontrollgruppe (Mobility-Gruppe) bekam ein Ausdauertraining mit Ergometern und Laufbändern, funktionelle Aufgaben wie Sitz zu Stand, Treppe, Hindernislauf, Stehbalance.
Beide Gruppen zeigten signifikante Verbesserungen, allerdings nur die Arm-Gruppe zeigte signifikante Verbesserungen in den Armfunktionen. Nach 4 Wochen Training hatte die Mobility-Gruppe bessere lokomotorische Fähigkeiten als die Arm-Gruppe. Die Ergebnisse unterstützen den Gebrauch von zusätzlicher, aufgabenbezogener Therapie während der stationären Rehabilitation. Das Zirkeltraining-Format war ein praktikables und effektives Mittel, um supervidierte, zusätzliche Therapie anzubieten, die zu signifikanten Verbesserungen und sinnvollen funktionellen Zielen führt.
Methodologische Qualität der Studie (PEDro-Skala): 9 von 11 Punkten
Da beide Gruppen sich verbessert haben:
Wertung: ≈ nicht mehr oder weniger effektiv als die Kontrollgruppe

3.6.3 Wird die therapeutische Intervention in Leitlinien empfohlen?

Die Leitlinien der DGNR (2009 Rehabilitative Therapie bei Armparese nach Schlaganfall) beziehen sich ebenfalls auf den Cochrane-Review von 2008 und beschreiben es als keinen statistisch absicherbaren Effekt, eher als eine Therapieoption: **Evidenz mittel bis hoch, Einschätzung der Effekte: hohe Qualität; Empfehlungsgrad 0.**

3.6.4 Einschätzung der Datenlage für die therapeutischen Interventionen

Die dargestellten Studien untersuchen vor allem die Wirkung von CIMT auf die Funktionen der oberen Extremität und der Hand, auf Sitz- und Stehbalance und auf Gehstrecke und Gehgeschwindigkeit.

Von drei Reviews wurde in den beiden aktuellsten weder die Wirkung belegt noch widerlegt und der älteste Review belegte sogar die Unwirksamkeit der Intervention. Von zwei RCTs zeigte einer ein indifferentes und einer positives Ergebnis für die Intervention.
Da die indifferenten Aussagen damit überwiegen, wird die Intervention mit dem Symbol ≈ bewertet, welches besagt, dass weder die günstige noch die ungünstige Wirkung belegt ist. Dies ist bedingt durch widersprüchliche Studienergebnisse.
Diese Aussage deckt sich damit mit den Aussagen der o. g. Leitlinien.

3.7 Therapeutische Intervention Nr. 5: motorisches Training in einer realen Umwelt

3.7.1 Einführung in das Thema

Um einen Übertrag von repetitiv geübten Aktivitäten auf die Partizipationsebene zu erreichen, sollten die Aktivitäten in realen Umweltbedingungen abgerufen werden. Diese sogenannte Alltagsorientierte Therapie (AOT) beinhaltet unter anderem, dass die Patienten mit therapeutischer Begleitung Zug oder Straßenbahn fahren, in Supermärkten oder auf Wochenmärkten einkaufen gehen, sich im Straßenverkehr orientieren müssen, Amts- und Bankgeschäfte erledigen müssen und vieles mehr. Wichtig hierbei ist, dass die Umwelt echt ist – so hat beispielsweise eine nachgestellte Einkaufszeile in einer Klinik nicht die gleiche Wirkung wie ein echter Supermarkt.
Leider gibt es zu diesem Thema nur sehr wenig Literatur und auch kaum aussagekräftige Assessments – hier zeigt sich ein erheblicher Forschungsbedarf!

3.7.2 Literaturüberblick: Aktualität der Daten und Inhalte der wichtigsten, aktuellen Studien plus Einschätzung der Ergebnisqualität der einzelnen Studien

2005: Längsschnittstudie mit Follow-up von Götze et al.[29] zum Thema alltagsorientierte Therapie (Zusammenfassung ➤ Kap. 8, ➤ Tab. 8.20)
Die Patienten erhielten sechs Einheiten Alltagsorientierte Therapie (AOT) – die AOT fand einmal wöchentlich drei Stunden außerhalb der Klinik statt, die Patienten mussten Kleidung einkaufen, U-Bahn fahren etc. Die AOT fand in Gruppen mit therapeutischer Begleitung statt oder als Einzeltherapie.
Die Ergebnisse der vorliegenden Studie belegen, dass alle Patienten der Untersuchungsstichprobe nach der Durchführung der Alltagsorientierten Therapie weit besser in der Lage waren, die in der Therapie trainierten Alltagssituationen zu bewältigen. In den Beurteilungsmerkmalen „Performance" und „Strategies" ergaben sich im Verlauf der Studie Veränderungen von 1 bis 2,5 Skalenwerten bei einer 4-stufigen Skalierung von 0–3. Auch sechs Monate nach der Therapie erwies sich das erreichte Leistungsniveau als weitgehend stabil. Als weiteres positives Ergebnis dieser Studie ergab sich eine befriedigende Reliabilität des in der Vorbereitungsphase entwickelten Protokoll- und Ratingverfahrens. Dies belegt, dass die Therapeuten die Leistungen ihrer Patienten im außerhäuslichen Alltag sachgemäß beobachten und protokollieren können. Mit diesen Protokollen sind dann externe Therapeuten, die eine Schulung erhalten haben, in der Lage, die Fähigkeiten der Patienten reliabel zu beurteilen.

Methodologische Qualität der Studie (PEDro-Skala): 7 von 11 Punkten
Wertung: + eher positives Ergebnis für die Intervention

3.7.3 Wird die therapeutische Intervention in Leitlinien empfohlen?

Die Leitlinien der DGN (2008 Rehabilitation von sensomotorischen Störungen) empfehlen zur Verbesserung der Mobilität im außerhäuslichen Alltag ergotherapeutisches Verkehrstraining. Das Verkehrstraining könne die Mobilität außer Haus wirksam und dauerhaft verbessern, wenn es mehrere Therapieeinheiten umfasst – es wird daher mit ↑ bewertet (= positive Aussage gut belegt).
Weiterhin beziehen sich die Autoren der Leitlinien ebenfalls auf Götze et al. und beschreiben die interdisziplinäre AOT (alltagsorientierte Therapie), die große Ähnlichkeit zum ergotherapeutischen Verkehrstraining habe, deren Wirksamkeit allerdings bisher erst in einer kleinen Studie ohne Kontrollgruppe demonstriert wurde.

3.7.4 Einschätzung der Datenlage für die therapeutischen Interventionen

Die dargestellte Studie untersucht die Wirkung von AOT auf die Fähigkeiten von Patienten, Alltagssituationen zu bewältigen.
Da es weder Reviews noch RCTs zu diesem Thema gibt, muss die Intervention trotz positivem Ergebnis mit dem Symbol ≈ bewertet werden, welches besagt, dass weder die günstige noch die ungünstige Wirkung belegt ist. Dies ist bedingt durch das Fehlen adäquater Studien.

3.8 Therapeutische Intervention Nr. 6: gerätegestützte Therapie – Gangtrainer, Lokomat

3.8.1 Einführung in das Thema

Gehen mit schwerstbetroffenen Patienten erfordert oft zwei oder mehr Therapeuten oder ist stellenweise sogar nicht möglich. Um in der Gangrehabilitation mehr Repetitionen von komplexen Gangzyklen zu erreichen und die Therapeutendichte zu reduzieren, wurden in den letzten Jahren verschiedene automatische, elektromechanische Gangmaschinen entwickelt. Sie bestehen entweder aus einer robotergesteuerten Orthese oder es liegt eine elektromechanische Lösung zugrunde, bei der zwei angetriebene Fußplatten die Gangphasen simulieren. Im Unterschied zum Laufband übernimmt das Gerät die komplette Unterstützung und automatisierte Bewegung von Rumpf und Extremitäten – der Patient „wird gegangen". Geräte sind z. B.:

- Lokomat (Colombo 2000)
  - Robotergesteuerte Orthese in Kombination mit Laufband und Gurtaufhängung

- Gangtrainer (Hesse 1999)
  - Zwei Fußplatten, die auf zwei Stangen positioniert sind, mit Wippen und Kurbeln für den Antrieb, der Patient ist mit einem Gurtsystem gesichert
- Haptic Walker (Schmidt 2005)
- Anklebot (MIT 2005)
- Lopes – Lower Extremity Powered Exoskeleton (Veneman 2005)

3.8.2 Literaturüberblick: Aktualität der Daten und Inhalte der wichtigsten, aktuellen Studien plus Einschätzung der Ergebnisqualität der einzelnen Studien

2007: Systematischer Cochrane-Review von Mehrholz et al.[30] zum Thema elektromechanisch assistiertes Gangtraining

(Zusammenfassung ➤ Kap. 8, ➤ Tab. 8.21)

Elektromechanisch unterstütztes Gehtraining in Kombination mit Physiotherapie erhöht die Wahrscheinlichkeit, unabhängig gehen zu können, aber es erhöht nicht die Gehgeschwindigkeit oder Gehkapazität signifikant. Die Ergebnisse müssen mit Vorsicht interpretiert werden, da (1) manche Studien Patienten untersuchten, die bereits unabhängig gehen konnten zu Beginn, (2) Unterschiede zwischen den Studien bestanden in Bezug auf Dauer und Häufigkeit der Therapie, (3) einige Studien die funktionelle elektrische Stimulation mit einbezogen. Es ist weitere Forschung notwendig, die sich auf spezifische Fragestellungen (z. B. welche Frequenz oder Dauer der elektromechanischen Unterstützung ist am meisten effektiv und zu welcher Zeit nach Stroke). Follow-up-Studien sind ebenfalls erforderlich um herauszufinden, wie lange der Vorteil anhält.

Limitierungen der Studie: Ursprünglich wurden die Maschinen entwickelt, um schwer betroffenen Patienten früher das Gehen zu ermöglichen und so die Therapeuten zu entlasten. Diese Patientengruppe wurde leider bisher noch nicht ausreichend untersucht. Interessant wäre, ob die Maschinen den Patienten früher motorische Fähigkeiten bringen; aber auch Fragen, ob beispielsweise die Vigilanz beeinflusst werden kann oder ob das Mehr an Repetition ggf. Auswirkungen auf Perzeptionsstörungen hat.

Wertung: ≈ nicht mehr oder weniger effektiv als die Kontrollgruppe – es wird nur die Wahrscheinlichkeit erhöht, unabhängig gehen zu können. Dies zeigt, dass die Ergebnisse nicht signifikant sind.

2009: prospektives RCT von Schwartz et al.[31] zum Thema Lokomotionstraining mit roboterunterstütztem Gangtraining

(Zusammenfassung ➤ Kap. 8, ➤ Tab. 8.22)

In diesem RCT wurde der Lokomat in Kombination mit regulärer Physiotherapie mit regulärer Physiotherapie alleine verglichen. Die Lokomat-Gruppe verbesserte sich in der unabhängigen Gehfähigkeit und im neurologischen Status signifikant mehr als die Kontrollgruppe. Von denen, die unabhängig gehen konnten, zeigten sich nicht signifikante Unterschiede in den sekundären Zielparametern des Gehens mit Ausnahme des Treppensteigens.

Limitierungen der Studie: Es gab deutliche methodologische Schwächen: der Rater war nicht blind, es gab eine hohe Ausfallrate – von 67 Patienten beendeten nur 56 die Studie, 11 Patienten fielen aus, davon 8 aus der Lokomat-Gruppe und 3 aus der Kontrollgruppe. Die Ausfallgründe in

der Lokomat-Gruppe: Druckstellen (2), Nicht kooperativ (2), Reinfarkt (1) oder waren weg (3); in der Kontrollgruppe: pulmonale Embolie (1) oder waren weg (2). Die Gruppen waren nicht vergleichbar – in der Interventionsgruppe waren signifikant mehr hämorrhagische Strokes als in der Kontrollgruppe. In manchen Studien wird beschrieben, dass hämorrhagische Patienten bessere Prognosen für die Rehabilitation haben als die ischämischen. Die Verteilung auf die Gruppen ist nicht nachzuvollziehen – schon zu Beginn wurden der Lokomat-Gruppe 37 Patienten zugeteilt, der Kontrollgruppe nur 30 Patienten – bleibt zu überlegen, ob man bereits mit dem hohen Drop-out gerechnet hat?
Methodologische Qualität der Studie (PEDro-Skala): 6 von 11 Punkten
Wertung: ≈ nicht mehr oder weniger effektiv als die Kontrollgruppe – bedingt durch die methodologischen Schwächen der Studie

2009: Randomisierte Cross-Over-Studie von Freivogel et al.[32] zum Thema Gehfähigkeit und Reduzierung der therapeutischen Belastung mit elektromechanischem Gerät
(Zusammenfassung ➤ Kap. 8, ➤ Tab. 8.23)
In dieser randomisierten Cross-Over-Studie wurden zwei Arten von aufgabenorientiertem Gehtraining miteinander verglichen: Therapie & elektromechanisches Gangtraining (Loko-Help) mit Therapie & lokomotorisches Training auf dem Laufband oder auf dem Boden. Alle Patienten verbesserten sich in Gehfähigkeit und anderen motorischen Outcomes, aber ohne signifikante Unterschiede zwischen den beiden Gruppen. Die Autoren schlussfolgerten, dass Training mit Bewegungsapparaten mit oder ohne elektromechanische Unterstützung zu einer verbesserten Gehfähigkeit führt. Die Verwendung des elektromechanischen Gangtrainings erfordert aber weniger therapeutische Hilfe und macht den Therapeuten weniger Beschwerden.
Limitierungen der Studie: Es haben nur wenige und sehr junge Patienten (11–38 Jahre alt) teilgenommen. Die Ergebnisse zeigen nicht, welche Intervention besser hilft, die Studie zeigt lediglich auf, dass Therapeuten weniger Aufwand und Anstrengung haben, wenn die Patienten elektromechanisch „gegangen werden" – zu erwähnen ist allerdings, dass die Patienten sich während der LokoHelp-Intervention mehr beschwerten (nicht signifikant) als auf dem Laufband/Boden. Hier könnte man die Hypothesen aufstellen, dass es zum einen unangenehmer ist, wenn man kaum selbst aktiv sein muss/kann, zum anderen, dass die Patienten sich nur verbessert haben, da sie alle auch die aktive Therapie erhalten haben (Laufband/Boden). Die Patienten beurteilten die Anstrengung bei beidem gleich – daher schließen die Autoren daraus, dass die Muskelaktivierung im LokoHelp nicht weniger ist als auf dem Laufband oder auf dem Boden. Dieser Rückschluss erscheint etwas gewagt und ist nicht belegt – eher im Gegenteil (s. Hornby et al. 2008, nächster RCT). Die Messung von Beschwerden und Anstrengung ist nicht wirklich valide und reliabel – es wurden lediglich die Anzahlen von Beschwerden gezählt, aber nicht über die Inhalte berichtet, weiterhin war die Messung zur Anstrengung dichotom, damit also wenig sensibel. Das Ergebnis, dass der Roboter, der den Patienten geht, für den Therapeuten weniger anstrengend ist als wenn der Therapeut mit dem Patienten auf dem Flur oder auf dem Laufband geht, war vorhersagbar. Auch hier stellt sich wieder die Frage nach dem Transfer in den Alltag – wie viel der Verbesserungen konnten die Patienten im Alltag nutzen? Interessant wäre also ein Follow-up gewesen mit Berücksichtigung der Partizipationsebene und Einschätzung der motorischen Muster, die von den Patienten letztendlich benutzt wurden. Denn Motorisches Lernen ist ein aktiver Prozess und kann limitiert werden, wenn die Patienten passiv bewegt werden, statt es aktiv selbst zu tun[33,34,35]. Dass weniger Therapeuten benötigt werden ist sicherlich erfreulich für den Klinikbetreiber, da es Personalkosten einspart.

Methodologische Qualität der Studie (PEDro-Skala): 9 von 11 Punkten
Wertung: ≈ nicht mehr oder weniger effektiv als die Kontrollgruppe

2008: RCT von Hornby et al.[36] zum Thema therapeutisches versus robotergestütztes Gangtraining
(Zusammenfassung ➤ Kap. 8, ➤ Tab. 8.24)
In diesem RCT wird die roboterassistierte Therapie (Lokomat) verglichen mit therapeutisch assistierter, lokomotorischer Therapie (vergleichbare Geschwindigkeit, manuelle Hilfen vom Therapeuten, wenn sie benötigt werden). In beiden Gruppen waren die Patienten mit einem Gurt unterstützt. Die Patienten der Gruppe mit therapeutisch assistierter lokomotorischer Therapie zeigten größere Verbesserungen in Geschwindigkeit und Dauer der Einbeinstandphase, die Patienten, die weniger schwere Gangdefizite hatten, zeigten größere Verbesserungen in der Geschwindigkeit. Bei chronischen Stroke-Patienten ist die therapeutisch assistierte Lokomotionstherapie der roboterassistierten Lokomotionstherapie überlegen. Bezüglich der Kosten und der kontinuierlichen Entwicklung von Rehabilitations-Maschinen ist es unbedingt notwendig, die Patientengruppen zu identifizieren, die von einer roboterassistierten Lokomotionstherapie profitieren können. Von dieser Studie weiß man nun, dass Patienten im chronischen Stadium, die bereits unabhängig eine kurze Gehstrecke mit langsamer Geschwindigkeit gehen können, mehr von der therapeutisch-assistierten Therapie profitieren.
Limitierungen der Studie: Der Rater war nicht verblindet.
Anmerkungen: Alle Messungen sind streng standardisiert, valide und reliabel. Sehr erfreulich ist, dass hier die Aussage der Patienten mit der SF-36 erfasst wird – die Patienten fühlten sich besser in der therapeutisch assistierten Gruppe. Hypothese: in der therapeutisch assistierten Gruppe war ein Shaping-Prozess möglich (Hilfe wurde immer mehr abgebaut) in der roboterassistierten Gruppe jedoch nicht. Daher profitierten die Patienten der therapeutisch assistierten Gruppe mehr und fühlten sich subjektiv auch besser, da sie selbst etwas geschafft haben.
Methodologische Qualität der Studie (PEDro-Skala): 7 von 11 Punkten
Wertung: - eher negatives Ergebnis für die Intervention

2007: Prospektive, randomisierte Cross-Over-Studie von Mayr et al.[37] zum Thema Lokomat Gang-Orthese
(Zusammenfassung ➤ Kap. 8, ➤ Tab. 8.25)
In dieser Studie wurden zwei Gruppen mit einem ABA bzw. BAB-Design miteinander verglichen. A steht für Therapie mit dem Lokomat, B steht für konventionelle Physiotherapie.
Es ergaben sich signifikant mehr Verbesserungen während der Lokomat Trainingsphase als während der Physiotherapiephase in jedem 3-wöchigem Intervall. Die Autoren merkten an, dass das elektromechanisch unterstützte Training die konventionelle Therapie nicht ersetzen, aber als Zusatz dienen kann – insbesondere in der frühen Phase oder bei Patienten, die kaum gehen können. Betriebstechnisch kann der Lokomat von einem Therapeuten bedient werden, ohne anstrengende und nicht ergonomische Arbeitsbelastung – das ist ein wertvoller Vorteil gegenüber der Laufbandtherapie.
Limitierungen der Studie: Die kleine Gruppengröße erlaubt keine Generalisation der Ergebnisse. In Gruppe II (BAB) verbesserten sich die Patienten in jeder Phase signifikant – also auch in den Phasen der konventionellen Therapie. Eigene Hypothese: es scheint daran zu liegen, mit was man beginnt... Eine weitere Schwäche: zwei „erfahrene Therapeuten" machten beides – sowohl Lokomat als auch die konventionelle Therapie. Diese Vorgehensweise ist methodologisch fraglich. Weiterhin zeigten sich Nachteile des Lokomats in der späteren Rehabilitationsphase; der Lokomat

kann nicht die variablen Umweltbedingungen und Bewegungsmuster bieten, die für die Adaptation des täglichen Lebens notwendig sind.
Methodologische Qualität der Studie (PEDro-Skala): 7 von 11 Punkten
Wertung: + eher positives Ergebnis für die Intervention

2007: multizentrisches RCT mit 6-Monats-Follow-up von Pohl et al.[38] zum Thema repetitives lokomotorisches Training und Physiotherapie in Bezug auf Aktivitäten des täglichen Lebens (Deutsche Gangtrainerstudie, DEGAS)
(Zusammenfassung ➤ Kap. 8, ➤ Tab. 8.26)
In diesem RCT werden die Therapien Gangtrainer plus Physiotherapie (Interventionsgruppe) mit Physiotherapie alleine (Kontrollgruppe) verglichen. Patienten der Interventionsgruppe konnten am Behandlungsende signifikant mehr unabhängig gehen und erreichten einen höheren Barthel-Index. Nach 6 Monaten war die Gehfähigkeit in der Interventionsgruppe noch signifikant erhalten, jedoch die Werte im Barthel-Index waren nicht mehr unterschiedlich. In allen sekundären Messwerten waren die Patienten der Gruppe A signifikant besser während der Behandlung, aber nicht mehr im Follow-up. Intensives lokomotorisches Training plus Physiotherapie resultiert in einer signifikant besseren Gehfähigkeit und Alltagskompetenz bei subakuten Stroke-Patienten als Physiotherapie alleine.
Limitierungen der Studie: Der Rater war nicht blind und die Verbesserungen konnten sich in der Partizipation (Alltagskompetenz) nicht erhalten.
Methodologische Qualität der Studie (PEDro-Skala): 8 von 11 Punkten
Wertung: + eher positives Ergebnis für die Intervention

3.8.3 Wird die therapeutische Intervention in Leitlinien empfohlen?

Die Leitlinien der DGN (2008 Rehabilitation von sensomotorischen Störungen) empfehlen den elektromechanischen Gangtrainer GTI mit ⇈ (positive Aussage gut belegt).

3.8.4 Einschätzung der Datenlage für die therapeutischen Interventionen

Die dargestellten Studien untersuchen vor allem die Wirkung von gerätegestützter Therapie (Gangtrainer, Lokomat) für den Gang auf Gehparameter wie Geschwindigkeit, Kapazität, Dauer der Einbeinstandphase und Unabhängigkeit, weiterhin die Arbeitsbelastung von Therapeuten.
Im Review wurde die Wirkung weder belegt noch widerlegt, von fünf RCTs zeigen zwei ein indifferentes Ergebnis, zwei ein positives und einer ein negatives Ergebnis für die Intervention.
Da die indifferenten Aussagen damit überwiegen, wird die Intervention mit dem Symbol ≈ bewertet, welches besagt, dass weder die günstige noch die ungünstige Wirkung belegt ist. Dies ist bedingt durch widersprüchliche Studienergebnisse.
Diese Aussage deckt sich damit nicht mit den Aussagen der o. g. Leitlinien.

3.9 Therapeutische Intervention Nr. 7: gerätegestützte Therapie – Armtrainer, MIT-Manus, Bi-Manu-Track

3.9.1 Einführung in das Thema

In den letzten Jahren wurden neue Geräte, die Trainingsstrategien elektromechanisch unterstützen, entwickelt, um die Armfunktion und die Aktivitäten des alltäglichen Lebens nach Stroke zu verbessern. Beispiele hierfür sind:
- Mirror Image Motion Enabler, MIME (Burgar 2000)
- InMotion Robot (Krebs 1998)
- Assisted Rehabilitation and Measurement Guide, ARM (Reinkensmeyer 2000)
- Robotic Rehabilitation System for Upper Limb Motion Therapy, REHAROB (Fazekas 2007)
- Neurorehabilitation-Robot, NeReBot (Fazekas 2007)
- Bi-Manu-Track (Hesse 2003)
- Robot-Mediated Therapy System, GENTLE/S (Coote 2003)
- Arm Robot, ARMin (Riener 2005)

Die meisten Geräte bewegen den Arm passiv. Manche Geräte ermöglichen eine partielle Unterstützung der Bewegung durch das Gerät bis hin zu einem festen Widerstand, während der paretische Arm bewegt. Manche Geräte können aktive Bewegungen eines isolierten Gelenks unterstützen (Hesse 2003), andere sind in der Lage, komplexere Bewegungen wie z. B. Greifbewegungen auszuüben (Burgar 2000). Die Therapie mit elektromechanischer Unterstützung kann an die Fortschritte des Patienten angepasst werden, z. B. über Variation der Stärke, Reduzierung der Unterstützung, Erhöhung des Widerstandes und erweitern der motorischen Amplitude. Darüber hinaus können manche Geräte (Bi-Manu-Track/MIME) bimanuelle Übungen durchführen – das Gerät bewegt simultan (spiegelbildlich) den paretischen Arm passiv, initiiert durch die Bewegungen der nicht betroffenen Extremität.

3.9.2 Literaturüberblick: Aktualität der Daten und Inhalte der wichtigsten, aktuellen Studien plus Einschätzung der Ergebnisqualität der einzelnen Studien

2008: Systematischer Cochrane-Review von Mehrholz et al.[39] zum Thema roboterunterstütztes Armtraining und Aktivitäten des täglichen Lebens
(Zusammenfassung ➤ Kap. 8, ➤ Tab. 8.27)
Elektromechanisches und roboterassistiertes Armtraining verbessert nicht die Aktivitäten des täglichen Lebens. Motorische Armfunktion und die Kraft verbesserten sich. Elektromechanisches und roboterassistiertes Armtraining steigert nicht das Risiko des Drop-outs und Nebenwirkungen waren selten.

Patienten nach Stroke, die elektromechanisches und roboterassistiertes Armtraining erhalten haben, verbesserten ihre Aktivitäten des täglichen Lebens nicht; jedoch die motorischen Funktionen und die Kraft des paretischen Arms kann sich verbessern. Allerdings müssen die Ergebnisse mit Vorsicht interpretiert werden, denn es gab Unterschiede zwischen den einzelnen Studien bezüglich Dauer, Umfang und Art der Therapie und der Patientenkriterien.

Wertung: - eher negatives Ergebnis für die Intervention

2008: Case Serie von Hesse et al.[40] zum Thema elektromechanischer Trainer für die sensomotorische Rehabilitation von gelähmten Fingern
(Zusammenfassung ➢ Kap. 8, ➢ Tab. 8.28)
Verglichen wurde die Therapie mit dem Fingertrainer (Reha-Digit) mit einer bimanuellen Gruppentherapie (Patient wischt mit einem Staubtuch in der betroffenen Hand den Tisch). Zusätzlich erhielten beide Gruppen konventionelle Therapie, die zu 15 % auf den Arm bezogen war. Bei den chronischen Patienten zeigte sich eine lang anhaltende Reduktion der Finger- und Handgelenksspastizität, aber es gab keine Fortschritte in der aktiven Bewegung. Bei den subakuten Patienten verbesserte sich der durchschnittliche distale Fugl-Meyer-Test mehr in der Experimentalgruppe. Der durchschnittliche Wert in der Ashworth-Skala verbesserte sich von 0/5 zu 2/5 in der Kontrollgruppe, aber nicht in der Experimentalgruppe (0 zu 0). Nur ein Patient in der Experimentalgruppe bekam Funktionen in der betroffenen Hand. Nebenwirkungen traten nicht auf.
Methodologische Qualität der Studie (PEDro-Skala): 5 von 11 Punkten
Wertung: ≈ nicht mehr oder weniger effektiv als die Kontrollgruppe

2008: RCT von Volpe et al.[41] zum Thema intensives sensomotorisches Armtraining durch Therapeut oder Roboter
(Zusammenfassung ➢ Kap. 8, ➢ Tab. 8.29)
In diesem RCT wird die Bewegungstherapie mit dem Roboter MIT-MANUS verglichen mit Bewegungstherapie durch einen Therapeuten mit mindestens einjähriger Berufserfahrung und einer weiterführenden Fortbildung („Advanced Training Credentials"). Beides führte zu signifikanten und vergleichbaren Verbesserungen auf Impairmentebene. Die motorischen Verbesserungen zeigten sich auch noch nach 3 Monaten.
Methodologische Qualität der Studie (PEDro-Skala): 6 von 11 Punkten
Wertung: ≈ nicht mehr oder weniger effektiv als die Kontrollgruppe

2008: Explorative, prospective, kontrollierte, randomisierte Untersuchung mit einem AB-BA Cross-Over-Design von Mayr et al.[42] zum Thema elektromechanischer Roboter für das Armtraining
(Zusammenfassung ➢ Kap. 8, ➢ Tab. 8.30)
In dieser Studie werden das robotergestützte Armtraining mit ARMOR und die EMG-getriggerte, neuromuskuläre Elektrostimulation (EMG-NMES) angewendet.
Das ARMOR-Training manifestierte sich in einer stärkeren Verbesserung von Muskeltonus, Gelenkbeweglichkeit und Feinmotorik, aber in einer geringeren Verbesserung der Kraft.
Der Chedoke-McMaster Stroke Assessment-Bogen zeigte durch das ARMOR-Training eine Verbesserung von mindestens einem Punkt im Bereich Schulterschmerz, Arm- und Handaktivität bei gleichbleibenden Werten unter EMG-NMES.
Limitierungen der Studie: Es wurden lediglich Messungen auf Körperfunktions- und Körperstrukturebene und Aktivität durchgeführt, weiterhin hat das Chedoke-Assessment nur eine geringe Reliabilität (Interrater), Feinmotorik-Test und ROM sind nicht valide. Sehr kleine Gruppengröße. Die Randomisierung wurde nicht beschrieben. Die Schlussfolgerung, dass das ARMOR-Training zu positiven Ergebnissen führen kann, kann durch diese Studie nur im Vergleich mit EMG-NMES unterstützt werden – wird aber übertragen auf die allgemeine Neurorehabilitation.
Methodologische Qualität der Studie (PEDro-Skala): 4 von 11 Punkten
Wertung: ≈ nicht mehr oder weniger effektiv als die Kontrollgruppe

2007: RCT mit 8-Monats-Follow-up von Masiero et al.[43] zum Thema roboterunterstützte Rehabilitation der oberen Extremität

(Zusammenfassung ➤ Kap. 8, ➤ Tab. 8.31)

In diesem RCT wird das sensorisch-motorische Robotertraining mit dem NeReBIT verglichen mit der gleichen Robotertherapie am nicht betroffenen Arm.

Die Experimentalgruppe zeigt signifikante Verbesserungen der motorischen Schädigungen und funktionelle Wiederherstellung der OE proximal (Kraft in Delta und Bizeps, Fugl-Meyer-Test proximal und FIM) nach der Robotertherapie – diese Verbesserungen zeigten sich auch noch 3 und 8 Monate später im Follow-up. Im Handgelenk distal zeigten Fugl-Meyer-Test und die Kraft keinen statistischen Unterschied – weder am Ende des Trainings noch im Follow-up. Keine signifikanten Unterschiede in Tonus und Trunk-Control-Test in beiden Gruppen.

Limitierungen der Studie: Die Gruppen waren nur bedingt vergleichbar: die Experimentalgruppe erhielt mehr Therapie als die Kontrollgruppe (15 × 30 Minuten mehr), die Experimentalgruppe war in allen Parametern zu Beginn schon besser als die Kontrollgruppe und im Durchschnitt 5 Jahre jünger. Die Randomisierung wurde nicht beschrieben. Von 35 Patienten beendeten nur 30 Patienten die Studie (85,7 %). Die distalen Parameter veränderten sich nicht. Die Intervention der Kontrollgruppe (Robotertherapie am nicht betroffenen Arm) wirft Fragen auf und es kann daher nicht beantwortet werden, ob die Therapie mit diesem Gerät konventioneller Therapie oder keiner Therapie überlegen ist.

Methodologische Qualität der Studie (PEDro-Skala): 7 von 11 Punkten

Wertung: ≈ nicht mehr oder weniger effektiv als die Kontrollgruppe

3.9.3 Wird die therapeutische Intervention in Leitlinien empfohlen?

Die Leitlinien der DGNR (2009, Rehabilitative Therapie bei Armparese nach Schlaganfall) beschreiben, dass die Armroboter-Therapie bei schwere Armlähmungen eine sinnvolle Ergänzung sein kann (Evidenz mittel bis hoch, Einschätzung der Effekte: mittlere Qualität; Empfehlungsgrad B). Man gibt aber zu bedenken, dass die Anschaffungskosten hoch sind und dass nur wenige spezifische Bewegungen geübt werden (können). Daher bedürfe es zur umfassenderen funktionellen Restitution zusätzlicher spezifischer nicht apparativ gestützter Therapiemaßnahmen.

3.9.4 Einschätzung der Datenlage für die therapeutischen Interventionen

Die dargestellten Studien untersuchen vor allem die Wirkung von gerätegestützter Therapie für den Arm auf motorische Arm-/Handfunktionen, Kraft, Tonus und Gelenkbeweglichkeit.

Im Review wurde die Wirkung eher widerlegt und die vier RCTs zeigen alle ein indifferentes Ergebnis für die Intervention.

Da die indifferenten Aussagen damit überwiegen, wird die Intervention mit dem Symbol ≈ bewertet, welches besagt, dass weder die günstige noch die ungünstige Wirkung belegt ist. Dies ist bedingt durch widersprüchliche und nicht sichere Studienergebnisse.

Diese Aussage deckt sich damit nicht mit den Aussagen der o. g. Leitlinien.

3.10 Therapeutische Intervention Nr. 8: funktionelle Elektrostimulation (FES)

3.10.1 Einführung in das Thema

Elektrostimulation wurde bereits in den 60er Jahren als Alternative zur Fußschiene eingesetzt[44], um den Fuß während des Gehens in der Schwungbeinphase in die Dorsalflexion und Eversion zu bringen. Auf der Haut wurden Elektroden appliziert und die elektrische Stimulation wurde mit dem Fersenkontakt synchronisiert. Das Prinzip der funktionellen Elektrostimulation hat sich bis heute nicht wesentlich verändert: über Elektroden, appliziert auf bestimmten Muskelgruppen, werden diese elektrisch aktiviert und es kommt darauf hin zu einer Muskelkontraktion. Funktionelle Elektrostimulation wird sowohl an der unteren als auch an der oberen Extremität angewandt und unterstützt die Muskelkontraktion während einer Aktivität – auch als Hilfsmittel für den kontinuierlichen Gebrauch.

3.10.2 Literaturüberblick: Aktualität der Daten und Inhalte der wichtigsten, aktuellen Studien plus Einschätzung der Ergebnisqualität der einzelnen Studien

2006: Systematischer Cochrane-Review von Pomeroy et al.[45] zum Thema Elektrostimulation für die Wiederherstellung von Bewegung oder funktionellen Fähigkeiten
(Zusammenfassung ➤ Kap. 8, ➤ Tab. 8.32)
Es gibt keine statistisch signifikanten Unterschiede zwischen FES und anderen Behandlungen in der Kontrollgruppe für alle anderen Ergebnisse. Allerdings müssen diese Ergebnisse wie folgt interpretiert werden: Die Mehrheit der Analysen erhielt nur eine Studie, es gab viele Variationen in Bezug auf die Zeit nach Stroke, des Levels des funktionalen Defizits nach Stroke und der Dosierung der FES. Möglichkeiten der Selektion und von Verzerrungsfehlern fanden sich bei der Mehrzahl der Studien. Aktuell gibt es nur schwache Daten für den klinischen Nutzen von FES für neuromuskuläres Wiedererlernen.
Wertung: ≈ nicht mehr oder weniger effektiv als die Kontrollgruppe

2004: Systematischer Review von Kottink et al.[46] zum Thema Elektrostimulation in Bezug auf die Gehfähigkeit von Patienten mit „Fallfuß"
(Zusammenfassung ➤ Kap. 8, ➤ Tab. 8.33)
Zusammenfassend zeigt der vorliegende Review einen positiven orthetischen Effekt von FES auf die Schrittgeschwindigkeit. Der positive Effekt zeigt sich lediglich auf die Schrittgeschwindigkeit; die Frage, ob FES das neuromuskuläre Wiedererlernen beeinflussen kann, bleibt unbeantwortet.
Wertung: ≈ nicht mehr oder weniger effektiv als die Kontrollgruppe

2002: Systematischer Review von de Kroon et al.[47] zum Thema therapeutische elektrische Stimulation für motorische Kontrolle und funktionelle Fähigkeiten der oberen Extremität
(Zusammenfassung ➤ Kap. 8, ➤ Tab. 8.34)
Alle Studien des Reviews untersuchten den Effekt auf motorische Kontrolle und vier davon berichteten einen positiven Effekt. Die Effektgrößen-Kalkulation in 3 Studien reichte von 0.55 bis

1.46. Nur zwei Studien untersuchten den Effekt auf funktionelle Fähigkeiten, eine berichtete über einen positiven Effekt. Subgruppenanalysen in zwei Studien deuteten auf bessere Erfolge hin, wenn weniger stark betroffene Patienten stimuliert werden. Abgesehen davon konnte keine Beziehung hergestellt werden zwischen dem Effekt und Patienten-Charakteristika, Methode der Stimulation oder methodologischen Qualität.
Die aktuelle Review deutet darauf hin, dass es einen positiven Effekt auf motorische Kontrolle durch elektrische Stimulation gibt. Es gibt keine Evidenz, dass eine Methode von TES besser ist als eine andere. Es gibt keine Evidenz für einen positiven Effekt auf funktionelle Fähigkeiten.
Wertung: + eher positives Ergebnis für die Intervention

2010: Randomisierte Cross-Over-Studie von Embrey et al.[48] zum Thema funktionelle Elektrostimulation der Dorsalflexoren und Plantarflexoren während des Gehens
(Zusammenfassung ➤ Kap. 8, ➤ Tab. 8.35)
In dieser Studie wurde in einem AB/BA – Design das Tragen eines FES-Systems während des Gehens verglichen mit Gehen für eine Stunde am Tag ohne FES-System. Gruppe A erhielt das FES-System in der ersten Phase, Gruppe B in der zweiten Phase. In Phase 1 zeigten die Patienten der Gruppe A (A-B Gruppe) Verbesserungen, verglichen mit den Patienten von Gruppe B (B-A Gruppe). In Phase 2 erhielt Gruppe A die Verbesserungen aufrecht in allen 3 primären Outcomes, auch ohne FES. Beide Gruppen verbesserten sich signifikant in allen primären Outcomes, verglichen wurde die initiale Messung mit der Messung nach 6 Monaten. Die Autoren schlussfolgern, dass ein FES-System, das die Dorsalflexoren und Plantarflexoren ähnlich wie im Timing des typischen erwachsenen Gangs stimuliert, kombiniert mit täglichem Gehen, die Gehfähigkeit von Erwachsenen mit Hemiplegie verbessern kann.
Limitierungen der Studie: Auch täglich eine Stunde Gehen führt zu Verbesserungen in funktioneller Mobilität und Partizipation durch die Repetition → beide Gruppen verbesserten sich signifikant in allen primären Outcomes. Niedrige PEDro-Skala durch die niedrige Fallzahl, hohen Drop-out, fehlende Verblindung von Gruppenzuordnung und Ratern. Positiv: Messung auf Partizipationsebene.
Methodologische Qualität der Studie (PEDro-Skala): 6 von 11 Punkten
Wertung: ≈ nicht mehr oder weniger effektiv als die Kontrollgruppe

3.10.3 Wird die therapeutische Intervention in Leitlinien empfohlen?

Die Leitlinien der DGN (2008 Rehabilitation von sensomotorischen Störungen) empfehlen die Intervention mit ↑↑ (positive Aussage gut belegt). Sie weißen allerdings darauf hin, dass bislang allerdings klare Hinweise für eine alltagsrelevante Verbesserung funktioneller Fähigkeiten fehlen und aufgrund des Cochrane-Reviews eine endgültige Festlegung nicht möglich sei.
Die Leitlinien der DGNR (2009 Rehabilitative Therapie bei Armparese nach Schlaganfall) schlussfolgern, dass eine Elektrostimulation zu einer Verbesserung der Lähmung und der motorischen Funktionen beitragen könnte; die Datenlage ist jedoch nicht gesichert (Evidenz mittel bis hoch, Einschätzung der Effekte: mittlere Qualität; Empfehlungsgrad 0).
In ihren zur Schmerzhaften Schulter nach Schlaganfall (DGNR 2009) beschreiben die Autoren, es gebe keine klare Evidenz für die Wirksamkeit früher oder später NMES ausschließlich der Schulterregion bei hemiplegischem Schulterschmerz. Gegenwärtig könne keine Empfehlung für die NMES bei dieser Indikation ausgesprochen werden (Empfehlungsgrad 0).

3.10.4 Einschätzung der Datenlage für die therapeutischen Interventionen

Die dargestellten Studien untersuchten vor allem die Wirkung von FES auf funktionelle Fähigkeiten, Schrittgeschwindigkeit und motorische Kontrolle.
Von drei Reviews wurde bei zweien weder die Wirkung belegt noch widerlegt und nur der älteste Review belegt die Wirkung. Der jüngste RCT zeigt wieder ein indifferentes Ergebnis für die Intervention.
Da die indifferenten Aussagen damit überwiegen, wird die Intervention mit dem Symbol ≈ bewertet, welches besagt, dass weder die günstige noch die ungünstige Wirkung belegt ist. Dies ist bedingt durch widersprüchliche und nicht sichere Studienergebnisse.
Diese Aussage deckt sich damit nicht mit den Aussagen der Leitlinien der DGN, jedoch mit den Aussagen der Leitlinien der DGNR.

3.11 Therapeutische Intervention Nr. 9: EMG-initiierte funktionelle Elektrostimulation

3.11.1 Einführung in das Thema

Bei der Elektromyogramm (EMG) getriggerten neuromuskulären Stimulation initiiert der Patient eine Kontraktion für eine spezifische Bewegung, bis die Muskelaktivität einen Schwellenwert erreicht. Ist der erwünschte Schwellenwert erreicht, setzt die unterstützende elektrische Stimulation ein. Die EMG-Impulse werden über Oberflächenelektroden abgeleitet. So müssen die Patienten eigenständig die muskulären Aktivitäten im entsprechenden Muskel erzeugen und diese aktive Stimulation fazilitiert die Bewegung durch das Gerät. Die Eigenaktivität des Patienten ist der wesentliche Unterschied zur funktionellen Elektrostimulation.

3.11.2 Literaturüberblick: Aktualität der Daten und Inhalte der wichtigsten, aktuellen Studien plus Einschätzung der Ergebnisqualität der einzelnen Studien

2008: Systematischer Review von Meilink et al.[49] zum Thema EMG-getriggerte neuromuskuläre Stimulation von Handgelenks- und Fingerextensoren
(Zusammenfassung ➤ Kap. 8, ➤ Tab. 8.36)
Es wurde keine statistisch signifikante Differenz gefunden zwischen den Effekten von EMG-NMES und normaler Therapie. Die meisten Studien hatten eine geringe methodologische Qualität, niedrige statistische Power und schwache Therapieunterschiede zwischen der Experimental- und Kontrollgruppe.
Limitierungen der Studie: Es ist nicht gewährleistet, dass die beiden Autoren unabhängig voneinander sind, da Rater 1 (AM) der Student ist und Rater 2 (GK) an der gleichen Universität arbeitet (Prof.). Unstimmigkeiten wurden nur über Diskussion geklärt – es gab keinen dritten Reviewer.
Wertung: ≈ nicht mehr oder weniger effektiv als die Kontrollgruppe

2004: Metaanalyse von Bolton et al.[50] zum Thema EMG-getriggerte neuromuskuläre Stimulation für die Rehabilitation von Arm und Hand

(Zusammenfassung ➤ Kap. 8, ➤ Tab. 8.37)

Die Metaanalyse zeigt, dass EMG-getriggerte neuromuskuläre Stimulation Verbesserungen der Arm-/Handfunktionen in der akuten, subakuten und chronischen Phase der Erholung bringt. Das aktuelle kumulierte Wissen über die aktive Stimulation zeigt eine effektive und effiziente Intervention, um Fortschritte in den motorischen Fähigkeiten zu erreichen. Darüber hinaus untermauern die präsentierten Ergebnisse die Bedeutung der zumindest minimalen muskulären Kontrolle, um die neuromuskuläre elektrische Stimulation aktivieren zu können.

Limitierungen der Studie: Es wurden nur 5 Studien inkludiert und die Patientenzahl war sehr gering.

Wertung: + eher positiver Effekt für die Intervention

2005: RCT von de Kroon et al.[51] zum Thema elektrische Stimulation, zyklisch versus EMG-getriggert

(Zusammenfassung ➤ Kap. 8, ➤ Tab. 8.38)

In diesem RCT wird die EMG-getriggerte elektrische Stimulation mit der zyklischen, elektrischen Stimulation verglichen.

Die vorliegende Studie zeigt keine signifikanten Unterschiede zwischen EMG-getriggerter und zyklischer elektrischer Stimulation in Bezug auf die Verbesserungen der motorischen Funktion im betroffenen Arm bei chronischen Stroke-Patienten. Beide Methoden resultieren in funktionellem Gewinn bei chronischen Stroke-Patienten; Charakteristika der Patienten, die profitieren können, konnten nicht identifiziert werden.

Mögliche Bias: in der zyklischen Gruppe konnte die willkürliche Bewegung der Patienten während der Stimulation nicht ausgeschlossen werden. Patientengruppe klein.

Methodologische Qualität der Studie (PEDro-Skala): 9 von 11 Punkten

Wertung: ≈ nicht mehr oder weniger effektiv als die Kontrollgruppe

2008: RCT von Shin et al.[52] zum Thema kortikale Effekte und muskuläre Wiederherstellung nach EMG-getriggerter neuromuskulärer Stimulation

(Zusammenfassung ➤ Kap. 8, ➤ Tab. 8.39)

In diesem RCT wird die EMG-getriggerte, neuromuskuläre Stimulation auf den Handgelenksextensoren mit keiner Therapie verglichen. Nach der Behandlung zeigte die EMG-Stimulations-Gruppe eine signifikante Verbesserung in allen Messverfahren. Die meiste kortikale Aktivierungsveränderung mit solchen funktionellen Verbesserungen verschob sich vom ipsilateralen sensomotorischen Kortex (SMC) zum kontralateralen SMC.

Limitierungen der Studie: Kleine Gruppengröße und niedrige PEDro-Skala, da nicht über mehr als 85 % der Patienten berichtet wurde, keine Intention-to-treat-Analyse zu finden ist, weder die Gruppenzuordnung noch die Rater blind waren. Über die Kontrollgruppe wird nicht berichtet – es heißt lediglich: „Kontrollpatienten – in Kontrast – zeigten diese Verbesserungen nicht“. Die Kontrollgruppe erhielt auch keine Ersatztherapie, somit ist der zeitliche/repetitive Faktor nicht berücksichtigt. Da lediglich die Veränderungen im fMRI beschrieben werden, es daneben nur ein valides Messverfahren auf Aktivitätsebene gab und die Kontrollgruppe nicht näher beschrieben wurde, kann nicht ausgesagt werden, welche Gruppe signifikant besser war.

Methodologische Qualität der Studie (PEDro-Skala): 5 von 11 Punkten

Wertung: ≈ nicht mehr oder weniger effektiv als die Kontrollgruppe

3.11.3 Wird die therapeutische Intervention in Leitlinien empfohlen?

Sowohl in den Leitlinien der DGN (Rehabilitation von sensomotorischen Störungen 2008) und den Leitlinien der DGNR (Rehabilitative Therapie bei Armparese nach Schlaganfall 2009) fällt diese Therapieform unter FES (➤ Kap. 3.10).

3.11.4 Einschätzung der Datenlage für die therapeutischen Interventionen

Die dargestellten Studien untersuchen vor allem die Wirkung von EMG-initiierter FES auf motorische Arm-/Handfunktionen und kortikale Aktivierungsveränderungen.
Von zwei Reviews wurde bei der aktuelleren Arbeit die Wirkung weder belegt noch widerlegt, der ältere der beiden Reviews belegte die Wirkung. Von zwei RCTs zeigte einer ein indifferentes Ergebnis und der zweite, ältere, zeigte zwar einen positiven Effekt, kann jedoch durch die schlechte, methodologische Qualität nur als indifferent gewertet werden.
Daher wird die Intervention mit dem Symbol ≈ bewertet, welches besagt, dass weder die günstige noch die ungünstige Wirkung belegt ist. Dies ist bedingt durch widersprüchliche und nicht sichere Studienergebnisse.
Diese Aussage deckt sich damit nicht mit den Aussagen der Leitlinien der DGN, jedoch mit den Aussagen der Leitlinien der DGNR.

3.12 Therapeutische Intervention Nr. 10: EMG-Biofeedback

3.12.1 Einführung in das Thema

Biofeedback bedeutet wörtlich übersetzt „biologische Rückmeldung" – in dieser therapeutischen Intervention werden Oberflächenelektroden auf einzelne Muskeln geklebt. Wenn der Patient diese Muskeln aktiviert, erhält er ein visuelles oder akustisches Signal als Rückmeldung. Dies erlaubt dem Patienten zu lernen, wann er die erwünschte Muskulatur der betroffenen Extremität ansteuert und wann er nicht erwünschte Muster rekrutiert. Ziel ist es, durch diesen Lernprozess die muskulären Aktivitäten wieder kontrollieren zu können, um so auch komplexere, motorische Funktionen wieder zu erlangen.

3.12.2 Literaturüberblick: Aktualität der Daten und Inhalte der wichtigsten, aktuellen Studien plus Einschätzung der Ergebnisqualität der einzelnen Studien

2007: Systematischer Cochrane-Review von Woodford et al.[53] zum Thema EMG-Biofeedback und motorische Funktion
(Zusammenfassung ➤ Kap. 8, ➤ Tab. 8.40)

EMG-BFB hat keine signifikanten Vorteile in der Verbesserung des Bewegungsausmaßes (ROM) im Fußgelenk, Knie oder Handgelenk. Wenn man alle verfügbaren Daten kombiniert, hat EMG-BFB offenbar keinen positiven Nutzen für die Erholung nach Schlaganfall. Es kann nicht als eine Routinebehandlung empfohlen werden. Insgesamt sind die Ergebnisse limitiert, da die Studien klein waren, generell schlecht designed und unterschiedliche Messverfahren genutzt wurden. Da keine negativen Auswirkungen berichtet wurden, scheint es zumutbar, EMG-BFB als einen vorsichtigen Behandlungsansatz in Betracht zu ziehen für Individuen, deren Profil den Einschlusskriterien der Studien entspricht.

Wertung: - eher negatives Ergebnis für die Intervention

2007: multizentrisches RCT mit 1-Jahres-Follow-up von Hemmen et al.[54] zum Thema Bewegungsvorstellung und EMG-getriggertes Feedback und die Arm- und Handfunktion

(Zusammenfassung ➤ Kap. 8, ➤ Tab. 8.41)

In diesem RCT wird Arm-Handfunktionstraining, basierend auf EMG-getriggertem Feedback, kombiniert mit Bewegungsvorstellung mit konventioneller Elektrostimulation verglichen. Beide Gruppen verbesserten sich in den Messverfahren – sowohl nach der Therapie als auch im 1-Jahres-Follow-up wurde kein Unterschied zwischen den Gruppen gefunden. Die Autoren schlussfolgernd, dass EMG-getriggerte Feedback Stimulation nicht zu mehr Verbesserungen der Arm-Handfunktion relativ zu konventioneller Elektrostimulation führt. Jedoch im Gegensatz zu vielen klinischen Berichten war eine signifikante Verbesserung noch 9 Monate nach Beendigung der Therapie in beiden Gruppen zu sehen.

Methodologische Qualität der Studie (PEDro-Skala): 8 von 11 Punkten

Wertung: ≈ nicht mehr oder weniger effektiv als die Kontrollgruppe

2003: prospektives RCT von Armagan et al.[55] zum Thema EMG-Biofeedback der hemiplegischen Hand

(Zusammenfassung ➤ Kap. 8, ➤ Tab. 8.42)

In diesem RCT wird EMG-Biofeedback mit Placebotherapie verglichen, in beiden Gruppen wurden die Elektroden angelegt und die Ableitung gestartet, in der Kontrollgruppe bekamen die Patienten aber kein Feedback, da das Gerät umgedreht wurde. Die Ergebnisse zeigen statistisch signifikante Verbesserungen in allen Variablen in beiden Gruppen, aber die Verbesserungen im aktiven ROM und im Oberflächen-EMG waren signifikant höher in der EMG-Biofeedback-Gruppe am Ende der Therapien. Die Studie demonstriert die potenziellen Vorteile vom EMG-Biofeedback in Verbindung mit neurophysiologischen Rehabilitationstechniken, um die Handfunktion von Hemiplegie-Patienten zu maximieren.

Limitierungen der Studie: Nur im aktiven ROM und im Oberflächen-EMG waren die Unterschiede zu sehen – und das auch nur direkt nach der Therapie, Veränderungen auf Aktivitätsebene zeigten sich nicht, die Partizipationsebene wurde nicht beurteilt. Nur kleine Gruppengröße, die Messverfahren sind wenig reliabel & valide und es können keine Einschätzungen über die Langzeitauswirkungen getroffen werden.

Methodologische Qualität der Studie (PEDro-Skala): 9 von 11 Punkten

Wertung: ≈ nicht mehr oder weniger effektiv als die Kontrollgruppe

3.12.3 Wird die therapeutische Intervention in Leitlinien empfohlen?

Sowohl in den Leitlinien der DGN (Rehabilitation von sensomotorischen Störungen 2008) und den Leitlinien der DGNR (Rehabilitative Therapie bei Armparese nach Schlaganfall 2009) fällt diese Therapieform unter FES (➤ Kap. 3.10).

3.12.4 Einschätzung der Datenlage für die therapeutischen Interventionen

Die dargestellten Studien untersuchen vor allem die Wirkung von EMG-Biofeedback auf das Bewegungsausmaß in der oberen und unteren Extremität und die motorischen Arm-/Handfunktionen. Der Review belegte die Wirksamkeit nicht und die beiden RCTs sind indifferent.
Daher wird die Intervention mit dem Symbol ≈ bewertet, welches besagt, dass weder die günstige noch die ungünstige Wirkung belegt ist. Dies ist bedingt durch widersprüchliche und nicht sichere Studienergebnisse, weiterhin durch das Fehlen von weiteren Studien.
Diese Aussage deckt sich damit nicht mit den Aussagen der Leitlinien der DGN, jedoch mit den Aussagen der Leitlinien der DGNR.

3.13 Therapeutische Intervention Nr. 11: repetitive transkranielle Magnetstimulation (rTMS)

3.13.1 Einführung in das Thema

Nach Stroke spielen die Plastizität des Gehirns und die Veränderungen in der kortikalen Organisation eine wesentliche Rolle für die Rehabilitation, insbesondere in der betroffenen Hemisphäre. Zusätzlich ist die Funktionsbalance zwischen den beiden Hemisphären ein wichtiger Faktor – so kann die betroffene Hemisphäre doppelt geschädigt sein, zum einen durch den Stroke an sich, zum anderen durch die nicht balancierte Inhibition der nicht betroffenen Hemisphäre. Ziel ist es also, die Aktivität in der betroffenen Hemisphäre zu steigern und die Inhibition der nicht betroffenen Seite zu vermindern.
Die repetitive transkranielle Magnetstimulation (rTMS) ist eine neue Methode, die diese Erregungsveränderungen im motorischen Kortex beeinflussen kann. Mit dieser nicht invasiven Technologie werden mit Hilfe starker Magnetfelder Bereiche des Gehirns sowohl stimuliert als auch gehemmt – hierfür wird eine Magnetspule tangential am Schädel angelegt. Die ausgelöste elektrische Potenzialänderung bewirkt eine Depolarisation von Neuronen mit Auslösung von Aktionspotenzialen.

3.13.2 Literaturüberblick: Aktualität der Daten und Inhalte der wichtigsten, aktuellen Studien plus Einschätzung der Ergebnisqualität der einzelnen Studien

2010: RCTmit 12-Monats-Follow-up von Khedr et al.[56] zum Thema Langzeiteffekt von rTMS auf die motorische Funktionserholung

(Zusammenfassung ➤ Kap. 8, ➤ Tab. 8.43)

In diesem RCT werden 3 Gruppen miteinander verglichen: rTMS mit 3 Hz, rTMS mit 1 Hz und Scheinstimulation. Appliziert wurde auf der betroffenen Seite.

Eine signifikante rTMS × Zeit Interaktion enthielt die Angabe, dass reale und Schein-rTMS unterschiedliche Effekte auf den Messskalen hatten. Reales rTMS zeigte größere Verbesserungen als Schein-rTMS – auch bewiesen im 1-Jahres-Follow-up. Diese Verbesserungen waren assoziiert mit Veränderungen in der kortikalen Erregbarkeit über die Behandlungsperiode. Diese Ergebnisse bestätigen, das reales rTMS über dem motorischen Kortex die funktionelle Erholung erhalten und verbessern kann und es könnte ein nützliches, zusätzliches Plus in der Therapie von akuten Stroke-Patienten sein. Bezüglich der Intensität (3 versus 10 Hz) gab es keine signifikanten Unterschiede.

Limitierungen der Studie: Leider wurde nur auf Körperfunktions- und Körperstrukturebene gemessen, die Studie gibt keine Aussage darüber, ob die Veränderungen der kortikalen Erregbarkeit sich auch in Aktivitäten oder in Alltagshandlungen zeigte.

Methodologische Qualität der Studie (PEDro-Skala): 9 von 11 Punkten

Wertung: + eher positives Ergebnis für die Intervention

2009: RCT von Khedr et al.[57] zum Thema rTMS: Rolle von 1-Hz- oder 3-Hz-Stimulation

(Zusammenfassung ➤ Kap. 8, ➤ Tab. 8.44)

In diesem RCT werden 3 Gruppen miteinander verglichen: Gruppe 1: rTMS mit 1 Hz, Gruppe 2: rTMS mit 3 Hz und Gruppe 3: Scheinstimulation. Appliziert wurde auf der betroffenen Seite. Die Ergebnisse bestätigen, dass 5 tägliche Therapien mit rTMS über dem motorischen Kortex entweder mit 1 Hz über der nicht betroffenen Hemisphäre oder mit 3 Hz über der betroffenen Hemisphäre, die Wiederherstellung verbessern kann. Nach 3 Monaten waren die Verbesserungen in der 1 Hz-Gruppe noch ausgeprägter.

Limitierungen der Studie: Von 36 Patienten zeigten 11 Patienten neurophysiologisch keine Reaktion in der kortikalen Erregbarkeit (gemessen vor und nach der 2. und 5. Therapie; 4 Patienten der 1Hz-, 3 Patienten der 3Hz- und 4 Patienten der Scheingruppe). Fast ein Drittel der Patienten wurden exkludiert – damit ergibt sich eine kleine Gruppengröße.

Methodologische Qualität der Studie (PEDro-Skala): 9 von 11 Punkten

Wertung: + eher positives Ergebnis für die Intervention

2009: Doppelblindes RCT von Takeuchi et al.[58] zum Thema rTMS auf beiden Hemisphären verbessert motorische Funktion und den Trainingseffekt der paretischen Hand

(Zusammenfassung ➤ Kap. 8, ➤ Tab. 8.45)

In diesem RCT werden 3 Gruppen miteinander verglichen: Gruppe 1:1 Hz rTMS über der nicht betroffenen Hemisphäre, Gruppe 2: 10 Hz rTMS über der betroffenen Hemisphäre und Gruppe 3: bilaterales rTMS bestehend aus beidem, 1Hz und 10 Hz rTMS. Alle Patienten erhielten motorisches Training nach der rTMS.

Gruppe 3 und 1 zeigten sofort Verbesserungen in der Beschleunigung der betroffenen Hand. Vergleicht man Gruppe 1 und 3, so vermindert die bilaterale rTMS die inhibitorische Funktion des

betroffenen Motorkortex und verstärkte den Effekt des motorischen Trainings auf die Kneifkraft. Außerdem erhielt sich der Effekt des motorischen Trainings für die Dauer von einer Woche. Auf der anderen Seite hatte 10 Hz rTMS keinen Effekt auf motorische Funktion.
Limitierungen der Studie: Es wird nicht berichtet, ob alle Patienten die Studie beendet haben oder ob es Drop-outs gab. Die Messverfahren sind lediglich auf Körperstruktur- und Funktionsebene, insbesondere bei chronischen Patienten wäre Aktivitäts- und Partizipationsebene höchst interessant gewesen.
Methodologische Qualität der Studie (PEDro-Skala): 7 von 11 Punkten
Wertung: + eher positives Ergebnis für die Intervention

2008: Doppelblindes RCT von Takeuchi et al.[59] zum Thema rTMS mit 1 Hz verbessert motorische Leistungen und den Trainingseffekt der paretischen Hand
(Zusammenfassung ➤ Kap. 8, ➤ Tab. 8.46)
In diesem RCT wird unterschwellige rTMS über der nicht betroffenen Hemisphäre (1HZ, 25 Minuten) mit Scheinstimulation verglichen. Verglichen mit Scheinstimulation induziert rTMS eine Erhöhung der Erregbarkeit des betroffenen Motorkortex und eine Verbesserung der Geschwindigkeit der betroffenen Hand. Außerdem wurde der Effekt des motorischen Trainings auf die Kneifkraft verbessert. Diese Verbesserungen der motorischen Funktionen hielten eine Woche nach rTMS und motorischem Training an.
Limitierungen der Studie: Messungen nur auf Körperfunktions- und Körperstrukturebene, Aktivität und Partizipation fehlen. Es wurde nicht über alle Patienten berichtet, es wurden Patienten exkludiert, die kein Display eines MEP auf der betroffenen Hemisphäre von der ipsiläsionalen TMS Studiensektion hatten, z. B. Patienten, bei denen ein MEP nicht induziert wurde, sogar bei 100 % Stimulator-Output (4 Patienten der rTMS-Gruppe, 5 Patienten der Scheingruppe) – siehe Seite 300 im Originaltext. Somit ergibt sich eine noch kleinere Gruppengröße.
Methodologische Qualität der Studie (PEDro-Skala): 8 von 11 Punkten
Wertung: + eher positives Ergebnis für die Intervention

2007: Doppelblinde, placebokontrollierte Cross-Over-Studie von Liepert et al.[60] zum Thema niedrig frequentierte rTMS über dem kontraläsionalen motorischen Kortex und Geschicklichkeit
(Zusammenfassung ➤ Kap. 8, ➤ Tab. 8.47)
In dieser Cross-Over-Studie wurde die rTMS, 1.200 Stimuli, unterschwellig (90 % der motorischen Schwelle in Ruhe) und Placebo-TMS am selben Tag durchgeführt. Gesamtdauer ca. drei Stunden. Grund: es sollte vermieden werden, dass die Gründe für die Veränderungen der motorischen Fähigkeiten in der Spontanremission liegen.
Verglichen mit dem Placebo hatte die rTMS-Gruppe Verbesserungen im Nine Hole Peg Test, aber nicht in der Greifkraft der betroffenen Hand. Keine Veränderungen der Fähigkeiten zeigten sich in der nicht betroffenen Hand. NHPT Baseline-Wiederholungen in einer Subgruppe von Patienten indizierten stabile motorische Leistungen vor den rTMS-Sessions.
Die Studie lässt vermuten, dass therapeutische rTMS-Applikationen über der kontraläsionalen Hemisphäre geeignet sind bei akuten Stroke-Patienten und es kann vorübergehend die Geschicklichkeit der betroffenen Hand verbessern.
Limitierungen der Studie: MRC 4 als Kraftgrad in der betroffenen Hand ist schon sehr hoch als Eingangskriterium – insbesondere in der frühen Phase! Kleine Gruppengröße, niedrige PEDro-Skala durch Drop-outs, fehlende Intention-to-treat-Analyse, fehlende Randomisierung und nicht verblindete Gruppenzuordnung.
Methodologische Qualität der Studie (PEDro-Skala): 6 von 11 Punkten
Wertung: + eher positives Ergebnis für die Intervention

3.13.3 Wird die therapeutische Intervention in Leitlinien empfohlen?

Die Leitlinien der DGN (Rehabilitation von sensomotorischen Störungen 2008) empfehlen beide Therapieformen – hochfrequente rTMS über der läsionierten Hemisphäre oder niedrigfrequente rTMS über der intakten Hemisphäre – mit ↑↑ (positive Aussage gut belegt).
Die Autoren weißen allerdings darauf hin, dass die Effekte weniger als 30 Minuten anhielten und es nicht getestet wurde, ob die Verbesserungen auch alltagsrelevant sind.
Die Leitlinien der DGNR (Rehabilitative Therapie bei Armparese nach Schlaganfall 2009) geben an, dass die Stimulation des kontraläsionalen motorischen Kortex durchgeführt werden kann, es wird jedoch keine Empfehlung ausgesprochen (Evidenz mittel bis hoch, Einschätzung der Effekte: niedrige Qualität; Empfehlungsgrad 0).

3.13.4 Einschätzung der Datenlage für die therapeutischen Interventionen

Die dargestellten Studien untersuchten vor allem die Wirkung von rTMS auf die kortikale Erregbarkeit und die funktionelle Erholung der betroffenen Hand (Geschwindigkeit, Kraft).
Ein Review steht leider noch aus, jedoch liegen fünf RCTs vor, die die Wirkung von rTMS auf die o. g. Parameter belegen.
Daher wird die Intervention mit ↑ bewertet – die positive Aussage zur Wirksamkeit ist belegt.
Diese Aussage liegt damit genau zwischen den Aussagen der Leitlinien der DGN (bewerten mit ↑↑) und den Aussagen der Leitlinien der DGNR (bewerten mit Empfehlungsgrad 0).

3.14 Therapeutische Intervention Nr. 12: Sensorimotor Coupling

3.14.1 Einführung in das Thema

Bestandteil vieler therapeutischer Konzepte und Methoden ist das sogenannte sensomotorische Training. Die Annahme ist, dass die Aufnahme und Integration von sensorischen Informationen essenziell ist und es wird versucht, über aktive Bewegung oder afferenten Input die Repräsentation des Körpers im ZNS zu beeinflussen. Afferenter Input ist z. B. spezifisches, manuelles Handling, in machen Konzepten „Fazilitation“ genannt = Vermittlung von spezifischen, orientierenden, sensorischen Informationen. Ziel ist es, dem ZNS relevante, spezifische und zeitlich sinnvolle Informationen zu vermitteln, um so ein funktionelles Ziel zu erreichen. Man geht davon aus, dass durch die afferenten Informationen die Organisation des ZNS verändert werden kann. Dies wird u. a. auch als repetitives Element in der EMG-initiierten Elektrostimulation genutzt.
Zugrunde liegt die Hypothese, dass die repetitiven, afferenten Informationen von propriozeptiven und kutanen Rezeptoren entscheidend sind für die motorische Erholung von hemiparetischen Patienten. Obwohl dieser therapeutische Ansatz sehr häufig diskutiert und verwendet wird, fehlen nach wie vor Studien zur Wirksamkeit, aktuell finden sich fast nur Studien, die als afferente Information elektrische Impulse verwenden.

3.14.2 Literaturüberblick: Aktualität der Daten und Inhalte der wichtigsten, aktuellen Studien plus Einschätzung der Ergebnisqualität der einzelnen Studien

2010: Systematischer Review von Doyle et al.[61] zum Thema Interventionen für die sensorischen Schädigungen der oberen Extremität
(Zusammenfassung ➤ Kap. 8, ➤ Tab. 8.48)
Es gibt nur schwache Evidenz, um zu einer Zusammenfassung über die Effekte der Interventionen, die in diesem Review inkludiert waren, zu kommen. Eine Metaanalyse konnte nicht durchgeführt werden, da es einen hohen Grad von klinischer Heterogenität in beidem gab – Interventionen und Outcomes. Viele Interventionen für die sensorische Schädigung der OE sind beschrieben, aber es gibt nur schwache Evidenz, um ihre Effektivität zu unterstützen oder zu widerlegen in Bezug auf die Verbesserung der sensorischen Schädigung, die Funktion der OE oder funktionellem Status der Teilnehmenden oder der Partizipation. Es besteht die Notwendigkeit für mehr gut designte, bessere Studien in der sensorischen Rehabilitation.
Wertung: ≈ nicht mehr oder weniger effektiv als die Kontrollgruppe

2008: RCT von Byl et al.[62] zum Thema der Dosierung von lernbasiertem sensomotorischem Training
(Zusammenfassung ➤ Kap. 8, ➤ Tab. 8.49)
In diesem RCT werden 3 Gruppen miteinander verglichen, die Patienten erhielten alle Learning-Based Sensorimotor Training („LBSMT"), aber in unterschiedlicher Dosierung:

Gruppe 1	n=18	1× pro Woche	1,5 Stunden pro Einheit
Gruppe 2	n=19	3× pro Woche	0,75 Stunden pro Einheit
Gruppe 3	n=8	4× pro Woche	3 Stunden pro Einheit

Alle Patienten verfestigten das Training mit einem Heimprogramm.
Bei allen individuellen Patienten wurden signifikante Veränderungen gemessen. Gruppe 3 machte größere Fortschritte als Gruppe 1 und 2 mit einem signifikanten, linearen Trend der Intensität zur funktionellen Unabhängigkeit. Lernbasiertes, sensomotorisches Training – basierend auf den Prinzipien der Neuroplastizität war assoziiert mit verbesserten Funktionen bei Patienten, die nach Stroke stabil waren. Die Erfolge waren dosisabhängig, die größten Veränderungen wurden bei den Patienten gemessen, die an der hochintensiven Therapie teilgenommen haben.
Methodologische Qualität der Studie (PEDro-Skala): 8 von 11 Punkten
Wertung: + eher positives Ergebnis für die Intervention

2008: multizentrisches RCT von Yelnik et al.[63] zum Thema Balance-Rehabilitation mit multisensorischem Training
(Zusammenfassung ➤ Kap. 8, ➤ Tab. 8.50)
In diesem RCT wird ein multisensorischer Ansatz mit Balanceaufgaben ohne visuelle Kontrolle mit konventioneller Neurorehabilitation verglichen.
Alle Patienten verbesserten sich signifikant in Gleichgewicht und Gangparametern. Bezüglich der Hauptvariablen (BBS am 30. Tag) fand sich kein Unterschied zwischen den Gruppen. Bei der Analyse der sekundären Outcomes fand sich ein kleiner Unterschied zugunsten der Experimentalgruppe, aber die Unterschiede sind nicht klinisch relevant.

Es wurde keine Evidenz für die Überlegenheit eines multisensorischen Rehabilitationsprogramms bei ambulanten Patienten gefunden. Weitere Studien sind notwendig.
Limitierungen der Studie: Positiv an dieser Studie sind die Messungen auf allen Ebenen der ICF. Der Unterschied zwischen den Gruppen wird jedoch nicht wirklich klar: die Interventionsgruppe nutzt einen multisensorischen Ansatz mit höher intensivierten Balanceaufgaben und -übungen ohne visuelle Kontrolle, damit das Gehirn mehr das vestibuläre und somatosensorische System ansteuert. Es wurde die Anforderung, Dauer und Intensität der Übungen favorisiert, statt der Qualität der Bewegung. Die Kontrollgruppe nutzt NDT/Bobath – dies wird beschrieben als genereller Ansatz für sensomotorische Rehabilitation, zielt mehr auf die Kontrolle der Gewichtsübernahme und -verlagerung im aufrechten Stand und auf die Gangqualität ab, weniger auf die Reaktion auf die Destabilisierung. Da beide Interventionen multisensorisch arbeiten, ist die Unterscheidung zwischen den Gruppen nicht wesentlich – so verwundert das Ergebnis nicht. Bleibt nur zusammenfassend zu sagen, dass beide Arten des sensomotorischen Trainings helfen.
Methodologische Qualität der Studie (PEDro-Skala): 9 von 11 Punkten
Wertung: ≈ nicht mehr oder weniger effektiv als die Kontrollgruppe

2007: Pilot-RCT mit 3-Monats-Follow-up von McDonnell et al.[64] zum Thema Einfluss von kombinierter afferenter Stimulation und aufgabenspezifischem Training
(Zusammenfassung ➤ Kap. 8, ➤ Tab. 8.51)
In diesem RCT wird passende, afferente (elektrische) Stimulation am motorischen Punkt von zwei Handmuskeln mit Scheinstimulation verglichen, beides wurde vor der Therapie mit aufgabenspezifischem Arbeiten appliziert. Beide Gruppen zeigten vergleichbare Verbesserungen in der funktionellen Messung der Funktionen der OE. Bei der Greif-Hochhebe-Aufgabe zeigten die Patienten der Interventionsgruppe signifikant mehr Verbesserungen als die Kontrollgruppe. Es gab keine signifikanten Veränderungen in der kortikospinalen Erregbarkeit.
Die vorläufigen Daten dieser Pilotstudie weisen darauf hin, dass gezielte afferente Stimulation die Ergebnisse der konventionellen Rehabilitation verbessern kann bei Patienten mit Hemiparese nach Stroke. Die Messergebnisse müssen in weiteren, größeren Studien bestätigt werden.
Limitierungen der Studie: Lediglich bei der Greif-Hochhebe-Aufgabe zeigten sich die Verbesserungen, alle anderen Messverfahren – sowohl auf Aktivitäts- als auch auf Körperfunktions- und Körperstrukturebene – zeigten keine Unterschiede. Kleine Gruppengröße, wenig Behandlungen.
Methodologische Qualität der Studie (PEDro-Skala): 10 von 11 Punkten
Wertung: ≈ nicht mehr oder weniger effektiv als die Kontrollgruppe

3.14.3 Wird die therapeutische Intervention in Leitlinien empfohlen?

Nein.

3.14.4 Einschätzung der Datenlage für die therapeutischen Interventionen

Die dargestellten Studien untersuchen vor allem die Wirkung von sensomotorischem Training auf Gleichgewicht, Gangparameter, Funktionen der oberen Extremität und kortikospinale Erregbarkeit.

Im aktuellen Review wurde die Wirksamkeit weder belegt noch widerlegt und von den 3 RCTs zeigen zwei ein indifferentes und einer ein positives Ergebnis für die Intervention.
Daher wird die Intervention mit dem Symbol ≈ bewertet, welches besagt, dass weder die günstige noch die ungünstige Wirkung belegt ist. Dies ist bedingt durch widersprüchliche und nicht sichere Studienergebnisse, weiterhin durch das Fehlen von weiteren Studien.

3.15 Therapeutische Intervention Nr. 13: Motor Imagery/Repeated Mental Practice

3.15.1 Einführung in das Thema

Repeated Mental Practice (MP) ist eine Trainingsmethode, bei der sich der Patient die motorischen Tätigkeiten kognitiv vorstellt – die Bewegung wird nicht tatsächlich erzeugt. Genutzt und auch untersucht werden solche mentalen Übungsprogramme bereits im Leistungssport und es besteht Einigkeit darüber, dass bei gesunden Individuen MP wirksamer ist als keine Therapie, jedoch ist das Training, in dem die Bewegungen aktiv erzeugt werden, wiederum der MP überlegen[65,66]. In der neurologischen Rehabilitation liegt der Anwendung von MP die Hypothese zugrunde, dass Patienten, bei denen die Muskelkraft so schwach ist, dass keine Bewegung erzeugt werden kann, die unterschwellige Aktivierung des motorischen Programms verbessert werden kann. Studien zur Untermauerung dieser Hypothese sind allerdings noch limitiert.

3.15.2 Literaturüberblick: Aktualität der Daten und Inhalte der wichtigsten, aktuellen Studien plus Einschätzung der Ergebnisqualität der einzelnen Studien

2010: Systematischer Cochrane-Review als Protokoll von Barclay-Goddard et al.[67] zum Thema mentales Training für die Behandlung der oberen Extremität
(Zusammenfassung ➤ Kap. 8, ➤ Tab. 8.52)
Es liegen Protokolle vor von 2006 und 2010 – die Ergebnisse bleiben abzuwarten.
Wertung: keine

2008: Systematischer Review von Zimmermann-Schlatter et al.[68] zum Thema Effektivität von Motor Imagery
(Zusammenfassung ➤ Kap. 8, ➤ Tab. 8.53)
Aktuelle Evidenz deutet darauf hin, dass Motor Imagery zusätzliche Vorteile zur konventionellen Physio- oder Ergotherapie bieten kann. Jedoch sollten größere und methodologisch sauberere Studien durchgeführt werden, um die Vorteile von Motor Imagery zu untersuchen. Aufgrund der hohen Variabilität von Outcome Measures war es nicht möglich, die Daten statistisch zu poolen für eine Metaanalyse.
Wertung: ≈ nicht mehr oder weniger effektiv als die Kontrollgruppe

2006: Systematischer Review von Braun et al.[69] zum Thema Effekte von mentalem Training
(Zusammenfassung ➤ Kap. 8, ➤ Tab. 8.54)

Es gab etwas Evidenz, dass Mental Practice als eine zusätzliche therapeutische Intervention positive Effekte auf die Wiederherstellung von Armfunktionen nach Stroke hat. Zwei der Mental Practice Techniken schienen effektiv zu sein – Tape Instruction und Self-Regulation. Ergebnisse der Einzelfallstudien indizieren, das Mental Practice auch vielversprechend ist für die Funktion der unteren Extremität. Es können aber keine definitiven Rückschlüsse gezogen werden, außer dass weitere Forschung, mit klaren Definitionen über den Inhalt der Mental Practice und standardisierten Messverfahren, notwendig ist.
Wertung: ≈ nicht mehr oder weniger effektiv als die Kontrollgruppe

2010: Randomisierte Cross-Over-Studie von Riccio et al.[70] zum Thema Effektivität von mentalem Training auf die obere Extremität
(Zusammenfassung ➤ Kap. 8, ➤ Tab. 8.55)
In dieser Studie wird Mental Practice plus konventionelle Neurorehabilitation angewendet, Gruppe 1 erhält MP in den letzten 3 Wochen, Gruppe 2 in den ersten 3 Wochen von insgesamt 6 Wochen Therapie. Anfänglich gab es keine signifikanten Unterschiede zwischen den beiden Gruppen. Nach drei Wochen waren die Unterschiede zwischen den beiden Gruppen signifikant, nach 6 Wochen waren die Unterschiede wieder minimal. Die Ergebnisse lassen vermuten, das MP als eine Komplementierung des normalen Neuro-Rehaprogramms genutzt werden kann für die neuromotorische Erholung nach Stroke. Jedoch gibt es noch viel zu testen und zu diskutieren, um festzustellen, welche Rolle MP in der Behandlung von neurologischen Patienten spielen kann.
Limitierungen der Studie: es gibt kein Follow-up, keine Langzeiteffekte. Cross-Over-Design. Es wird nicht klar, wie oft das MP angewendet wird: 60 Minuten täglich? Wöchentlich? 2× täglich?
Methodologische Qualität der Studie (PEDro-Skala): 7 von 11 Punkten
Wertung: ≈ nicht mehr oder weniger effektiv als die Kontrollgruppe

3.15.3 Wird die therapeutische Intervention in Leitlinien empfohlen?

Die Leitlinien der DGN (Rehabilitation von sensomotorischen Störungen 2008) beschreiben, das mentales Trainieren eine sinnvolle und wirksame (Zusatz-)Behandlung sein könnte (↑ = positive Aussage belegt). Es gebe zwar Hinweise für eine Wirksamkeit dieser Therapie, aber es bestehe weiterer Forschungsbedarf und eine bessere Standardisierung sei wünschenswert.
Die Leitlinien der DGNR (Rehabilitative Therapie bei Armparese nach Schlaganfall 2009) besagen, dass ein über mehrere Wochen durchgeführtes tägliches mentales Training (10–30 Minuten) mit vorgestelltem Gebrauch des betroffenen Armes im Alltag bei subakuten und chronischen Schlaganfallpatienten mit vorhandener Restfunktion der Hand erwogen werden sollte (Evidenz mittel, Einschätzung der Effekte: mittlere Qualität; Empfehlungsgrad B).
In ihren Leitlinien zur Schmerzhaften Schulter nach Schlaganfall von 2009 beschreiben die Autoren, dass eine Bestätigung der Wirksamkeit dieser Strategien für die Indikation Schulter-Hand-Syndrom noch ausstehe.

3.15.4 Einschätzung der Datenlage für die therapeutischen Interventionen

Die dargestellten Studien untersuchen vor allem die Wirkung von mentalem Üben auf die Funktionen der oberen Extremität.

In den beiden Reviews wird die Wirkung weder belegt noch widerlegt und auch der RCT zeigt ein indifferentes Ergebnis.
Daher wird die Intervention mit dem Symbol ≈ bewertet, welches besagt, dass weder die günstige noch die ungünstige Wirkung belegt ist. Dies ist bedingt durch nicht sichere Studienergebnisse und weiterhin durch das Fehlen von weiteren Studien.
Diese Aussage deckt sich nicht mit den Aussagen der o. g. Leitlinien, insbesondere der Leitlinien der DGN.

3.16 Therapeutische Intervention Nr. 14: Spiegeltherapie

3.16.1 Einführung in das Thema

Prof. Vilayanur Ramachandran von der Universität San Diego, USA, behandelte 1995 und 1996 Patienten mit Phantomspasmus in der amputierten Extremität – die Patienten empfanden, dass die Phantomhand krampft und die Nägel sich schmerzhaft in die Handfläche bohren.
Er platzierte einen Spiegel parasagittal zur Körpermitte, hinter dem Spiegel befand sich die Körperseite mit der amputierten Extremität. Bewegungen des nichtbetroffenen Armes wurden im Spiegel als Bewegungen des betroffenen Armes wahrgenommen.
Die Patienten führten einfache bilaterale Bewegungen durch (Öffnen und Schließen der Hände) und beobachteten dabei die Spiegelreflexion – danach hatten sie das Gefühl, als würde sich die Phantomhand ebenfalls öffnen und sie könnten durch diese fiktive Bewegung den schmerzhaften Phantomspasmus lösen.
Verschiedene Stimuli, die an der nichtbetroffenen Seite appliziert wurden (z. B. Massieren der Hände) ließen sich durch den Spiegel ebenfalls auf die betroffene Seite projizieren.
Weitere positive Ergebnisse konnten bis heute bei Schlaganfallpatienten, Patienten mit Komplexem Regionalem Schmerzsyndrom (CRPS) und bei chronischen Schmerzsyndromen der oberen und unteren Extremität verzeichnet werden[71].
Die neurophysiologischen Mechanismen sind bis heute weitestgehend unklar und es werden verschiedene Theorien diskutiert.

3.16.2 Literaturüberblick: Aktualität der Daten und Inhalte der wichtigsten, aktuellen Studien plus Einschätzung der Ergebnisqualität der einzelnen Studien

2010: Systematischer Cochrane-Review als Protokoll von Thieme et al.[72] zum Thema Spiegeltherapie und motorische Funktion
(Zusammenfassung ➤ Kap. 8, ➤ Tab. 8.56)
Es liegen Protokolle vor von 2006 und 2010 – die Ergebnisse bleiben abzuwarten.
Wertung: keine

2009: RCT mit 6-Monats-Follow-up von Cacchio et al.[73] zum Thema Spiegeltherapie bei komplexem, regionalem Schmerzsyndrom Typ 1 der oberen Extremität
(Zusammenfassung ➤ Kap. 8, ➤ Tab. 8.57)
In diesem RCT wurde die Spiegeltherapie mit einer Placeboanwendung (Spiegel wurde abgedeckt), verglichen.
Alle Scores zeigten signifikante Verbesserungen in der Spiegelgruppe. Keine statistisch signifikante Verbesserung konnte in allen Messungen der Kontrollgruppe festgestellt werden. Darüber hinaus gab es statistisch signifikante Veränderungen nach der Therapie und im 6-Monats-Follow-up zwischen den beiden Gruppen.
Die Ergebnisse zeigen, dass Spiegeltherapie effektiv Schmerz reduziert und motorische Funktionen der OE verbessert, bei Stroke-Patienten mit CRPS der oberen Extremität.
Methodologische Qualität der Studie (PEDro-Skala): 8 von 11 Punkten
Wertung: ++ signifikant positives Ergebnis für die Intervention

2009: RCT von Dohle et al.[74] zum Thema Spiegeltherapie bei schwerer Hemiparese
(Zusammenfassung ➤ Kap. 8, ➤ Tab. 8.58)
In diesem RCT wird Spiegeltherapie mit einer äquivalenten Therapie, bei der die Patienten auf den betroffenen Arm schauten, verglichen. Die Patienten der Spiegeltherapie-Gruppe bekamen mehr distale Funktionen als die Patienten der Kontrollgruppe. Darüber hinaus verbesserte sich bei allen Patienten der Spiegeltherapie-Gruppe die Oberflächensensibilität. Spiegeltherapie stimuliert die Erholung vom Hemi-Neglect. Spiegeltherapie in der frühen Phase nach Stroke ist eine vielversprechende Methode, um die Sensorik und andere zusätzliche Defizite zu verbessern und unterstützt die motorische Erholung in einer distal betroffenen plegischen Extremität.
Limitierungen der Studie: Erfolge zeigen sich vor allem distal – man geht davon aus, dass proximale Muskeln eher beidhemisphärisch repräsentiert sind, während die distalen Muskeln strikt unilateral sind. Die Autoren gehen davon aus, dass Bewegungsspiegelung vor allem die lateralisierten motorischen Repräsentationen der distalen Extremität stimuliert.
Methodologische Qualität der Studie (PEDro-Skala): 7 von 11 Punkten
Wertung: ++ signifikant positives Ergebnis für die Intervention

2008: RCT mit 6-Monats-Follow-up von Yavuzer et al.[75] zum Thema Spiegeltherapie und Handfunktion
(Zusammenfassung ➤ Kap. 8, ➤ Tab. 8.59)
In diesem RCT wird Spiegeltherapie mit Placebo (der Spiegel wurde abgedeckt) verglichen.
Die Scores verbesserten sich in der Spiegelgruppe signifikant mehr als in der Kontrollgruppe und im 6-Monats-Follow-up. Keine signifikanten Unterschiede zwischen den Gruppen wurden im Tonus gefunden. Nach subakuten Stroke hat sich die Handfunktion nach Spiegeltherapie und einem konventionellen Rehabilitationsprogramm mehr verbessert als in einer Kontrolltherapie – sofort nach den 4 Wochen Therapie als auch im 6-Monats-Follow-up. Spiegeltherapie hatte keinen Einfluss auf die Spastizität.
Methodologische Qualität der Studie (PEDro-Skala): 9 von 11 Punkten
Wertung: + eher positives Ergebnis für die Intervention

2007: RCT von Rothgangel et al.[76] zum Thema Spiegeltherapie und die Effektivität in Bezug auf Arm- und Handfunktion
(Zusammenfassung ➤ Kap. 8, ➤ Tab. 8.60)

In diesem RCT wird Spiegeltherapie nach einem standardisiertem Behandlungsprotokoll mit einer Kontrollgruppe verglichen, die das gleiche Protokoll erhält, aber ohne Spiegel.
Beide Gruppen verbesserten sich, die Interventionsgruppe allerdings deutlicher als die Kontrollgruppe. Spiegeltherapie zeigte in der untersuchten Patientenpopulation positive Ergebnisse in Bezug auf die Arm- und Handfunktion, allerdings erlauben die kleinen und unterschiedlichen Studiengruppen keine definitiven Schlussfolgerungen. Hierzu sind weitere Daten aus größeren, homogeneren Studien notwendig. Zusammenfassend lässt sich also sagen, dass Spiegeltherapie positive Veränderungen in Bezug auf die Körperrepräsentation bewirkt und zusätzlich motorische und prämotorische Areale in der geschädigten Hemisphäre anspricht. Ein zusätzlicher Effekt in Bezug auf den sogenannten erlernten Nichtgebrauch (learned non-use) liegt nahe.
Limitierungen der Studie: Patienten erhielten unterschiedliche Therapiedichte (Subgruppen): „Insgesamt erhielt jeder Patient aus Subgruppe 1 (Tagesklinik) 17 Behandlungen und jeder Patient aus Subgruppe 2 (stationär) 37 Behandlungen à 30 Minuten" (S. 273).
Methodologische Qualität der Studie (PEDro-Skala): 9 von 11 Punkten
Wertung: + eher positives Ergebnis für die Intervention

3.16.3 Wird die therapeutische Intervention in Leitlinien empfohlen?

In den Leitlinien der DGN (Rehabilitation von sensomotorischen Störungen 2008) wird es nicht empfohlen.
In den Leitlinien der DGNR (Rehabilitative Therapie bei Armparese nach Schlaganfall 2009) steht, dass eine zur Standardtherapie zusätzliche Spiegeltherapie, bei der Bewegungen der „gesunden" Hand im Spiegel beobachtet und visuell wie Bewegungen der betroffenen Hand wahrgenommen werden, bei subakuten und chronischen Schlaganfallpatienten durchgeführt werden sollte, wenn eine Verbesserung der motorischen Funktion angestrebt wird (Evidenz mittel bis hoch, Einschätzung der Effekte: mittlere Qualität; Empfehlungsgrad B)

3.16.4 Einschätzung der Datenlage für die therapeutischen Interventionen

Die dargestellten Studien untersuchen vor allem die Wirkung von Spiegeltherapie auf Schmerz, motorische Funktionen der Extremitäten, Oberflächensensibilität, Körperrepräsentation und Neglect.
Einen Review gibt es leider noch nicht, aber die vorliegenden RCT zeigen durchweg eher positive bis signifikant positive Ergebnisse für die Intervention.
Daher wird die Intervention mit ↑ bewertet – die positive Aussage zur Wirksamkeit ist belegt.
Diese Aussage deckt sich damit nicht mit den Aussagen der Leitlinien der DGN, jedoch mit den Aussagen der Leitlinien der DGNR.

3.17 Therapeutische Intervention Nr. 15: Einsatz von Orthesen

3.17.1 Einführung in das Thema

Patienten nach Stroke können oft ihren betroffenen Arm oder ihr betroffenes Bein nicht für alltägliche Aktivitäten wie Essen oder Gehen einsetzen. Eine Möglichkeit, die Schwäche der betroffenen Extremität zu unterstützen, ist der Gebrauch von Hilfsmitteln. Die primäre Funktion einer Orthese ist die Kontrolle rund um ein Gelenk von abnormaler Bewegung in einem oder mehreren Körperabschnitten. Ziele können sein:

- Stabilisierung eines Gelenkes in einer Position, damit der Patient die Bewegung, die ihm möglich ist, auch ausführen kann (Fazilitation)
- Vorbeugung, Korrektur oder Kompensation von Missbildungen oder Kontrakturen
- Reduktion von Kräften oder Gewichten, die auf die Extremität einwirken

Diese Effekte können auch Schmerzen lindern. Es soll dem Patienten ermöglicht werden, effektiver und effizienter alltägliche Aktivitäten zu bewältigen.

3.17.2 Literaturüberblick: Aktualität der Daten und Inhalte der wichtigsten, aktuellen Studien plus Einschätzung der Ergebnisqualität der einzelnen Studien

2009: Systematischer Cochrane-Review von Tyson et al.[77] zum Thema Orthesen
(Zusammenfassung ➤ Kap. 8, ➤ Tab. 8.61)
Der Gesamteffekt der Orthesen für die untere Extremität auf die Gehfähigkeit (Geschwindigkeit), Gehstörung (Schrittlänge) und Balancestörung (Gewichtsverlagerung im Stehen) war signifikant und vorteilhaft. Es gab keinen signifikanten Effekt auf den Postural Sway (Balancestörung) oder Mobilitätsbehinderung, aber die Anzahl der Studien und teilnehmenden Patienten war niedrig. Eine Orthese für die untere Extremität kann das Gehen und das Gleichgewicht verbessern, aber die inkludierten Studien haben lediglich den sofortigen Effekt überprüft, während der Patient die Orthese trug; die Effekte über lange Zeit wurden nicht untersucht. Eine Orthese für die obere Extremität hat keinen Effekt auf Funktion, ROM von Handgelenk, Fingern oder Daumen und auf Schmerz, aber diese Schlussfolgerung basiert auf 3 Studien.
Methodologische Qualität der Studie (PEDro-Skala): 9 von 11 Punkten
Wertung: + eher positives Ergebnis für die Intervention bei der unteren Extremität
\- eher negatives Ergebnis für die Intervention bei der oberen Extremität

2005: Systematischer Cochrane-Review von Ada et al.[78] zum Thema Hilfsmittel für die Prävention und Therapie der subluxierten Schulter
(Zusammenfassung ➤ Kap. 8, ➤ Tab. 8.62)
Es gibt nur schwache Evidenz um schlussfolgern zu können, ob Schlingen oder Rollstuhlzubehöre Subluxationen vorbeugen, Schmerz reduzieren, Funktion erhöhen oder nachteilig die Kontraktur der Schulter erhöhen. Es gibt etwas Evidenz, dass Tapen den Schmerzbeginn verzögert, aber es kann Schmerz nicht reduzieren, Funktion nicht erhöhen oder nachteilig die Kontraktur erhöhen.
Wertung: ≈ nicht mehr oder weniger effektiv als die Kontrollgruppe bei der OE

2009: Randomisierte Cross-Over-Studie von Tyson et al.[79] zum Thema Hilfsmittel für die Gang-Rehabilitation
(Zusammenfassung ➤ Kap. 8, ➤ Tab. 8.63)
In diesem RCT werden fünf Gehbedingungen miteinander verglichen: 1. Gehen ohne Hilfsmittel, 2. Gehen mit Gehstock, 3. Gehen mit Fußgelenk-Orthese, 4. Gehen mit Slider-Shoe, 5. Kombination aller drei Hilfsmittel.
Hilfsmittel für den Gang verbessern die funktionelle Mobilität bei Patienten mit Stroke in der stationären Rehabilitation. Veränderungen der Gehparameter wurden nicht gefunden. Die Patienten waren generell positiv eingestellt für die Benutzung des Hilfsmittels. Die Ergebnisse unterstützen den Einsatz von Hilfsmitteln, um frühe Mobilisation nach Stroke zu ermöglichen; ⅔ der Patienten müssen mit Stock oder Kombination von Hilfsmitteln behandelt werden, um die funktionelle Mobilität zu verbessern.
Limitierungen der Studie: Kleine Gruppengröße, Gangparameter verändern sich nicht. Die konventionelle, begleitende Therapie wird nicht beschrieben. Vielleicht liegt hier die Ursache, dass ⅓ der Patienten auch ohne Hilfsmittel die funktionelle Mobilität verbessern?
Methodologische Qualität der Studie (PEDro-Skala): 8 von 11 Punkten
Wertung: + eher positives Ergebnis für die Intervention bei der unteren Extremität

3.17.3 Wird die therapeutische Intervention in Leitlinien empfohlen?

Die Leitlinien der DGN (Rehabilitation von sensomotorischen Störungen 2008 und Therapie des spastischen Syndroms 2008) empfehlen zur weiteren Förderung der Gangrehabilitation einen früheren Einsatz von Hilfsmitteln wie Stock oder Orthese im Bereich des Sprung- oder Kniegelenks entgegen der üblichen Praxis. Die Physiotherapie habe bei mobilen Patienten mit spastischer Parese das Ziel, die posturale Kontrolle zu verbessern und die Gehfähigkeit durch Einsatz von Rollatoren, Orthesen und anderen technischen Ausrüstungen zu ermöglichen
Die Leitlinien der DGNR (Schmerzhafte Schulter nach Schlaganfall 2009) besagen, dass aufgrund fehlender randomisierter Studien keine hochrangige Evidenz besteht für oder gegen den generellen Einsatz von Schulterschlingen zur Unterstützung des (schlaffen) paretischen Arms in der Frühphase nach Schlaganfall (geringe Qualität der Evidenz).

3.17.4 Einschätzung der Datenlage für die therapeutischen Interventionen

Die dargestellten Studien untersuchen vor allem die Wirkung von Orthesen für die untere Extremität auf Gehfähigkeit, Balance und Gangparameter wie Geschwindigkeit und Schrittlänge. Für die obere Extremität wird vor allem die Wirkung auf Vorbeugung für Subluxation, Schmerzreduktion, motorische Funktion der oberen Extremität und Kontraktur untersucht.
Im Review konnte die positive Wirkung belegt werden und auch der RCT zeigt ein positives Ergebnis für die Intervention bei der unteren Extremität.
Daher wird die Intervention mit ↑ bewertet – die positive Aussage zur Wirksamkeit ist belegt.
Dies gilt nicht für die obere Extremität – hier wird die Intervention mit ≈ bewertet, da keine sicheren Studienergebnisse vorliegen, die eine günstige oder ungünstige Wirkung belegen. Hier stehen weitere Studien noch aus.
Diese Aussagen decken sich damit mit den Aussagen der o. g. Leitlinien.

3.18 Therapeutische Intervention Nr. 16: Bobath-Konzept

3.18.1 Einführung in das Thema

„Das Bobath-Konzept ist ein problemlösender Ansatz zur Befundaufnahme und Behandlung von Individuen mit Störungen von Funktion, Bewegung und Haltungskontrolle durch eine Läsion des zentralen Nervensystems“[80,81].

Das Bobath-Konzept konzentriert sich auf die posturale Kontrolle für aufgabenspezifische Leistungen, die Fähigkeit, selektiv zu bewegen, die Fähigkeit, koordinierte Sequenzen von Bewegung und variierenden Bewegungsmustern zu produzieren, um eine Aufgabe erfolgreich durchzuführen und die Rolle des sensorischen Inputs im motorischen Verhalten und im motorischen Lernen. Die aktuelle Praxis im Bobath-Konzept verwendet einen Problemlösungsansatz, um die einzelnen klinischen und persönlichen Ziele zu erreichen. Die Behandlung konzentriert sich auf die Förderung, wo dies möglich ist, und führt den Patienten zu effizienten Bewegungsstrategien für die Ausführung von Aufgaben. Das Bobath-Konzept arbeitet auf allen Ebenen der ICF.

3.18.2 Literaturüberblick: Aktualität der Daten und Inhalte der wichtigsten, aktuellen Studien plus Einschätzung der Ergebnisqualität der einzelnen Studien

2009: Review von Graham et al.[82] zum Thema Bobath-Konzept in der aktuellen klinischen Praxis
(Zusammenfassung ➤ Kap. 8, ➤ Tab. 8.64)

Die theoretischen Grundlagen des Bobath-Konzeptes wurden auf der Grundlage von modernen Neuro- und Rehabilitationswissenschaften neu definiert. Der Artikel beschreibt Aspekte der klinischen Praxis, in denen sich das Bobath-Konzept von anderen Ansätzen unterscheidet. Das Ziel dieses Artikels ist es, einen theoretischen Rahmen des Bobath-Konzeptes für die Zukunft darzustellen, auf dem Forschung in Zukunft basieren kann.

Limitierungen der Studie: Dies ist ein Artikel, kein Review, obwohl es in Pubmed unter Review erschien. Aber es ist eine gute Grundlage, um die theoretischen Hintergründe des Bobath-Konzeptes darzustellen als Basisgerüst für Forschung, da in den meisten Studien, die das Bobath-Konzept betreffen, Literaturangaben von 1980–1990 verwendet werden. Dies kann dieser Artikel ändern.

Wertung: keine Wertung

2009: Systematischer Review von Kollen et al.[83] zum Thema Bobath-Konzept in der Stroke-Rehabilitation
(Zusammenfassung ➤ Kap. 8, ➤ Tab. 8.65)

Es gab keine Hinweise auf die Überlegenheit des Bobath-Konzeptes in Bezug auf sensomotorische Kontrolle der oberen und unteren Extremität, Geschicklichkeit, Mobilität, ADLs, gesundheitsbezogene Lebensqualität und Kosten-Nutzen-Verhältnis. Nur begrenzte Beweise ergaben sich bezüglich der Gleichgewichtskontrolle zugunsten des Bobath-Konzeptes. Aufgrund der begrenzten verfügbaren Evidenz ergab sich keine „best evidence synthesis“ für die Bereiche gesundheitsbezogene Lebensqualität und Kosten-Nutzen-Verhältnis. Dieser systematische Review bestätigt, dass das Bobath-Konzept nicht besser (oder schlechter) als andere Therapieansätze ist.

Limitierungen der Studie: Es wurde nur in 2 Datenbanken gesucht. Es wurden nur freie Texte verwendet, die nicht bezahlt werden mussten, außerdem nur Artikel in englisch oder holländisch – dies schränkt die Auswahl der inkludierten Studien deutlich ein. Keine Verblindung der Reviewer. Die ausgewählten Studien waren aufgrund der methodologischen Unterschiede und Fehler nicht vergleichbar. Auch wenn signifikante Unterschiede gefunden wurden, war nicht klar, ob diese auf der Intervention oder auf kombinierten Behandlungseffekten beruhten. Studien, in denen Bobath als Intervention angegeben wurde, konnten nicht beweisen, ob die aktuelle Bobath-Praxis benutzt wurde (Ausbildung der Therapeuten wurde nicht dargestellt).
Suchbegriffe wurden nicht angegeben (ausgenommen „Bobath" & „NDT"). Eine Studie wurde exkludiert, weil sie eine Kritik war an einer anderen Studie, die inkludiert wurde.
Die Studien wurden mit der PEDro-Skala beurteilt – jedoch das erste Item der Skala wurde ohne Begründung nicht inkludiert (Ein- und Ausschlusskriterien Patienten, s. 3. Seite).
Wertung: ≈ nicht mehr oder weniger effektiv als die Kontrollgruppe

2004: Systematischer Review von Luke et al.[84] zum Thema Bobath-Konzept und Rehabilitation der oberen Extremität
(Zusammenfassung ➤ Kap. 8, ➤ Tab. 8.66)
Das Bobath-Konzept reduziert Schulterschmerz besser als Eistherapie. Es reduziert Tonus besser als keine Intervention oder PNF. Ein Vergleich des Bobath-Konzeptes mit anderen Konzepten zeigt keinerlei Überlegenheit eines Ansatzes gegenüber dem anderen bezüglich der Impairments der oberen Gliedmaßen, der Aktivität oder der Partizipation. Allerdings haben die Studien Einschränkungen in Bezug auf die methodische Qualität, die Ergebnisse und Maßnahmen und die kontextuellen Faktoren, somit ist es nicht möglich, Schlussfolgerungen zu ziehen. Zukünftige Forschung sollte sensiblere Messverfahren für die oberen Extremitäten nutzen. Die Ausbildung der Bobath Therapeuten und die homogenere Verteilung der Therapeuten sollten sichergestellt werden, damit der Einfluss der Patientenfaktoren auf das jeweilige Ansprechen auf die Therapieansätze ermittelt werden kann.
Limitierungen der Studie: Methodologische Qualität der eingeschlossenen Studien ist gering. Es wurden nur Artikel in englischer Sprache inkludiert, die in Peer Review Journalen veröffentlicht wurden. Die geringe Anzahl der Studien (8) limitiert die Aussage. Die Ausbildung der Therapeuten ist nicht dargestellt – es kann nicht sichergestellt werden, dass der aktuelle Ansatz durchgeführt wurde. Insbesondere, da die Literatursuche bis 1966 zurückging.
Wertung: ≈ nicht mehr oder weniger effektiv als die Kontrollgruppe

2003: Systematischer Review von Paci et al.[85] zum Thema Bobath-Konzept
(Zusammenfassung ➤ Kap. 8, ➤ Tab. 8.67)
Die Ergebnisse zeigen keine Belege für die Wirksamkeit von neurologischen Therapieverfahren oder dass ein neurologisches Therapieverfahren die optimale Therapie sei, aber auch methodische Einschränkungen erlauben keine Schlussfolgerungen bezüglich der Nichtwirksamkeit. Methodische Aspekte der ausgewählten Studien werden diskutiert und Anforderungen an weitere Forschung werden vorgeschlagen.
Limitierungen der Studie: Mehrere methodologische Probleme in den Studien, geringe Homogenität der Patienten – daher kann nicht gesagt werden, welche Patienten profitieren und welche nicht (Indikationen/Kontraindikationen). Geringe Homogenität der Behandlungen und Messinstrumente. Funktionelle Messinstrumente messen lediglich die Aktivität, aber nicht die Verbesserungen der plegischen Seite. Nur in 4 Studien werden die Inhalte der Therapie beschrieben oder standardisierte Protokolle benutzt. Bobath/NDT wird oft als „konventionelle Physiotherapie"

bezeichnet – diese Studien wurden nicht inkludiert. Dies ist ein großes Problem – welcher neurologische Patient erhält eigentlich kein Bobath?
Wertung: ≈ nicht mehr oder weniger effektiv als die Kontrollgruppe

2007: RCT von Thaut et al.[86] zum Thema Bobath-Konzept versus rhythmische auditorische Stimulation und die Auswirkungen auf den Gang
(Zusammenfassung ➢ Kap. 8, ➢ Tab. 8.68)
In diesem RCT wird das Bobath-Konzept als Kontrollgruppe zur rhythmischen, auditorischen Stimulation (RAS) gesetzt. Die Patienten der Interventionsgruppe verbesserten sich signifikant mehr in Schrittlänge, Rhythmus und Symmetrie gegenüber der Bobath-Gruppe. Die Daten zeigen, dass RAS eine effektive therapeutische Methode in der neurologischen Rehabilitation ist, um Gehen zu verbessern. Steigerungen waren signifikant höher in der RAS-Gruppe, verglichen mit der Bobath-Gruppe.
Limitierungen der Studie: Es waren acht Patienten mehr in der RAS-Gruppe als in der Bobath-Gruppe ohne hinreichende Erklärung. Poor Design (6 Punkte PEDro-Skala) & Assessment: FMS 31,4/BI 45,5 für die Bobath-Gruppe/FMS 33,3/BI 47,5 für die RAS-Gruppe: die RAS-Gruppe war bei Beginn schon in beiden Messverfahren 2 Punkte besser. Diese Tests wurden aber nach der Intervention nicht mehr erhoben. Lediglich die Körperfunktions- und Körperstrukturebene wurde getestet, keinerlei Test für Aktivität oder Partizipation. Hier stellt sich die schon oft diskutierte Frage, was der Patient im Alltag mit den Verbesserungen anfangen kann und ob es Langzeitauswirkungen gibt? Die Kriterien für den Ausschluss aus der Studie wurden nicht beschrieben. Die Übungen vor der eigentlichen Intervention wurden nicht berücksichtigt – es wird angenommen (?), dass sie in beiden Gruppen ungefähr gleich waren. RAS folgte einem festen Protokoll, jedoch wurden die Therapieinhalte in der Bobath-Gruppe nicht beschrieben. Der Ausbildungsstand der Therapeuten wird nicht beschrieben – es kann nicht sichergestellt werden, dass der aktuelle Ansatz durchgeführt wurde.
Methodologische Qualität der Studie (PEDro-Skala): 6 von 11 Punkten
Wertung: - eher negatives Ergebnis für die Intervention bei eher schlechter methodologischer Qualität

2005: RCT von Wang et al.[87] zum Thema Bobath-Konzept versus orthopädischer Therapieansatz auf Schädigungs- und Funktionsebene
(Zusammenfassung ➢ Kap. 8, ➢ Tab. 8.69)
In diesem RCT wird das Bobath-Konzept mit einem orthopädischen Therapieansatz verglichen, der passive, assistive, aktive und sich steigernde Übungen beinhaltet; weiterhin Rollen, Aufstehen, Transfers und Gang mit Fokus auf viele Repetitionen von spezifischen Aktivitäten, die so früh wie möglich praktiziert wurden.
Patienten mit Spastik zeigten signifikant mehr Verbesserungen in der Tonuskontrolle, Stroke Impairment Assessment Set, Stroke Impact Scale und Motor Assessment Scale bei den Patienten der Bobath-Gruppe als die der orthopädische Gruppe. Veränderungen in Berg Balance Scale und der motorischen Kontrolle der UE zeigten keine signifikanten Unterschiede zwischen den Gruppen. Die Patienten profitierten von der Behandlung mit Bobath signifikant mehr als von dem orthopädisch orientierten Behandlungsprogramm, unabhängig von ihrer motorischen Erholungsphase.
Methodologische Qualität der Studie (PEDro-Skala): 8 von 11 Punkten
Wertung: + eher positives Ergebnis für die Intervention bei der unteren Extremität

2005: RCT von van Vliet et al.[88] zum Thema Bobath-Konzept versus Movement Science Based Therapy (Motor relearning)
(Zusammenfassung ➢ Kap. 8, ➢ Tab. 8.70)

In diesem RCT wird das Bobath-Konzept mit Movement Science based Physiotherapy (MSB) („Motor relearning") verglichen. Der Vergleich der beiden Gruppen zeigte keinen signifikanten Unterschied bei allen Messverfahren. Es gibt keine signifikanten Unterschiede bezüglich der Bewegungsfähigkeiten oder funktioneller Abhängigkeit zwischen den Patienten, die BB oder MSB erhalten haben. Daher zeigte diese Studie nicht, dass ein Ansatz effektiver war als der andere in der Behandlung von Stroke-Patienten.
Methodologische Qualität der Studie (PEDro-Skala): 8 von 11 Punkten
Wertung: ≈ nicht mehr oder weniger effektiv als die Kontrollgruppe

3.18.3 Wird die therapeutische Intervention in Leitlinien empfohlen?

Die Leitlinien der DGN (Rehabilitation von sensomotorischen Störungen 2008) beschreiben das Bobath-Konzept als die am häufigsten angewandte physiotherapeutische Technik in Westeuropa. In vergleichenden Studien zur Wirksamkeit der Bobath-Methode sei kein differenzieller Effektivitätsnachweis erbracht worden. In den Leitlinien zur Therapie des spastischen Syndroms (DGN 2008) werden Bobath und Vojta als die wichtigsten, allein auf empirischer Erfahrung basierenden Behandlungsverfahren bei Kindern mit Zerebralparese beschrieben. Die Methode nach Bobath habe sich aber auch für die Behandlung der spastischen Parese des Erwachsenen durchgesetzt.
Die Leitlinien der DGNR (Rehabilitative Therapie bei Armparese nach Schlaganfall 2009) beschreiben keine überlegene Wirksamkeit einer der länger bekannten therapeutischen Schulen gegenüber einer anderen. Eine differenzielle Empfehlung für eine der Schulen (Bobath, PNF, „traditionelle Techniken") könne nicht gegeben werden. (Evidenz mittel bis hoch, Einschätzung der Effekte: hohe Qualität; Empfehlungsgrad 0)

3.18.4 Einschätzung der Datenlage für die therapeutischen Interventionen

Die dargestellten Studien untersuchten vor allem die Wirkung von Bobath auf sensomotorische Kontrolle der Extremitäten, Geschicklichkeit, Mobilität, ADLs, Schulterschmerz, Gangparameter und Tonus. In drei Reviews wurde die Wirkung weder belegt noch widerlegt, von 3 RCTs zeigt einer ein eher negatives, einer ein eher positives und einer ein indifferentes Ergebnis für die Intervention.
Daher wird die Intervention mit dem Symbol ≈ bewertet, welches besagt, dass weder die günstige noch die ungünstige Wirkung belegt ist. Dies ist bedingt durch nicht sichere und widersprüchliche Studienergebnisse, und weiterhin durch das Fehlen von weiteren Studien.
Diese Aussage deckt sich damit mit den Aussagen der o. g. Leitlinien.

3.19 Tabellarische Zusammenfassung der Ergebnisse aus der Literatursuche

Für die untersuchten 16 therapeutischen Interventionen kann festgehalten werden, dass es keine therapeutische Intervention gibt, die durch mehrere adäquate, valide klinische Studien oder Reviews sehr gut belegt ist.

Es gibt 4 therapeutische Interventionen (25 %), für die es positive Tendenzen gibt, da sie durch zumindest eine adäquate, valide klinische Studie oder Review belegt wurden:

- Repetition
- rTMS
- Spiegeltherapie
- Einsatz von Orthesen für die untere Extremität

Für 12 therapeutische Interventionen (75 %) liegen keine sicheren Studienergebnisse vor – weder die günstige noch die ungünstige Wirkung ist belegt. Hier fehlen zum einen Studien oder es gibt mehrere aber widersprüchliche Studienergebnisse.

- Laufband
- CIMT
- Aufgabenorientierte Aktivitäten
- Motorisches Training in einer realen Umwelt
- Geräte-/robotergestützte Therapie: Gang
- Geräte-/robotergestützte Therapie: Arm
- Funktionelle Elektrostimulation (FES)
- EMG-initiierte funktionelle Elektrostimulation
- EMG-Biofeedback
- Sensorimotor Coupling
- Motor Imagery/Repeated Mental Practice
- Bobath-Konzept

Diese Ergebnisse decken sich teilweise mit einem in 2011 erschienen Review von Rabadi et al.[89], der sich mit der Effektivität von diversen therapeutischen Behandlungsansätzen für Patienten nach Schlaganfall beschäftigt. In dieser systematischen Literatursuche identifizierte der Autor 35 RCTs und kam zu folgenden Ergebnissen:

→ CIMT verbessert die Hand-Armfunktion der betroffenen Seite in der Akutphase nach Schlaganfall nicht mehr als Kontrollanwendungen. Selbst eine intensive CIMT bringt für die Hand-Armfunktion der Patienten keinen Zusatznutzen.

→ Robotergestützte Armtherapie verbessert lediglich in der chronischen Phase die motorische Funktion der oberen Extremität.

→ Repetition: üben Patienten alleine zu Hause, verbessert sich die Funktion der oberen Extremität.

→ Eine roboter- und laufbandgestützte Behandlung verbessert die Gehfähigkeit in gleichem Maße wie ein konventionelles, therapeutisch assistiertes Gehtraining.

3.20 Zusammenfassung

Die Ergebnisse dieses nicht systematischen Reviews zeigen keine therapeutische Intervention mit sehr hohem Beweis der Wirksamkeit, ¼ der therapeutischen Interventionen sind gut belegt, jedoch ¾ der therapeutischen Interventionen sind indifferent – weder die günstige oder die ungünstige Wirkung ist belegt.

Es zeigt sich weiterhin, dass diese Ergebnisse oft nicht deckungsgleich sind mit den Empfehlungen der Leitlinien der DGN und der DGNR.

Übereinstimmungen finden sich bei den therapeutischen Interventionen Laufbandtherapie, Aufgabenorientiertes Arbeiten, Motorisches Training in einer realen Umwelt, Spiegeltherapie, Einsatz von Orthesen und dem Bobath-Konzept. Die Intervention Sensorimotor Coupling wird in beiden Leitlinien nicht erwähnt.

Bei den folgenden therapeutischen Interventionen gab es teilweise keine Übereinstimmung mit den Empfehlungen der Leitlinien – wie die folgende Aufstellung zeigt (die Ergebnisse dieses nicht-systematischen Reviews sind zum leichteren Überblick in Klammern hinter der therapeutischen Intervention):

- Repetition (↑):
  - DGNR: Empfehlungsgrad 0
- CIMT (≈):
  - DGN: positive Aussage belegt
  - DGNR: Empfehlungsgrad A
- Geräte-/robotergestützte Therapie Gang (≈):
  - DGN: positive Aussage belegt
  - DGNR: nicht erwähnt
- Geräte-/robotergestützte Therapie Arm (≈):
  - DGN: nicht erwähnt
  - DGNR: Empfehlungsgrad B
- Funktionelle Elektrostimulation (≈):
  - DGN: positive Aussage belegt
- EMG-initiierte funktionelle Elektrostimulation (≈):
  - DGN: positive Aussage belegt
  - DGNR: Empfehlungsgrad B
- EMG-Biofeedback (≈):
  - DGN: positive Aussage belegt
- rTMS (↑):
  - DGN: positive Aussage belegt
  - DGNR: Empfehlungsgrad 0
- Repeated Mental Practice (≈):
  - DGN: positive Aussage belegt
  - DGNR: Empfehlungsgrad B

Bedeutung der Symbole in den folgenden Tabellen 3.1 bis 3.5

Spalte 5 – Wertung der therapeutischen Intervention innerhalb der Studie:

++ Signifikant positives Ergebnis für die Intervention
+ Eher positives Ergebnis für die Intervention
≈ Nicht mehr – nicht weniger – effektiv als die Kontrollgruppe
- Eher negatives Ergebnis für die Intervention
-- Negatives Ergebnis für die Intervention

Spalte 8 – Empfehlung der Intervention (eigene Einschätzung):

↑↑ Aussage zur Wirksamkeit wird gestützt durch mehrere adäquate, valide klinische Studien (z. B. randomisierte klinische Studien) bzw. durch eine oder mehrere valide Metaanalysen oder systematische Reviews. Positive Aussage gut belegt.

↑ Aussage zur Wirksamkeit wird gestützt durch zumindest eine adäquate, valide klinische Studie (z. B. randomisierte klinische Studie). Positive Aussage belegt.

↓ Negative Aussage zur Wirksamkeit wird gestützt durch eine oder mehrere adäquate, valide klinische Studien (z. B. randomisierte klinische Studie), durch eine oder mehrere Metaanalysen bzw. systematische Reviews. Negative Aussage gut belegt.

≈ Es liegen keine sicheren Studienergebnisse vor, die eine günstige oder ungünstige Wirkung belegen. Dies kann bedingt sein durch das Fehlen adäquater Studien, aber auch durch das Vorliegen mehrerer, aber widersprüchlicher Studienergebnisse.

Tab. 3.1 Ergebnisse Literatursuche

Thema	**Studien**	**Wertung ther. interv. Studie**	**Empfehlung DGN**	**Empfehlungsgrad DGNR**	**Eigene Empfehlung der Intervention**		
	Autor	***Art***	***Jahr***				
Repetition	Coupar	System. Review	2010	≈	Ja, allerdings kein Nachweis, dass es im Alltagsleben umsetzbar ist	Empfehlungsgrad 0	↑
	Ada	System. Review	2006	+			
	Stewart	System. Review	2006	+			
	Feys	RCT + Follow-up	2004	+			
	Luft	RCT	2004	≈			
Laufband	Moseley	System. Review	2005	≈	Ja, aber nur für bereits selbstständig gehfähige Patienten im chronischen Stadium	Nicht erwähnt.	≈
	Langhammer	RCT	2010	≈			
	Moore	Cross Over	2010	+			
CIMT	Sitori	Intervent. Review	2009	≈	Ja	Empfehlungsgrad A	≈
	Bonaiuti	System. Review	2007	≈			
	Hakkennes	System. Review	2005	+			
	Dromerick	RCT	2005	≈			
	Brogårdh	RCT + Follow-up	2009	+			

Tab. 3.2 Ergebnisse Literatursuche

Thema	**Studien**			**Wertung ther. interv. Studie**	**Empfehlung DGN**	**Empfehlungsgrad DGNR**	**Eigene Empfehlung der Intervention**
	Autor	***Art***	***Jahr***				
Aufgabenorientierte Aktivitäten	French	System. Review	2010	≈	Nicht erwähnt	Empfehlungsgrad 0	≈
	French	System. Review	2008	≈			
	French	System. Review	2007	-			
	Sullivan	RCT	2007	+			
	Blennerhassett	Prospekt. RCT	2004	≈			
Mot. Training in einer realen Umwelt	Götze	Längsschnitt Studie	2005	+	Ja	Nicht erwähnt	≈
Geräte-/robotergestützte Therapie: Gang	Mehrholz	System. Review	2007	≈	Ja	Nicht erwähnt	≈
	Schwartz	Prospekt. RCT	2009	≈			
	Freivogel	Rand. Cross-Over	2009	≈			
	Hornby	RCT	2008	-			
	Mayr	Prospekt. Rand. Cross-Over	2007	+			
	Pohl	RCT	2007	+			

Tab. 3.3 Ergebnisse Literatursuche

Thema	**Studien**			**Wertung ther. interv. Studie**	**Empfehlung DGN**	**Empfehlungsgrad DGNR**	**Eigene Empfehlung der Intervention**
	Autor	***Art***	***Jahr***				
Geräte-/robotergestützte Therapie: Arm	Mehrholz	System. Review	2008	-	Nicht erwähnt	Empfehlungsgrad B Nur zusätzlich zu spezifischen, nicht apparativen Therapiemaßnahmen	≈
	Hesse	Case Serie	2008	≈			
	Volpe	RCT	2008	≈			
	Mayr	Prospekt. Rand. Cross-Over	2008	≈			
	Masiero	RCT	2007	≈			
Funktionelle Elektrostimulation (FES)	Pomeroy	System. Review	2006	≈	Ja, aber es besteht weiterer Forschungsbedarf	Empfehlungsgrad 0	≈
	Kottink	System. Review	2004	≈			
	De Kroon	System. Review	2002	+			
	Embrey	Rand. Cross-Over	2010	≈			
EMG-initiierte funktionelle Elektrostimulation	Meilink	System. Review	2008	≈	Ja, aber es besteht weiterer Forschungsbedarf	Empfehlungsgrad B Es sollte ein bilaterales Mitüben erfolgen	≈
	Bolton	Meta-Analyse	2004	+			
	De Kroon	RCT	2005	≈			
	Shin	RCT	2008	≈			
EMG-Biofeedback	Woodford	System. Review	2007	-	Ja, aber es besteht weiterer Forschungsbedarf	Empfehlungsgrad 0	≈
	Hemmen	RCT	2007	≈			
	Armagan	Prospekt. RCT	2003	≈			

Tab. 3.4 Ergebnisse Literatursuche

Thema	Studien			Wertung ther. interv. Studie	Empfehlung DGN	Empfehlungsgrad DGNR	Eigene Empfehlung der Intervention
	Autor	*Art*	*Jahr*				
rTMS	Khedr	RCT	2010	+	Ja, aber die Alltagsrelevanz der Verbesserungen und die Langzeitauswirkungen sind nicht klar	Empfehlungsgrad 0	↑
	Khedr	RCT	2009	+			
	Takeuchi	RCT	2009	+			
	Takeuchi	RCT	2008	+			
	Liepert	Cross-Over-Studie	2007	+			
Sensorimotor Coupling	Doyle	System. Review	2010	≈	Nein	Nein	≈
	Byl	RCT	2008	+			
	Yelnik	RCT	2008	≈			
	McDonnel	Pilot-RCT	2007	≈			
Motor Imagery/Repeated Mental Practice	Zimmermann-Schlatter	System. Review	2008	≈	Ja, aber es besteht weiterer Forschungsbedarf	Empfehlungsgrad B	≈
	Braun	System. Review	2006	≈			
	Riccio	Rand. Cross Over	2010	≈			
Spiegeltherapie	Cacchio	RCT + Follow-up	2009	++	Nein	Empfehlungsgrad B Bestätigung der Wirksamkeit bei CRPS steht aus	↑
	Dohle	RCT	2009	++			
	Yavuzer	RCT + Follow-up	2008	+			
	Rothgangel	RCT + Follow-up	2007	+			

Tab. 3.5 Ergebnisse Literatursuche

Thema	**Studien**			**Wertung ther. Interv. Studie**	**Empfehlung DGN**	**Empfehlungsgrad DGNR**	**Eigene Empfehlung der Intervention**
	Autor	***Art***	***Jahr***				
Einsatz von Orthesen	Tyson	System. Review	2009	+ UE - OE	Ja Für den Gang	Nein für den Arm, aber Empfehlungsgrad B für: Rollstuhltisch, trianguläre Schlinge im Gang bei Subluxation, Tape	↑ UE ≈ OE
	Ada	System. Review	2005	≈ OE			
	Tyson	Rand. Cross Over	2009	+ UE			
Bobath-Konzept	Kollen	System. Review	2009	≈	Kein differenzieller Effektivitätsnachweis Ja Für spastisches Syndrom	Empfehlungsgrad 0	≈
	Luke	System. Review	2004	≈			
	Paci	System. Review	2003	≈			
	Thaut	RCT	2007	-			
	Wang	RCT	2005	+			
	Van Vliet	RCT	2005	≈			

Literatur

1. Elkins MR, Herbert RD, Moseley AM, Sherrington C, Maher C (2010). Rating the quality of trials in systematic reviews of physical therapy interventions. Cardiopulm Phys Ther J. 2010 Sept;21(3):20–6
2. C. Dettmers, V. Hömberg, E. Koenigund die Leitlinienkommission der DGNR (2009). S2e-Leitlinien der DGNR – Langversion. Neurol Rehabil 2009; 15(2): 71–73
3. S. Hesse, H. Hummelsheim, J. Liepert, G. Nelles, P. Berlit, H. C. Diener, W. Hacke, A. Hufnagel, U. Meier, W. H. Oertel, H. Prange, H. Reichmann, P. Rieckmann, C-W. Wallesch, M. Weller, Vorstand der DGN (2002). Symbole zur wissenschaftlichen Evidenz der Empfehlung zur Diagnostik oder Therapie. Aus: Motorische Rehabilitation nach Schlaganfall. Expertengruppe der Leitlinien der DGN
4. Sakamato, T Porter LL, Asanuma H (1987). Long lasting potentiation of synaptic potentials in the motor cortex produced by stimulation of the sensory cortex in the cat: a basis of motor learning. Brain Res 413:360–364
5. Keller A, Iriki A, Asanuma H (1990a). Formation of new synapses in the cat motor cortex following lesions of deep cerebellar nuclei. Exp Brain Res 80: 23–33,
6. Keller A, Arissian K, Asanuma H (1992). Synaptic proliferation in the motor cortex of adult cats after longterm thalamic stimulation. J Neurophysiol 68: 295–308
7. Liepert T, Jerborg C, Weiller C (1998). Motor plasticity induced by synchronized thumb and foot movements. Exp Brain Res 125: 435–439
8. Haas C., Blischke K., (2009). Bedeutung der Repetition für das motorische Lernen. Neuroreha 2009; 1:20–27
9. Bütefisch C, Hummelsheim H, Denzler P, Mauritz KH (1995). Repetitive training of isolated movements improves the outcome of motor rehabilitation of the centrally paretic hand. J Neurol Sci 130: 59–68

10. Coupar F, Pollock A, van Wijck F, Morris J, Langhorne P, (2010). Simultaneous bilateral training for improving arm function after stroke. Cochrane Database of Systematic Reviews, 2010 Apr 14;4:CD006432
11. Ada L, Dorsch S, Canning CG (2006) „Strengthening interventions increase strength and improve activity after stroke: a systematic review". Australian Journal of Physiotherapy 52: 241–248
12. Stewart KC, Cauraugh JH, Summers JJ (2006). Bilateral movement training and stroke rehabilitation: A systematic review and meta-analysis. Journal of the Neurological Sciences 244(2006) 89–9
13. Feys H, De Weerdt W, Verbeke G, Steck GC, Capiau C, Kiekens C, et al. (2004). Early and Repetitive Stimulation of the Arm Can Substantially Improve the Long-Term Outcome After Stroke: A 5-Year Follow-up Study of a Randomized Trial. Stroke 2004;35:924–929
14. Luft AR, McCombe-Waller S, Whitall J et al. (2004). Repetitive bilateral arm training and motor cortex activation in chronic stroke: a randomized controlled trial. JAMA 2004; 292: 1,853–1,861.
15. Moseley AM, Stark A, Cameron ID, Pollock A. (2005). Treadmill training and body weight support for walking after stroke. Cochrane Database of Systematic Reviews 2005, Issue 4. Art. No.: CD002840. DOI: 10.1002/14651858.CD002840.pub2.
16. Langhammer B, Stanghelle JK. (2010). Exercise on a treadmill or walking outdoors? A randomized controlled trial comparing effectiveness of two walking exercise programmes late after stroke. Clin Rehabil. 2010 Jan;24(1):46–54.
17. Moore JL, Roth EJ, Killian C, Hornby TG, Stroke. (2010). Locomotor training improves daily stepping activity and gait efficiency in individuals poststroke who have reached a 'plateau' in recovery. Jan;41(1):129–35. Epub 2009 Nov 12.
18. Hesse, Stefan, (2008). Treadmill training with partial body weight support after stroke: A review. NeuroRehabilitation 23, 55–65.
19. Sirtori V, Corbetta D, Moja L, Gatti R. (2009). Constraint-induced movement therapy for upper extremities in stroke patients. Cochrane Database of Systematic Reviews 2009
20. Bonaiuti D, Rebasti L, Sioli P. Eura Medicophys (2007). The constraint induced movement therapy: a systematic review of randomised controlled trials on the adult stroke patients. Jun;43(2):139–46. Epub 2007 May 28.
21. Hakkennes S, Keating JL. (2005). Constraint-induced movement therapy following stroke: a systematic review of randomised controlled trials. Aust J Physiother. 2005; 51(4): 221–31.
22. Dromerick AW, Lang CE, Birkenmeier R, Hahn MG, Sahrmann SA, Edwards DF. J (2006). Relationships between upper-limb functional limitation and self-reported disability 3 months after stroke. Rehabil Res Dev. 2006 May-Jun;43(3):401–8.
23. Brogårdh C, Flansbjer UB, Lexell J. (2009). What is the long-term benefit of constraint-induced movement therapy? A four-year follow-up. Clin Rehabil. 2009 May;23(5):418–23
24. French B, Thomas L, Leathley M, Sutton C, McAdam J, Forster A, Langhorne P, Price C, Walker A, Watkins C. (2010). Does repetitive task training improve functional activity after stroke? A Cochrane systematic review and meta-analysis. J Rehabil Med. 2010 Jan;42(1):9–14. Review.
25. French B, Leathley M, Sutton C, McAdam J, Thomas L, Forster A, Langhorne P, Price C, Walker A, Watkins C. (2008). A systematic review of repetitive functional task practice with modelling of resource use, costs and effectiveness. Health Technol Assess. 2008 Jul;12(30):iii, ix-x, 1–117. Review
26. French B, Forster A, Langhorne P, Leathley MJ, McAdam J, Price CIM, Sutton CJ, Thomas LH, Walker A, Watkins CL. (2007). Repetitive task training for improving functional ability after stroke. Cochrane Database of Systematic Reviews 2007, Issue 4.
27. Sullivan KJ, Brown DA, Klassen T, Mulroy S, Ge T, Azen SP, Winstein CJ; (2007). Effects of task-specific locomotor and strength training in adults who were ambulatory after stroke: results of the STEPS randomized clinical trial. Physical Therapy Clinical Research Network (PTClinResNet), Phys Ther. 2007 Dec;87(12):1,580–602
28. Blennerhassett J, Dite W. Additional task-related practice improves mobility and upper limb function early after stroke: a randomised controlled trial (2004). Aust J Physiother 2004; 50: 219–224.
29. Götze R, Pössl J, Ziegler W. (2005). Überprüfung der Wirksamkeit der Alltagsorientierten Therapie (AOT) bei Patienten mit erworbener Hirnschädigung. Neurol Rehabil 2005;11:13–20.
30. Mehrholz Jan, Werner Cordula, Kugler Joachim, Pohl Marcus (2007). Electromechanical-assisted training for walking after stroke. Cochrane Database of Systematic Reviews: Reviews 2007 Issue 4 John Wiley & Sons.

31. Schwartz I, Sajin A, Fisher I, Neeb M, Shochina M, Katz-Leurer M, Meiner Z. (2009). The effectiveness of locomotor therapy using robotic-assisted gait training in subacute stroke patients: a randomized controlled trial. PM R. 2009 Jun;1(6):516–23.
32. Freivogel S, Schmalohr D, Mehrholz J. (2009). Improved walking ability and reduced therapeutic stress with an electromechanical gait device. J Rehabil Med. 2009 Sep;41(9):734–9.
33. Schmidt RA, Lee TD. (1999). Motor control and learning: A behavioral emphasis. Champaign, IL: Human Kinetics Inc;
34. Winstein CJ, Pohl PS, Lewthwaite R. (1994). Effects of physical guidance and knowledge of results on motor learning: Support for the guidance hypothesis. Res Q Exerc Sport. 1994;65:316–323.
35. Cai LL, Fong AJ, Otoshi CK, Liang Y, Burdick JW, Roy RR, Edgerton VR. (2006). Implications of assist-as-needed robotic step training after a complete spinal cord injury on intrinsic strategies of motor learning. J Neurosci. 2006;26:10,564–10,568
36. Hornby TG, Campbell DD, Kahn JH, Demott T, Moore JL, Roth HR. (2008). Enhanced gait-related improvements after therapist – versus robotic-assisted locomotor training in subjects with chronic stroke: a randomized controlled study. Stroke. 2008 Jun;39(6):1786–92. Epub 2008 May 8. Erratum in: Stroke.2008 Aug;39(8): e143
37. Mayr A, Kofler M, Quirbach E, Matzak H, Fröhlich K, Saltuari L. (2007). Prospective, blinded, randomized crossover study of gait rehabilitation in stroke patients using the Lokomat gait orthosis. Neurorehabil Neural Repair. 2007 Jul-Aug;21(4):307–14.
38. Pohl M, Werner C, Holzgraefe M, Kroczek G, Mehrholz J, Wingendorf I, et al. (2007). Repetitive locomotor training and physiotherapy improve walking and basic activities of daily living after stroke: a single-blind, randomised multi-centre trial (Deutsche Gangtrainerstudie, DEGAS). Clin Rehabil 2007;21:17–27.
39. Mehrholz Jan, Platz Thomas, Kugler Joachim, Pohl Marcus (2008). Electromechanical and robot-assisted arm training for improving arm function and activities of daily living after stroke. Cochrane Database of Systematic Reviews: Reviews 2008 Issue 4.
40. Hesse S, Kuhlmann H, Wilk J, Tomelleri C, Kirker SGB. (2008). A new electromechanical trainer for sensorimotor rehabilitation of paralysed fingers: A case series in chronic and acute stroke patients. Journal of NeuroEngineering and Rehabilitation 2008; 5: 21.
41. Volpe BT, Lynch D, Rykman-Berland A, Ferraro M, Galgano M, Hogan N, Krebs HI. (2008). Intensive sensorimotor arm training mediated by therapist or robot improves hemiparesis in patients with chronic stroke. Neurorehabil Neural Repair. 2008 May-Jun;22(3):305–10.
42. Mayr A, Kofler M, Saltuari L. (2008). ARMOR: an electromechanical robot for upper limb training following stroke. A prospective randomised controlled pilot study. Handchir Mikrochir Plast Chir. 2008 Feb;40(1):66–73.
43. Masiero S, Celia A, Rosati G, Armani M. (2007). Robotic-assisted rehabilitation of the upper limb after acute stroke. Arch Phys Med Rehabil. 2007 Feb;88(2):142–9.
44. Liberson WT, Holmquest ME, Scot D, Dow M. (1961). Functional electrotherapy: stimulation of the peroneal nerve synchronized with the swing phase of the gait of hemiplegic patients. Arch Phys Med Rehabil 1961;42:101–5.
45. Pomeroy V, King L, Pollock A, Baily-Hallam A, Langhorne P. (2006). Electrostimulation for promoting recovery of movement or functional ability after stroke (Review). Cochrane Database Syst Rev 2006;2:CD 003241.
46. Kottink AI, Oostendorp LJ, Buurke JH, Nene AV, Hermens HJ, IJzerman MJ. Artif Organs. (2004). The orthotic effect of functional electrical stimulation on the improvement of walking in stroke patients with a dropped foot: a systematic review. 2004 Jun;28(6):577–86.
47. de Kroon JR, van der Lee JH, IJzerman MJ, Lankhorst GJ. (2002). Therapeutic electrical stimulation to improve motor control and functional abilities of the upper extremity after stroke: a systematic review. Clin Rehabil 2002;16:350–360.
48. Embrey DG, Holtz SL, Alon G, Brandsma BA, McCoy SW. (2010). Functional electrical stimulation to dorsiflexors and plantar flexors during gait to improve walking in adults with chronic hemiplegia. Arch Phys Med Rehabil. 2010 May;91(5):687–96.
49. Meilink A, Hemmen B, Seelen HAM, Kwakkel G. (2008). Impact of EMG-triggered neuromuscular stimulation of the wrist and finger extensors of the paretic hand after stroke: a systematic review of the literature. Clinical Rehabilitation 2008; 22:291–305.

50. Bolton DA, Cauraugh JH, Hausenblas HA. (2004). Electromyogram-triggered neuromuscular stimulation and stroke motor recovery of arm/hand functions: a meta-analysis. J Neurol Sci 2004;223:121–127.
51. de Kroon JR, IJzerman MJ. (2008). Electrical stimulation of the upper extremity in stroke: cyclic versus EMG-triggered stimulation. Clin Rehabil. 2008 Aug;22(8):690–7
52. Shin HK, Cho SH, Jeon HS, Lee YH, Song JC, Jang SH, Lee CH, Kwon YH. (2008). Cortical effect and functional recovery by the electromyography-triggered neuromuscular stimulation in chronic stroke patients. Neurosci Lett. 2008 Sep 19;442(3):174–9.
53. Woodford H, Price C. (2007). EMG biofeedback for the recovery of motor function after stroke. Cochrane Database Syst Rev. 2007 Apr 18;(2):CD004585. Review.
54. Hemmen B, Seelen H. (2007). Effects of movement imagery and electromyography-triggered feedback on arm-hand function in stroke patients in the subacute phase. Clin Rehabil 2007; 21: 587–594.
55. Armagan O, Tascioglu F, Oner C. (2003). Electromyographic biofeedback in the treatment of the hemiplegic hand: a placebo-controlled study. Am J Phys Med Rehabil 2003; 82: 856–861
56. Khedr EM, Etraby AE, Hemeda M, Nasef AM, Razek AA. (2010). Long-term effect of repetitive transcranial magnetic stimulation on motor function recovery after acute ischemic stroke. Acta Neurol Scand. 2010 Jan;121(1):30–7.
57. Khedr EM, Abdel Fadeil MR, Farghali A, Qaid M. (2009). Role of 1 and 3 Hz repetitive transcranial magnetic stimulation on motor function recovery after acute ischaemic stroke. Eur J Neurol. 2009 Dec;16(12):1,323–30.
58. Takeuchi N, Tada T, Toshima M, Matsuo Y, Ikoma K. (2009). Repetitive transcranial magnetic stimulation over bilateral hemispheres enhances motor function and training effect of paretic hand in patients after stroke. J Rehabil Med. 2009 Nov;41(13):1,049–54.
59. Takeuchi N, Tada T, Toshima M, Chuma T, Matsuo Y, Ikoma K. (2008). Inhibition of the unaffected motor cortex by 1 Hz repetitive transcranial magnetic stimulation enhances motor performance and training effect of the paretic hand in patients with chronic stroke. J Rehabil Med 2008; 40: 298–303
60. Liepert J, Zittel S, Weiller C. (2007). Improvement of dexterity by single session low-frequency repetitive transcranial magnetic stimulation over the contralesional motor cortex in acute stroke: a double-blind placebo-controlled crossover trial. Restor Neurol Neurosci. 2007;25(5–6):461–5.
61. Doyle SD, Fasoli S, McKenna K. (2007). Interventions for sensory impairment in the upper limb after stroke. Cochrane Database of Systematic Reviews 2007, Issue 1. Art. No.: CD006331.
62. Byl NN, Pitsch EA, Abrams GM. (2008). Functional outcomes can vary by dose: learning-based sensorimotor training for patients stable poststroke. Neurorehabil Neural Repair. 2008 Sep-Oct;22(5):494–504.
63. Yelnik AP, Le Breton F, Colle FM, Bonan IV, Hugeron C, Egal V, Lebomin E, Regnaux JP, Pérennou D, Vicaut E. (2008). Rehabilitation of balance after stroke with multisensorial training: a single-blind randomized controlled study. Neurorehabil Neural Repair. 2008 Sep-Oct;22(5):468–76.
64. McDonnell MN, Hillier SL, Miles TS, Thompson PD, Ridding MC. (2007). Influence of combined afferent stimulation and task-specific training following stroke: a pilot randomized controlled trial. Neurorehabil Neural Repair 2007; 21: 435–443.
65. Driskell JE, Cooper C, Moran A. (1994). Does mental practice enhance performance? Journal of Applied Psychology 1994;79:481–92.
66. Felz DH, Landers DM. (1983). The effects of mental practice on motor skill learning and performance: a meta analysis. Journal of Sports Psychology 1983;5:25–57.
67. Barclay-Goddard Ruth E, Stevenson Ted J, Poluha William, Thalman Leyda. (2010). Mental practice for treating upper extremity deficits in individuals with hemiparesis after stroke. Cochrane Database of Systematic Reviews: Protocols 2010 Issue 1
68. Zimmermann-Schlatter A, Schuster C, Puhan MA, Siekierka E, Steurer J, (2008). Efficacy of motor imagery in post-stroke rehabilitation: a systematic review (Structured abstract) Journal of Neuroengineering and Rehabilitation.
69. Braun SM, Beurskens AJ, Borm PJ, Schack T, Wade DT. (2006). The effects of mental practice in stroke rehabilitation: a systematic review. Arch Phys Med Rehabil 2006;87:842–852.
70. Riccio I, Iolascon G, Barillari MR, Gimigliano R, Gimigliano F. (2010). Mental practice is effective in upper limb recovery after stroke: a randomized single-blind cross-over study. Eur J Phys Rehabil Med. 2010 Mar;46(1):19–25.

71. Altschuler 1999, Rothgangel 2004, Yavuzer 2008, Sütbeyaz 2007, McCabe 2003, Moseley 2004, Tichelaar 2007, Selles 2008, Rosen 2005
72. Thieme Holm, Mehrholz Jan, Pohl Marcus, Dohle Christian. (2010). Mirror therapy for improving motor function after stroke. Cochrane Database of Systematic Reviews: Protocols 2010 Issue 4
73. Cacchio A, De Blasis E, De Blasis V, Santilli V, Spacca G. (2009). Mirror therapy in complex regional pain syndrome type 1 of the upper limb in stroke patients. Neurorehabil Neural Repair. 2009 Oct;23(8):792–9. Epub 2009 May 22
74. Dohle C, Püllen J, Nakaten A, Küst J, Rietz C, Karbe H. (2009). Mirror therapy promotes recovery from severe hemiparesis: a randomized controlled trial. Neurorehabil Neural Repair. 2009 Mar-Apr;23(3):209–17. Epub 2008 Dec 12
75. Yavuzer G, Selles R, Sezer N, Sütbeyaz S, Bussmann JB, Köseoğlu F, Atay MB, Stam HJ. (2008). Mirror therapy improves hand function in subacute stroke: a randomized controlled trial. Arch Phys Med Rehabil. 2008 Mar;89(3):393–398.
76. Rothgangel AS, Morton A, van der Hout JWE, Beurskens AJHM. (2007). Spiegeltherapie in der Neurologischen Rehabilitation: Effektivität in Bezug auf die Arm-und Handfunktionen bei chronischen Schlaganfallpatienten. Neurol Rehabil 2007; 13: 271–276
77. Tyson SF, Kent RM. (2009). Orthotic devices after stroke and other non-progressive brain lesions. Cochrane Database of Systematic Reviews 2009, Issue 1. Art. No.: CD003694.
78. Ada L, Foongchomcheay A, Canning C. (2005). Supportive devices for preventing and treating subluxation of the shoulder after stroke. Cochrane Database Syst Rev. 2005 Jan 25;(1):CD003863. Art. No.: CD003863.
79. Tyson SF, Rogerson L. (2009). Assistive walking devices in nonambulant patients undergoing rehabilitation after stroke: the effects on functional mobility, walking impairments, and patients' opinion. Arch Phys Med Rehabil. 2009 Mar;90(3):475–9
80. IBITA (2008). Theoretical assumptions and Clinical Practice. IBITA Annual General meeting 2006, Last version 13 September 2008
81. Raine S. (2006). The current theoretical assumptions of the Bobath concept as determined by the members of BBTA. Physiotherapy Theory and Practice 23: 137–152
82. Graham JV, Eustace C, Brock K, Swain E, Irwin-Carruthers S. (2009). The Bobath concept in contemporary clinical practice. Top Stroke Rehabil. 2009 Jan-Feb;16(1):57–68. Review
83. Kollen BJ, Lennon S, Lyons B, Wheatley-Smith L, Scheper M, Buurke JH, Halfens J, Geurts AC, Kwakkel G. (2009). The effectiveness of the Bobath concept in stroke rehabilitation: what is the evidence? Stroke. 2009 Apr;40(4):e89–97. Epub 2009 Jan 29. Review.
84. Luke C, Dodd KJ, Brock K. (2004). Outcomes of the Bobath concept on upper limb recovery following stroke. Clin Rehabil. 2004 Dec;18(8):888–98. Review.
85. Paci M. (2003). Physiotherapy based on the Bobath concept for adults with post-stroke hemiplegia: a review of effectiveness studies. J Rehabil Med. 2003 Jan;35(1):2–7
86. Thaut MH, Leins AK, Rice RR, Argstatter H, Kenyon GP, McIntosh GC, Bolay HV, Fetter M. (2007). Rhythmic auditory stimulation improves gait more than NDT/Bobath training in near-ambulatory patients early poststroke: a single-blind, randomized trial. Neurorehabil Neural Repair. 2007 Sep-Oct;21(5):455–9.
87. Wang RY, Chen HI, Chen CY, Yang YR. (2005). Efficacy of Bobath versus orthopaedic approach on impairment and function at different motor recovery stages after stroke: a randomized controlled study. Clin Rehabil. 2005 Mar;19(2):155–64.
88. van Vliet PM, Lincoln NB, Foxall A. (2005). Comparison of Bobath based and movement science based treatment for stroke: a randomised controlled trial. J Neurol Neurosurg Psychiatry 2005; 76: 503–508.
89. Rabadi MH (2011). Review oft he randomized clinical stroke rehabilitation trials in 2009. Med Sci Monit 2011;17:RA25–43.

4 Diskussion: Der Transfer von Forschung zum therapeutischen Tun

Zunächst muss man berücksichtigen, dass diese Literaturrecherche kein systematischer Review ist. Jedoch sind die Arbeiten, die in diesen nicht systematischen Review Eingang fanden, sehr aktuell und geben daher einen guten Überblick über die tatsächliche Lage.
Die Ergebnisse dieser Literatursuche zeigen, dass aktuell keine der 16 hier aufgeführten therapeutischen Interventionen ein sehr hohes Evidenzlevel zeigt, ¼ der therapeutischen Interventionen sind gut belegt, jedoch ¾ der therapeutischen Interventionen sind indifferent – weder die günstige oder die ungünstige Wirkung ist belegt. Berücksichtigt man also die aktuelleren Arbeiten, die in diesen Literaturüberblick inkludiert wurden, können in Anbetracht der Ergebnisse aktuell nur wenige klinische bzw. politische Entscheidungen getroffen werden.
Somit ist es sicherlich zu früh für Diskussionen, die sich mit groben (Be-)Wertungen bestimmter therapeutischer Verfahren befassen – insbesondere, wenn weder der Beweis für oder gegen die Wirksamkeit erbracht wurde, wie es bei 75 % der genannten therapeutischen Interventionen der Fall ist. Es sollte berücksichtigt werden, dass sich der aktuelle Stand von *Evidence-Based Practice (EBP)* schnell auch wieder ändern kann – dies zeigt alleine schon die Diskrepanz zwischen den Ergebnissen dieser Arbeit (2010/2011) und den Leitlinien der DGN&DGNR (Stand: 2009). Würde man beispielsweise ausschließlich auf therapeutische Maßnahmen zurückgreifen wollen, die ein hohes Evidenzlevel haben, so hätte man nur sehr wenig therapeutische Mittel zur Verfügung und könnte nicht ansatzweise die die Vielfalt der Symptomkomplexe, die in der neurologischen Rehabilitation auftreten, beantworten können.
Dies ist aber auch nicht nötig – denn in der Definition von Sackett et al.[1] über *Evidence-Based Medicine (EBM)* heißt es:

> *„EBM ist der gewissenhafte, ausdrückliche und vernünftige Gebrauch der gegenwärtig besten externen, wissenschaftlichen Evidenz für Entscheidungen in der medizinischen Versorgung individueller Patienten. Die Praxis der EBM bedeutet die Integration individueller klinischer Expertise mit der bestmöglichen externen Evidenz aus systematischer Forschung."*

Prof. Herbert[2] geht noch einen Schritt weiter in seiner Definition von *Evidence-Based Practice (EBP): „Evidenzbasierte Physiotherapie ist Physiotherapie, welche auf relevanter, qualitativ hochwertiger Forschung fußt. Die Praxis der Evidenzbasierten Physiotherapie sollte durch relevante, qualitativ hochwertige klinische Forschung, die Präferenzen der Patienten und das praktische Wissen des Physiotherapeuten geprägt sein."*
Somit kann man den Ängsten von vielen Therapeuten, die in ➤ Kap. 1.2, ➤ Tab. 1.1 dargestellt wurden, sicherlich entgegenwirken, da therapeutisches Tun auf 3 Pfeilern beruht:

- der externen Evidenz, die sich aus wissenschaftlicher Forschung ergibt
- der Patientenpräferenz
- der individuellen Expertise, also dem praktischen Wissen des Therapeuten aus Erfahrung und Fortbildung

Evidence Based Practice (EBP) in der neurologischen Rehabilitation. http://dx.doi.org/10.1016/B978-3-437-31648-7.00004-4

Diese individuelle Expertise ist die Kunst des Therapeuten, für seinen individuellen Patienten die richtigen Entscheidungen im richtigen Moment zu treffen – diesen fortlaufenden Prozess nennt man Clinical Reasoning.
Dieser Prozess erfordert aber Fähigkeiten der Therapeuten in allen drei Bereichen – es sollte daher auch ein erklärtes Ziel sein, Therapeuten über evidenzbasierte Maßnahmen zu informieren und sie zu schulen – damit sie diese Maßnahmen in ihren täglichen Clinical-Reasoning-Prozess am Patienten mit einfließen lassen können.
Um dieses Ziel zu erreichen, ist es notwendig, zunächst einen Ist-Zustand zu erheben: Wie gut sind Therapeuten über *Evidence-Based Practice (EBP)*-Maßnahmen informiert? Was wenden sie in ihrem therapeutischen Alltag an und was nicht? Und wenn sie es nicht anwenden – warum nicht?
Anhand eines Fragebogens, in den die gefundenen 16 therapeutischen Interventionen aus der Literaturrecherche Eingang fanden, wurden Physio- und Ergotherapeuten in Deutschland befragt.

Literatur

1. Sackett DL, Richardson WS, Rosenberg W; (1996). Evidence based medicine: what it is and what it isn't. BMJ. 1996 Jan 13;312(7023):71–2.
2. Herbert R, Jamtvedt G, Mead J, Hagen KB (2005). Practical Evidence Based Physiotherapy. Elsevier, Butterworth-Heinemann; Edinburgh, London, New York.

5 Welche Barrieren und welche Stimuli sind vorhanden, um die aktuelle Evidence-Based Practice (EBP) in den Arbeitsalltag von Therapeuten zu implementieren?

Evidence Based Practice (EBP) in der neurologischen Rehabilitation. http://dx.doi.org/10.1016/B978-3-437-31648-7.00005-6

a. Hypothese: *Evidence-Based Practice (EBP)* ist vielen Therapeuten zwar bekannt, jedoch gelingt der Transfer in die tägliche praktische Arbeit nicht ausreichend.
b. Ziel: Es soll eine Übersicht erstellt werden über Barrieren und Herausforderungen von *Evidence-Based Practice (EBP)* in der Berufspraxis.

5.1 Fragebogenerstellung und Pretest/ Vorerhebung

Erstellung und Auswertung des Fragebogens

- Literatursuche nach Studien mit ähnlichen Fragestellungen
- Literatursuche nach therapeutischen Interventionen ➤ Kap. 2
- Erstellung des Fragebogens
- Pretest: die erste Version des Fragebogens wurde zur Vorerhebung im Dezember 2009 per Mail an insgesamt akademisierte 18 Kollegen versendet (Physiotherapeuten, Ergotherapeuten, Sprachtherapeuten, Sportlehrer und Ärzte). Nach Rückmeldung der Kollegen und der Betreuer wurde Version II erstellt.
- Überarbeitung des Fragebogens anhand der Ergebnisse der Vorerhebung
- Erstellung der Endversion

Versendung an Kliniken

- Die Endversion des Fragebogens per Email verschickt am 13.2.2010 an 252 neurologische Rehabilitationskliniken in Deutschland (Adressdatei auf www.rehakliniken.de).
- Da der Fragebogen an die jeweilige Klinik gesendet wurde mit der Bitte um Weitergabe an die **Abteilungen Physiotherapie und Ergotherapie** im neurologischen Bereich, wurde die Anzahl der verteilten Fragebögen potenziert. Leider kann daher aber im Endeffekt nicht gesagt werden, wieviele Therapeuten schlussendlich den Fragebogen erhalten haben.

Versendung an Praxen

- Der Fragebogen wurde am 17.2.2010 per Papier verschickt an insgesamt 70 **Physio- und Ergotherapie-Praxen** im Postleitzahlbereich 655 (Adressenliste auf www.Physio.de).

Auswertung

- Eingabe der Daten in eine Exceltabelle
- Erstellen der Auswertungstabellen
- Deskriptive Darstellung der Ergebnisse und Diskussion

Chronologie

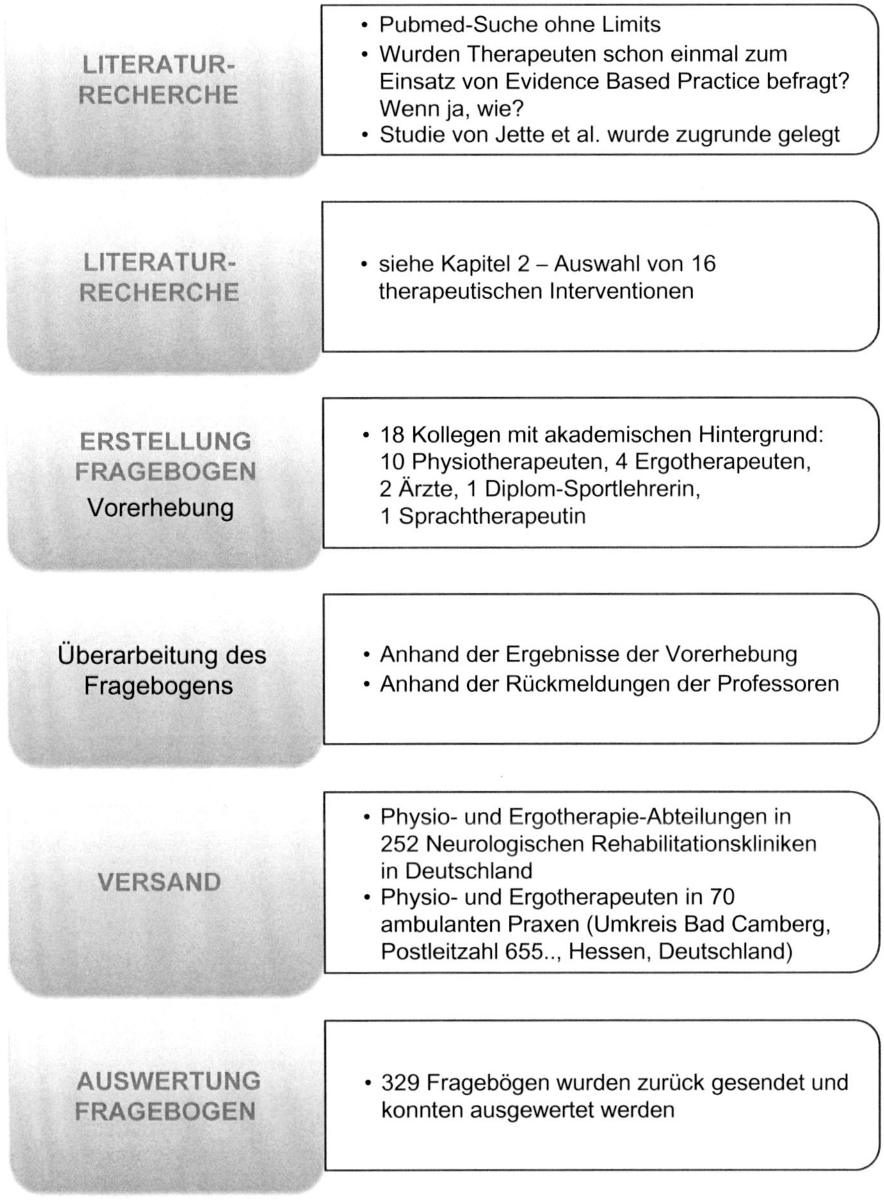

Abb. 5.1 Chronologie Fragebogenerstellung

5.2 Ergebnisse Fragebögen

Da der Fragebogen an Klinikabteilungen und Praxen versendet wurde, kann nicht nachvollzogen werden, wie viele Therapeuten letztendlich den Fragebogen erhalten haben, da nicht bekannt ist, wie viele Mitarbeiter es in den einzelnen Abteilungen und Praxen gibt.
In der Auswertung wurden die Fragen mit einbezogen, die methodologisch korrekt ausgefüllt wurden. Wurden eine oder mehrere Fragen nicht beantwortet, wurde die jeweilige Frage des Bogens nicht gewertet, der Bogen an sich blieb aber in der Auswertung. Daher konnten die 329 Bögen, die zugesendet wurden, auch alle ausgewertet werden. Bei der Auswertung der einzelnen Fragen wird aufgeführt, wie viele Fragen auswertbar waren.

5.2.1 Beruf/evtl. Zusatzbezeichnung und Ausbildungsgrad

Von n=324 auswertbaren Antworten waren die Physiotherapeuten mit n=214 der größte Posten, gefolgt von n=106 Ergotherapeuten und n=4 Sonstige (z. B. Sportwissenschaftler, Diplom-Sportlehrer). Von n=338 auswertbaren Antworten (manche hatten mehrere Ausbildungsgrade) haben n=247 Therapeuten die Fachschule besucht, n=49 Therapeuten hatten einen Bachelor of Science (B.Sc.), n=7 Therapeuten hatten einen Master of Science (M.Sc.), n=16 Therapeuten hatten einen Philosophiae Doctor (Ph.D.) und n=19 hatten einen sonstigen Ausbildungsgrad (hier wurden beispielsweise genannt: Bobath-Therapeutin, Heilpraktiker etc.).

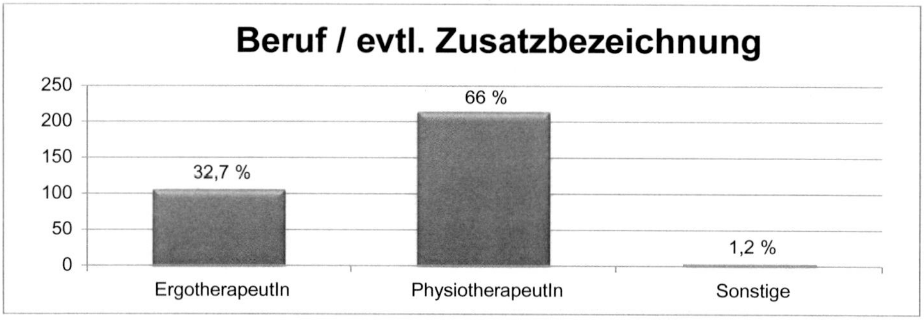

Abb. 5.2 Ergebnisse Fragebögen: Beruf

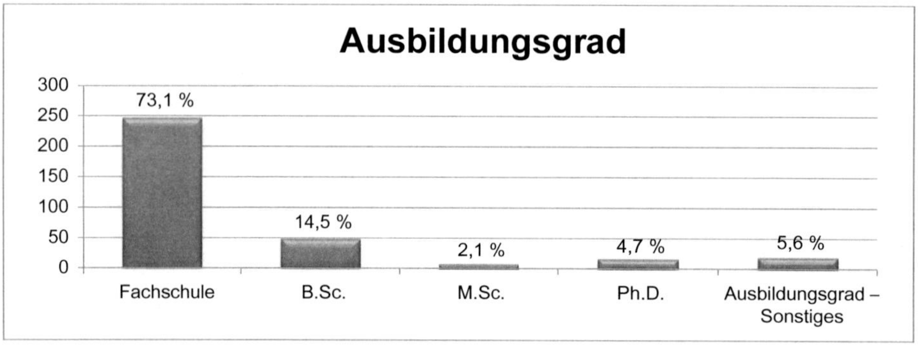

Abb. 5.3 Ergebnisse Fragebögen: Ausbildungsgrad

5.2.2 Alter und Geschlecht

Der größte Anteil der Befragten (n=126) war zwischen 20 und 29 Jahren alt, n=98 Therapeuten waren zwischen 30 und 39 Jahren, n=58 Therapeuten waren zwischen 40 und 49 Jahren und n=43 Therapeuten waren über 50 Jahre alt (von 325 auswertbaren Antworten).
Von den Befragten waren n=273 weiblich, n=52 waren männlich (von 325 auswertbaren Antworten).

5.2.3 Berufsjahre und wöchentliche Arbeitszeit

Von den Befragten waren n=101 unter 5 Jahren im Beruf, n=98 waren 5–10 Jahre im Beruf, n=43 waren 11–15 Jahre im Beruf und n=83 hatten mehr als 15 Jahre Berufserfahrung (von 325 auswertbaren Antworten).
Von den Befragten arbeiteten n=19 unter 20 Stunden, n=39 arbeiteten 20–30 Stunden, n=193 hatten eine Arbeitszeit von 31–40 Stunden und n=74 arbeiteten über 40 Stunden (von 325 auswertbaren Antworten).

5.2.4 Aktivitäten innerhalb des Arbeitsalltags

Patientenbehandlung:
Von 320 auswertbaren Antworten behandeln über ¾ der Befragten (78 %) 76–100 % ihrer Arbeitszeit Patienten. Es folgten 11 % der Therapeuten mit 51–75 % Patientenbehandlungszeit, 9 % der Therapeuten mit 26–50 % und 2 % der Therapeuten behandeln 0–25 % ihrer Arbeitszeit Patienten.

Unterrichtstätigkeit
Im Unterricht sind insgesamt nur 14 % der 329 Befragten tätig (n=46 Therapeuten).
Davon 85 % der Therapeuten bis zu ¼ ihrer Arbeitszeit, 13 % der Therapeuten bis zur Hälfte und 2 % der Therapeuten bis zu ¾ ihrer Arbeitszeit im Unterricht tätig.

Forschung
In der Forschung arbeiten insgesamt 1,8 % (n=6) der 329 befragten Therapeuten.
Von diesen 6 Therapeuten arbeiten 67 % bis zur Hälfte ihrer Arbeitszeit und 33 % bis zu 100 % ihrer Arbeitszeit wissenschaftlich.

Sonstiges
Hier gab es insgesamt 196 auswertbare Antworten = 59,6 %.
Davon beschäftigen sich 76 % der Therapeuten bis zu ¼ ihrer Arbeitszeit mit sonstigen Tätigkeiten, 17 % Therapeuten bis zur Hälfte ihrer Arbeitszeit, 4 % der Therapeuten bis zu ¾ ihrer Arbeitszeit und 3 % der Therapeuten ganztägig. Häufigste Angabe für sonstige Tätigkeiten war die Leitungsfunktion einer Abteilung.

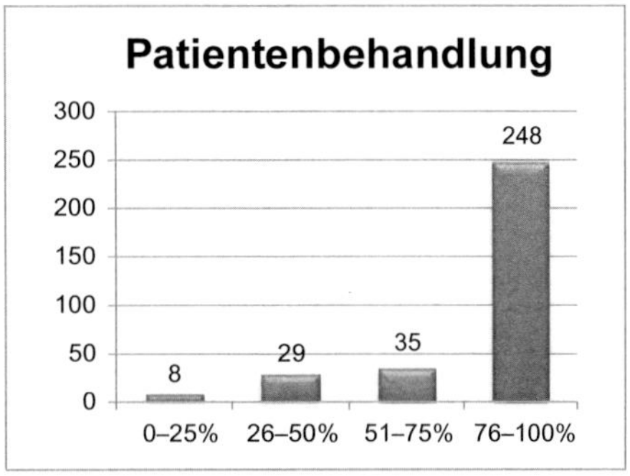

Abb. 5.4 Ergebnisse Fragebögen: Arbeitsalltag/ Patientenbehandlung

5.2.5 Arbeitsstelle, Patientengut und Anzahl der Patientenbehandlungen pro Tag

Es gab 398 auswertbaren Antworten, Mehrfachantworten waren möglich – beispielsweise arbeiten manche Therapeuten sowohl in einer Klinik als auch noch in einer Praxis (Nebentätigkeit). Es arbeiten 73,3 % der Therapeuten in Kliniken, (56 % in einer Rehabilitationsklinik und 17,3 % in einer Akutklinik).
In einer Praxis arbeiten 20,4 % der Therapeuten, 6,3 % gaben sonstige Arbeitsstellen an.
Die Kliniken waren fast ausschließlich neurologisch orientiert, beispielsweise gab es unter dem Posten „Rehabilitationskliniken" nur 8 Institutionen, wo keine Neurologie genannt wurde.
Dies zeigen auch die Ergebnisse der nächsten Frage: „Prozentualer Anteil von neurologischen Patienten" – gut ⅔ der Befragten behandeln bis zu ganztägig neurologische Patienten.
Unter sonstigen Arbeitsstellen wurden unter anderen ambulante Physiotherapie, ambulanten Rehazentren, Hausbesuchspatienten, Schulen bzw. Schülerbetreuung und Kursleitungen (z. B. Qigong/Tai Chi) genannt.
Anzahl der Patientenbehandlungen pro Tag: von 325 auswertbaren Antworten behandeln 6,5 % der Therapeuten unter 5 Patienten am Tag, 46,2 % der Therapeuten behandeln 5–10 Patienten am Tag, 40,3 % der Therapeuten 11–14 Patienten und 7,1 % der Therapeuten behandeln mehr als 15 Patienten am Tag.

5.2.6 Berufsgruppen im interdisziplinären Team

Zu dieser Frage gab es insgesamt 2.605 Aussagen (aus 329 Fragebögen), da hier Mehrfachnennungen möglich waren.
Zusammenfassend kann gesagt werden, dass fast alle der befragten Therapeuten mit einer oder mehrerer Disziplinen zusammen arbeiten.

5.2.7 Bekanntheitsgrad der 16 therapeutischen Interventionen in der neurologischen Rehabilitation

Zu dieser Frage gab es insgesamt 3.525 Aussagen (aus 329 Fragebögen), da hier Mehrfachnennungen möglich waren. Am bekanntesten war den befragten Therapeuten das Bobath-Konzept, gefolgt von Hilfsmitteln für den Gang, Laufband und Spiegeltherapie.

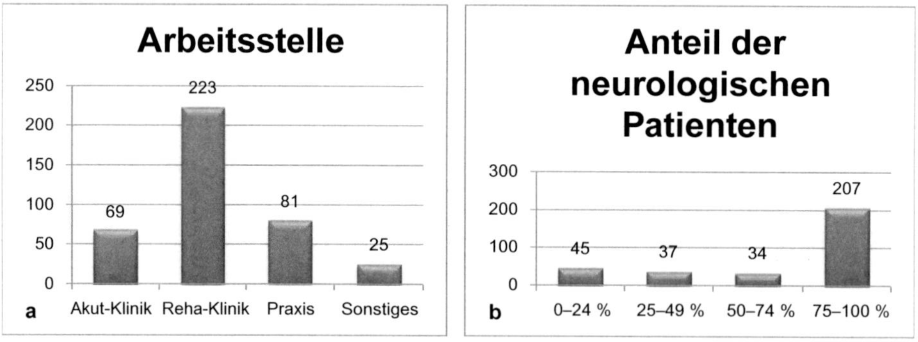

Abb. 5.5 Ergebnisse Fragebögen: Arbeitsstelle (a)/Anteil von neurologischen Patienten (b).

5.2.8 Woher sind Therapeuten die ausgewählten 16 therapeutischen Maßnahmen bekannt?

Auch zu dieser Frage waren Mehrfachantworten möglich, daher gab es 1.896 Statements aus 329 Fragebögen.

In der Folge wurden die Therapeuten befragt, ob und wie häufig sie die ausgewählten 16 therapeutischen Interventionen in ihrem Arbeitsalltag verwenden bzw. sollten sie Gründe für das Nichtverwenden angeben.

Um herauszufinden, bei welchen Patienten welche therapeutische Maßnahmen Anwendung findet, wurden die Therapeuten auch hierzu befragt.

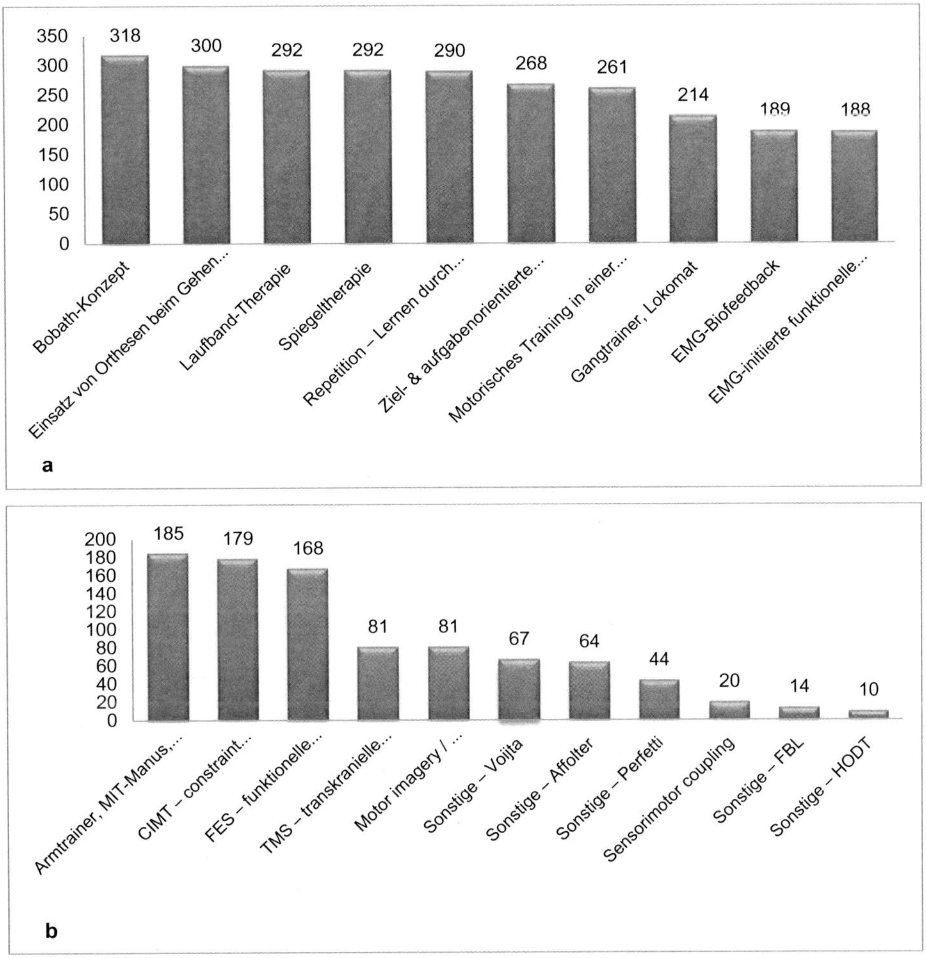

Abb. 5.6 a, b: Ergebnisse Fragebögen: Bekanntheitsgrad der therapeutischen Maßnahmen

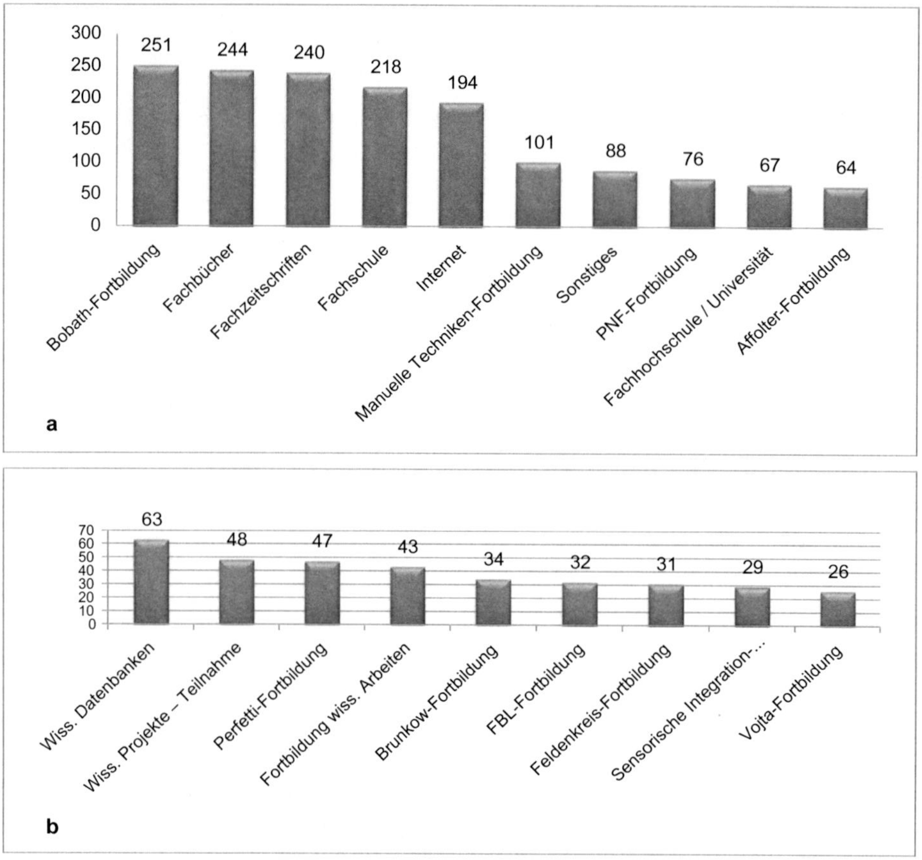

Abb. 5.7 a, b: Ergebnisse Fragebögen: Woher sind die therapeutischen Maßnahmen bekannt?

5.2.9 Verwendung der Maßnahmen im aktuellen Arbeitsalltag der Therapeuten

Repetition

Es gab n=310 Antworten zur Verwendung von Repetition:

- 35,2 % sehr oft
- 52,9 % oft
- 6,5 % und 5,5 % kaum bzw. nie

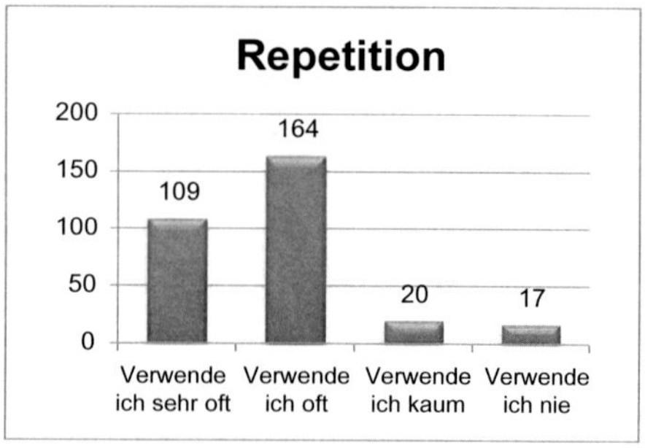

Abb. 5.8 Verwendung von Repetition

Zur Begründung für das Kaum- bzw. Nichtverwenden gaben Therapeuten an, dass die Repetition nicht zu ihrer Patientenpopulation passt, gefolgt von der Aussage, dass Informationen fehlen, Sonstiges und fehlende Geräte waren weitere Gründe.

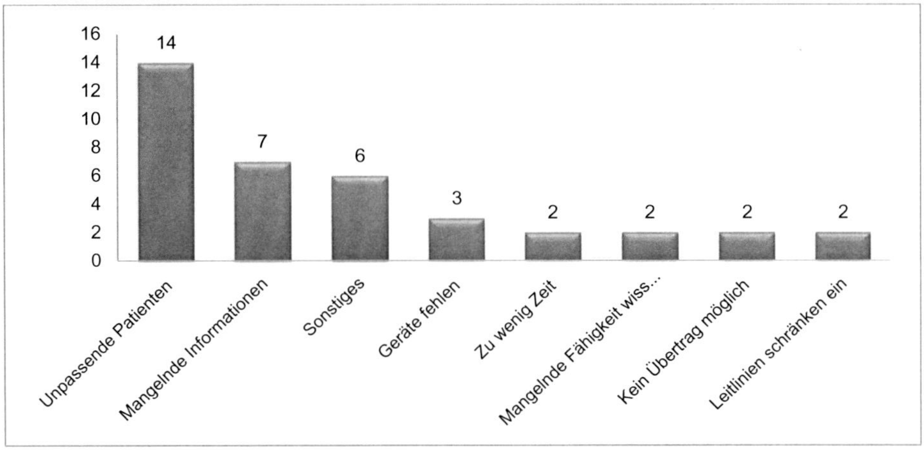

Abb. 5.9 Gründe für Nichtverwenden von Repetition

Unter dem Punkt „Sonstiges" wurde genannt: Gehört nicht zur Ergo (n=1), ist Gruppentherapie (n=1), übernehmen andere Kollegen (n=1), Zu großer Aufwand (Fixierung) (n=1) und Halte ich für nicht gut/überzeugend (n=2).

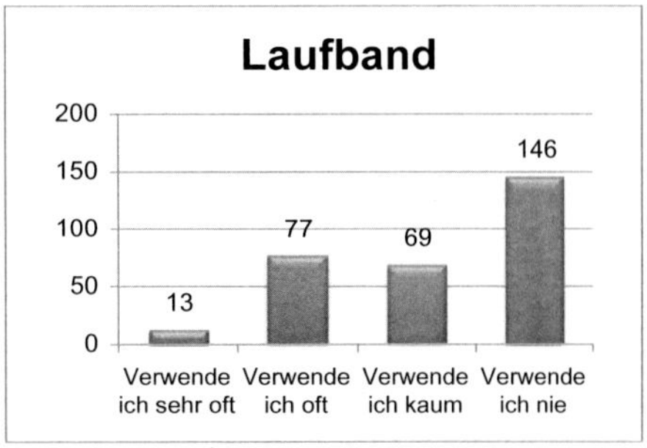

Abb. 5.10 Verwendung der Laufbandtherapie

Laufbandtherapie

Es gab n=305 Antworten zur Verwendung von Laufbandtherapie:

- 4,3 % sehr oft
- 25,2 % oft
- 22,6 % und 47,9 % kaum bzw. nie

Zur Begründung für das Kaum- bzw. Nichtverwenden gaben Therapeuten an, dass das Gerät fehlt, gefolgt von den Punkten „Sonstiges", unpassende Patientenpopulation und zu wenig Zeit waren weitere Gründe.

Unter den beiden Punkten „Sonstiges" gaben die Befragten an: übernehmen andere Berufsgruppen (n=28), übernehmen Physiotherapeuten (n=21), gehört nicht zur Ergotherapie (n=4), übernehmen Sportlehrer/Masseure (n=3), habe andere, zeitintensive Tätigkeiten (n=1), es gibt bessere Alternativen (n=1) und das Laufband ist schlecht erreichbar (n=1).

Constraint Induced Movement Therapy (CIMT)

Es gab n=277 Antworten zur Verwendung von CIMT:

- 0,4 % sehr oft
- 15,9 % oft
- 29,2 % und 54,5 % kaum bzw. nie

Zur Begründung für das Kaum- bzw. Nichtverwenden gaben Therapeuten an, dass mangelnde Information die Ursache sei, gefolgt von unpassender Patientenpopulation, Sonstiges und zu wenig Zeit waren weitere Gründe.

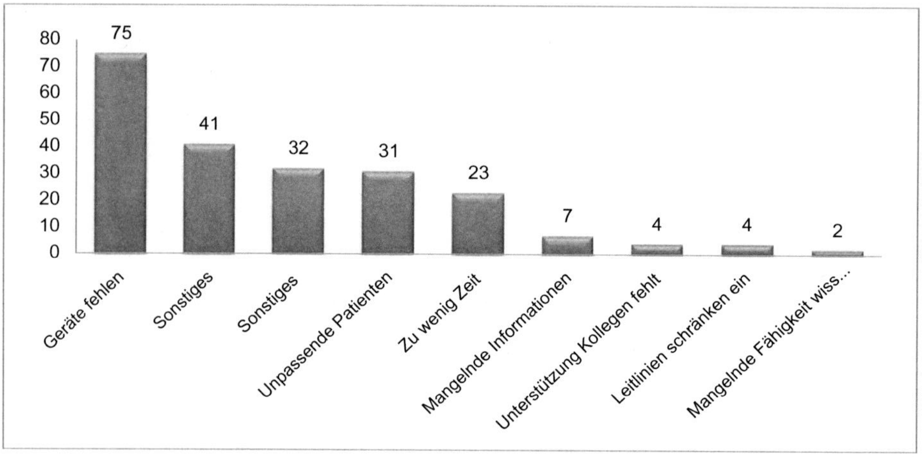

Abb. 5.11 Gründe für das Nichtverwenden der Laufbandtherapie

Unter den beiden Punkten „Sonstiges" gaben die Befragten an: unbekannt (n=18), andere Kollegen (n=11), gehört nicht zur Ergo (n=2), Praktikabilität eingeschränkt (n=2), halte ich für nicht gut/überzeugend (n=2), ist Gruppentherapie (n=1), kritische Einschätzung der Methode (n=1), kein Gesamtkonzept vorhanden (n=1).

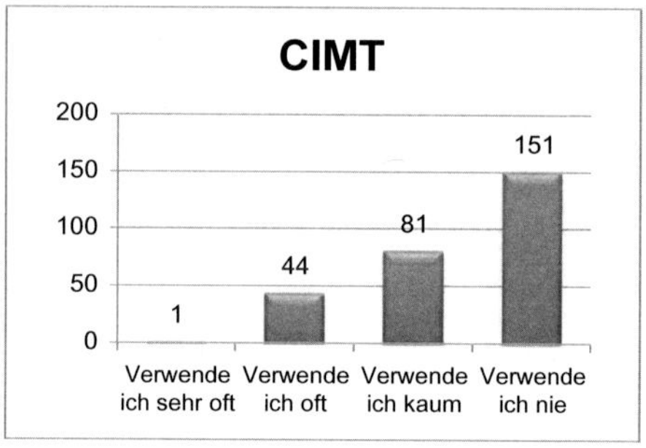

Abb. 5.12 Verwendung von CIMT

Ziel- und aufgabenorientierte Aktivitäten und Anpassung des Schwierigkeitsgrads („Shaping")

Es gab n=303 Antworten zur Verwendung von ziel-/aufgabenorientiertem Arbeiten:
40,6 % sehr oft
45,5 % oft
5,3 % und 8,6 % kaum bzw. nie
Zur Begründung für das Kaum- bzw. Nichtverwenden gaben Therapeuten an, dass mangelnde Information die Ursache sei, gefolgt von unpassender Patientenpopulation, zu wenig Zeit und das Argument, dass wissenschaftliche Ergebnisse nicht auf individuelle Patienten übertragbar seien waren weitere Gründe.

Motorisches Training in einer realen Umwelt

Es gab n=295 Antworten zur Verwendung von motorischem Training in einer realen Umwelt:
- 28,1 % sehr oft
- 49,8 % oft
- 15,3 % und 6,7 % kaum bzw. nie

Zur Begründung für das Kaum- bzw. Nichtverwenden gaben Therapeuten an, dass es nicht zu ihrer Patientenpopulation passe gefolgt von zu wenig Zeit, fehlende Geräte und Informationsmangel.

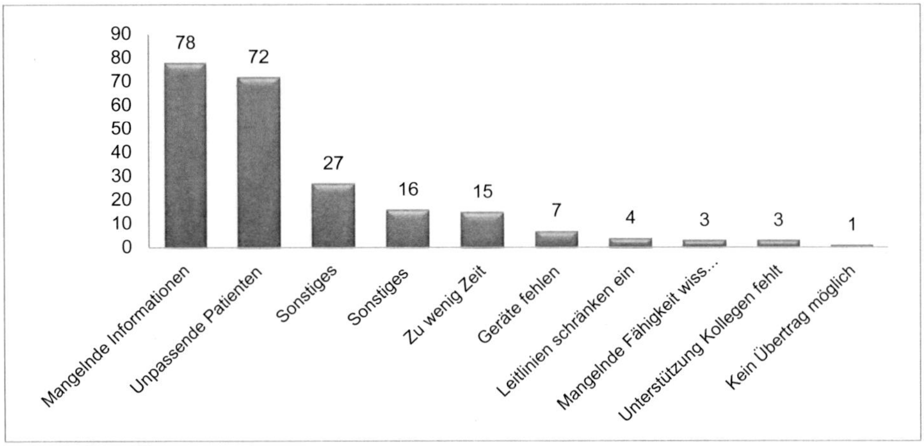

Abb. 5.13 Gründe für das Nichtverwenden von CIMT

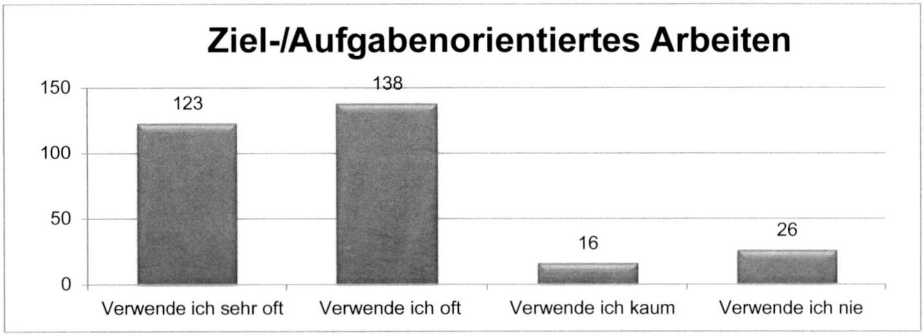

Abb. 5.14 Verwendung von ziel-/aufgabenorientiertem Arbeiten

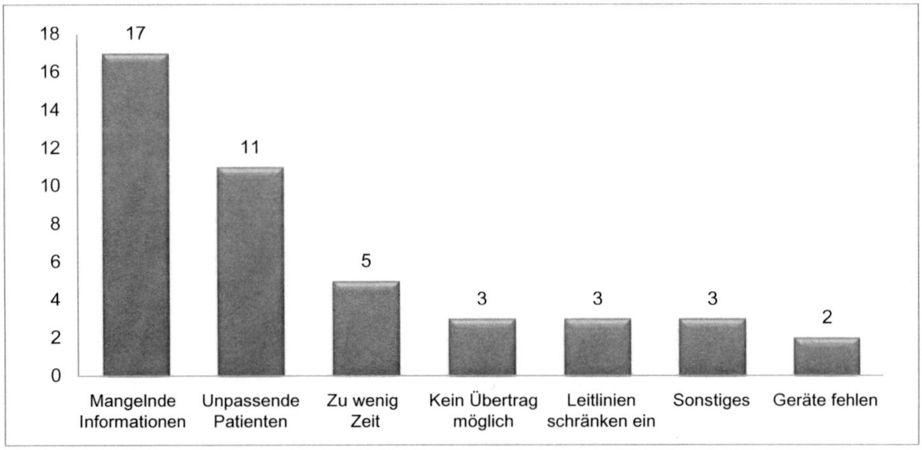

Abb. 5.15 Gründe für das Nichtverwenden von ziel-/aufgabenorientiertem Arbeiten

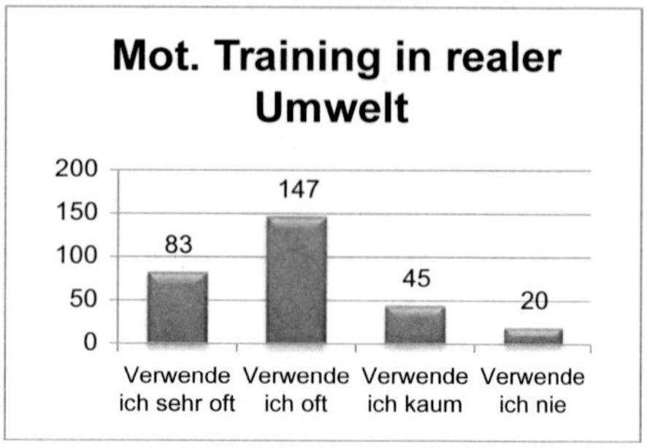

Abb. 5.16 Verwendung von motorischem Training in einer realen Umwelt

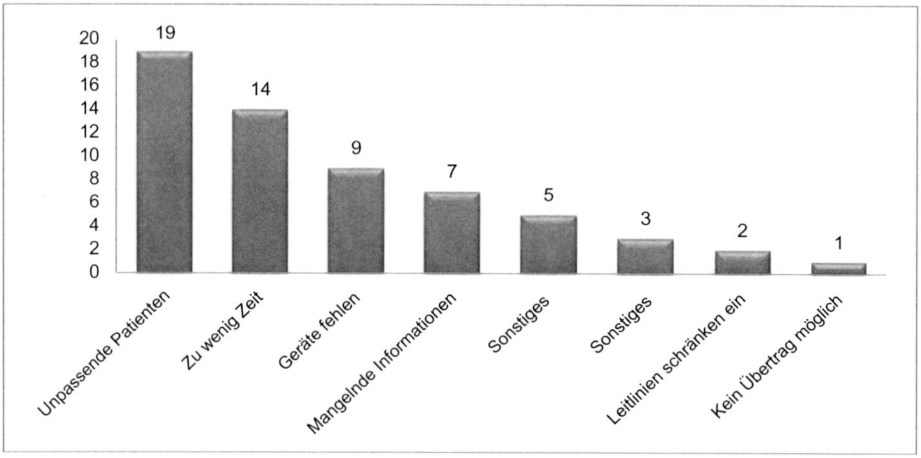

Abb. 5.17 Gründe für das Nichtverwenden von motorischem Training in einer realen Umwelt

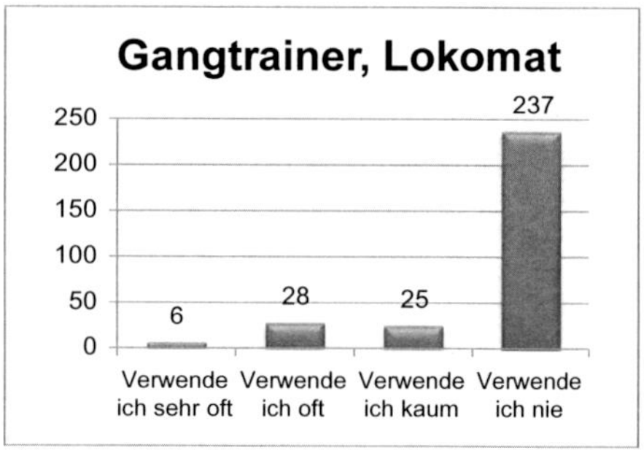

Abb. 5.18 Verwendung von Gangtrainer/Lokomat

Gangtrainer/Lokomat

Es gab n=296 Antworten zur Verwendung von Gangtrainer/Lokomat:

- 2,0 % sehr oft
- 9,5 % oft
- 8,4 % und 80,1 % kaum bzw. nie

Zur Begründung für das Kaum- bzw. Nichtverwenden gaben Therapeuten an, dass das Gerät nicht vorhanden sei, gefolgt von sonstigen Gründen, Informationsmangel und unpassende Patientenpopulation.

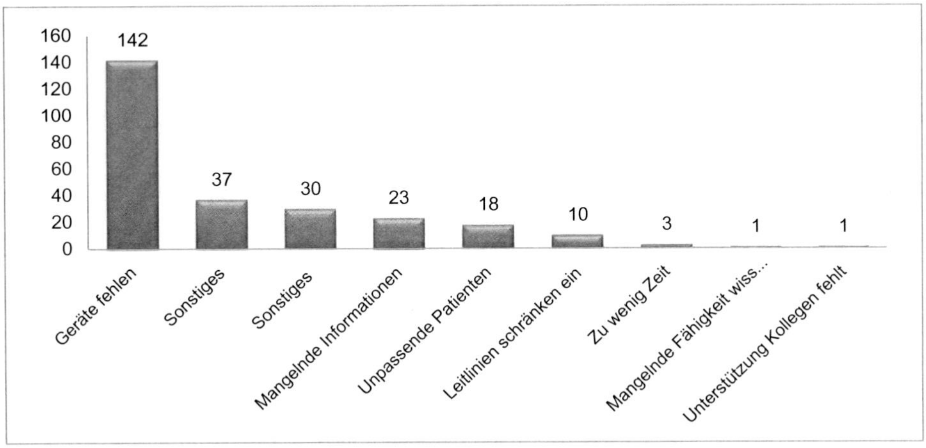

Abb. 5.19 Gründe für das Nichtverwenden von Gangtrainer/Lokomat

Unter den Punkten „Sonstiges" gaben die Befragten an: andere Berufsgruppen übernehmen (n=25), übernehmen Physios (n=19), übernehmen Sportlehrer/Masseure (n=5), ist unbekannt (n=4), gehört nicht zur Ergo (n=3), halte ich für nicht gut/überzeugend (n=2) und mangelnder Erfolg (n=1).

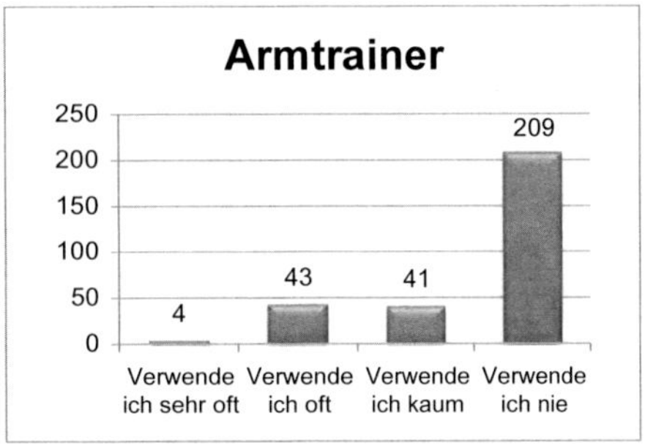

Abb. 5.20 Verwendung von Armtrainern

Armtrainer, MIT-Manus, Bi-Manu-Track

Es gab n=297 Antworten zur Verwendung von verschiedenen Armtrainern:

- 1,3 % sehr oft
- 14,5 % oft
- 13,8 % und 70,4 % kaum bzw. nie

Zur Begründung für das Kaum- bzw. Nichtverwenden gaben Therapeuten an, dass das Gerät nicht vorhanden sei, gefolgt von Informationsmangel, unpassende Patientenpopulation, und Sonstige Gründe.

Unter den Punkten „Sonstiges" gaben die Befragten an: übernehmen andere Berufsgruppen (n=18), ist unbekannt (n=7), Gehört nicht zur Ergo (n=3), macht die Ergo (n=3), halte ich für nicht gut/überzeugend (n=2), macht physikalisches Hilfspersonal (n=1), machen Sportlehrer (n=1) und mangelnder Erfolg (n=1).

Funktionelle Elektrostimulation (FES)

Es gab n=290 Antworten zur Verwendung von FES:

- 0,7 % sehr oft
- 6,2 % oft
- 12,8 % und 80,3 % kaum bzw. nie

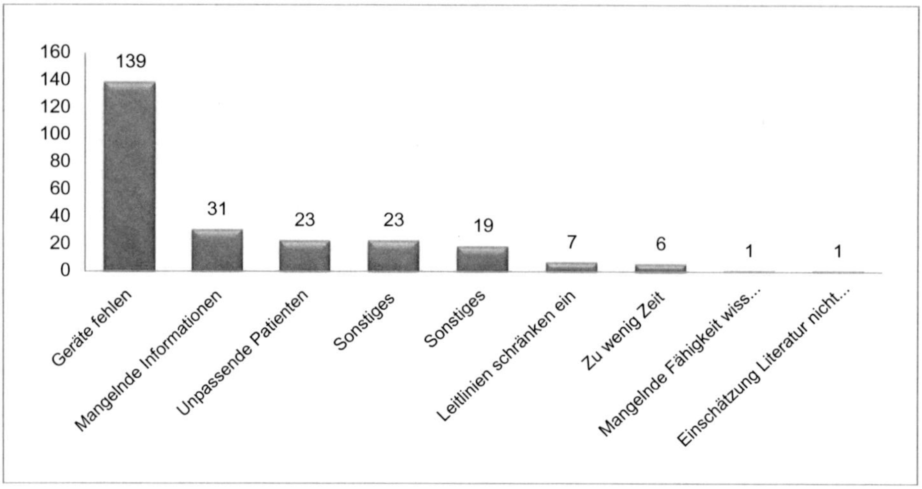

Abb. 5.21 Gründe für das Nichtverwenden von Armtrainern

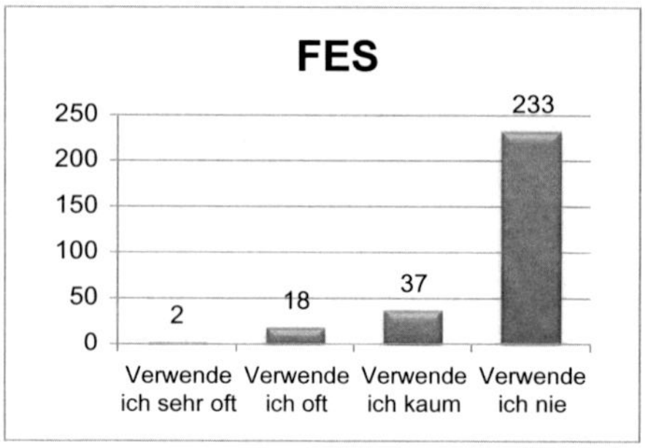

Abb. 5.22 Verwendung von FES

Zur Begründung für das Kaum- bzw. Nichtverwenden gaben Therapeuten an, dass das Gerät nicht vorhanden sei, gefolgt von Informationsmangel, sonstigen Gründen und unpassender Patientenpopulation.

Unter den Punkten „Sonstiges" gaben die Befragten an: übernehmen Physiotherapeuten/Kollegen (n=44), machen Masseure (n=7), unbekannt (n=7), machen Ärzte/wiss. Mitarbeiter (n=2), gehört nicht zur Ergo (n=2), machen Ergotherapeuten (n=1), negative Erfahrungen gemacht (n=1), selten Indikationen (n=1), mangelnder Erfolg (n=1), entspricht nicht meinem Berufsverständnis als Ergo – handlungsorientierter Ansatz (n=1).

EMG-initiierte funktionelle Elektrostimulation (FES)

Es gab n=292 Antworten zur Verwendung von EMG-initiierter FES:

- 0,7 % sehr oft
- 3,4 % oft
- 11 % und 84,9 % kaum bzw. nie

Zur Begründung für das Kaum- bzw. Nichtverwenden gaben Therapeuten an, dass das Gerät nicht vorhanden sei, sonstige Gründe, Informationsmangel und unpassende Patientenpopulation.

Unter den Punkten „Sonstiges" gaben die Befragten an: übernehmen Physiotherapeuten (n=23), andere Kollegen (n=18), unbekannt (n=7), machen Masseure (n=6), machen Ärzte (n=2), gehört

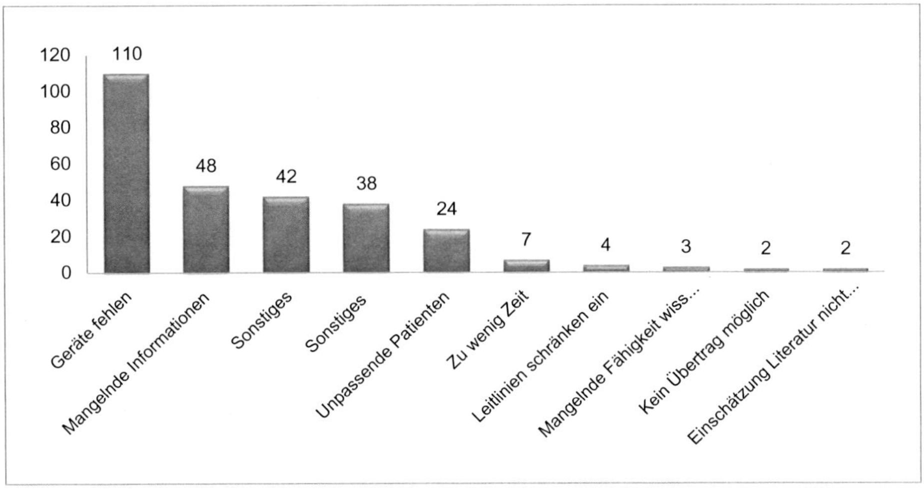

Abb. 5.23 Gründe für das Nichtverwenden von FES

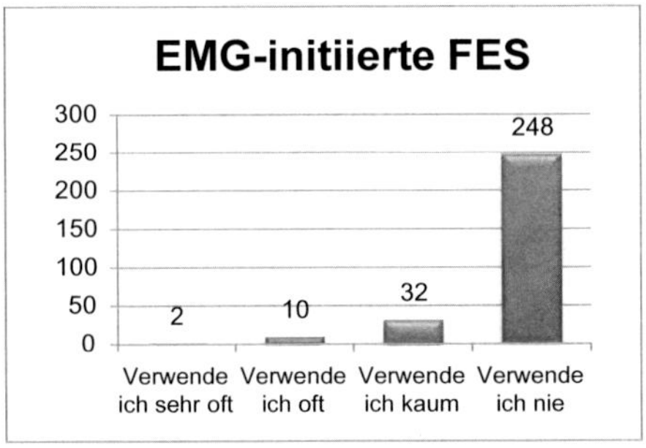

Abb. 5.24 Verwendung von EMG-initiierter FES

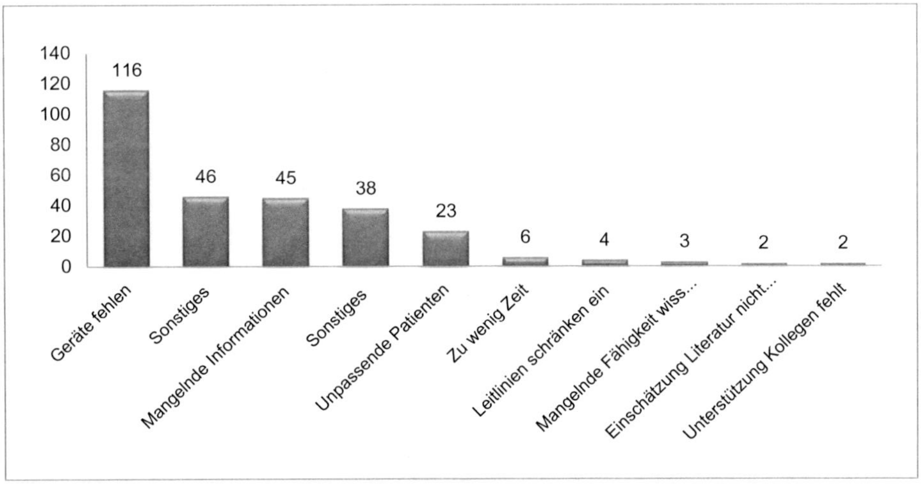

Abb. 5.25 Gründe für das Nichtverwenden von EMG-initiierter FES

nicht zur Ergo (n=2), machen Ergotherapeuten (n=1), negative Erfahrungen gemacht (n=1), selten Indikationen (n=1), mangelnde kognitive Fähigkeiten Patienten (n=1), entspricht nicht meinem Berufsverständnis als Ergo – handlungsorientierter Ansatz (n=1).

EMG-Biofeedback

Es gab n=286 Antworten zur Verwendung von EMG-Biofeedback:
- 1 % sehr oft
- 5,9 % oft
- 6,6 % und 86,3 % kaum bzw. nie

Zur Begründung für das Kaum- bzw. Nichtverwenden gaben Therapeuten an, dass das Gerät nicht vorhanden sei, gefolgt von Informationsmangel, die Punkte Sonstiges und unpassende Patientenpopulation waren weitere Gründe.
Unter den Punkten „Sonstiges“ gaben die Befragten an: übernehmen Physiotherapeuten (n=17), andere Kollegen (n=13), Gerät ist nicht bekannt (n=5), unbekannt (n=4), gehört nicht zur Ergo (n=3), machen Ärzte (n=2), machen Masseure (n=2), macht Sportlehrer (n=1), mangelnder Erfolg (n=1), entspricht nicht meinem Berufsverständnis als ergotherapeutisch handlungsorientierter Ansatz (n=1).

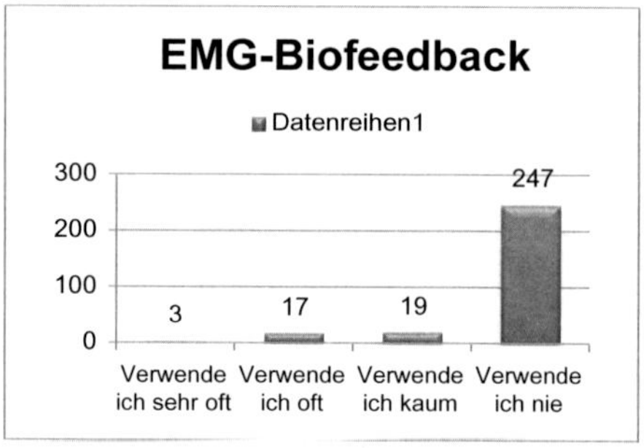

Abb. 5.26 Verwenden von EMG-Biofeedback

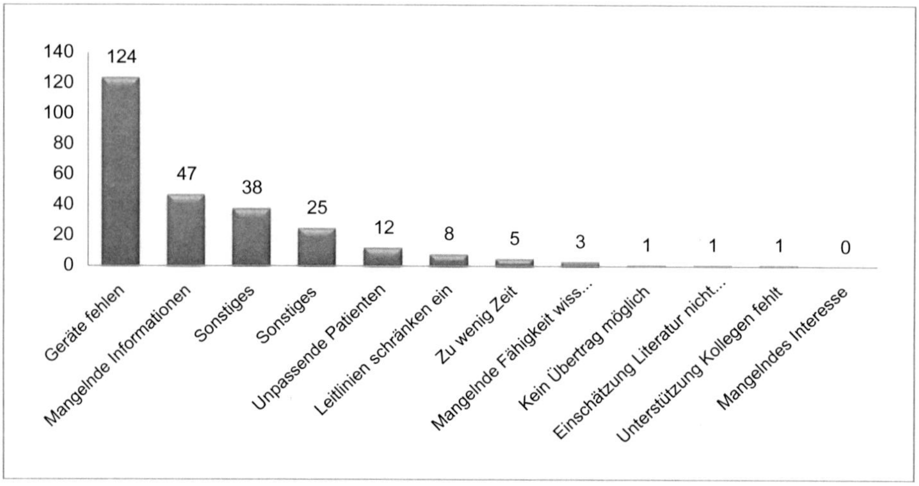

Abb. 5.27 Gründe für das Nichtverwenden von EMG-Biofeedback

Transkranielle Magnetstimulation (TMS)

Es gab n=278 Antworten zur Verwendung von TMS:

- 0,4 % sehr oft
- 0 % oft
- 0,7 % und 98,9 % kaum bzw. nie

Zur Begründung für das Kaum- bzw. Nichtverwenden gaben Therapeuten an, dass das Gerät nicht vorhanden sei, gefolgt von Informationsmangel, Sonstiges und unpassende Patientenpopulation. Unter den Punkten „Sonstiges" gaben die Befragten an: Gerät ist nicht bekannt (n=21), andere Berufsgruppen (n=17), machen Ärzte (n=3), gehört nicht zur Ergotherapie (n=3), machen Masseure (n=2), mangelnder Erfolg (n=1), entspricht nicht meinem Berufsverständnis als ergotherapeutisch handlungsorientierter Ansatz (n=1).

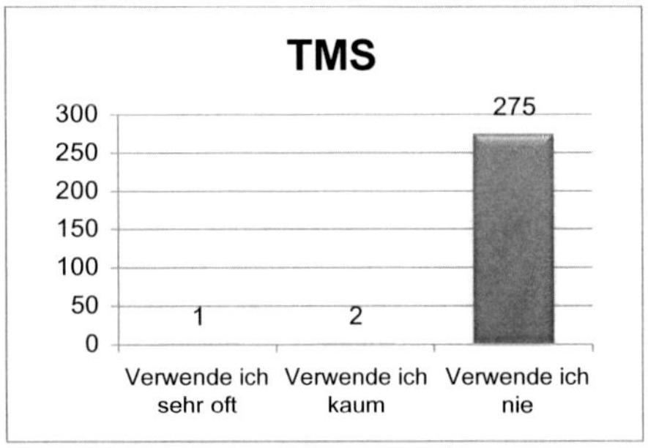

Abb. 5.28 Verwenden von TMS

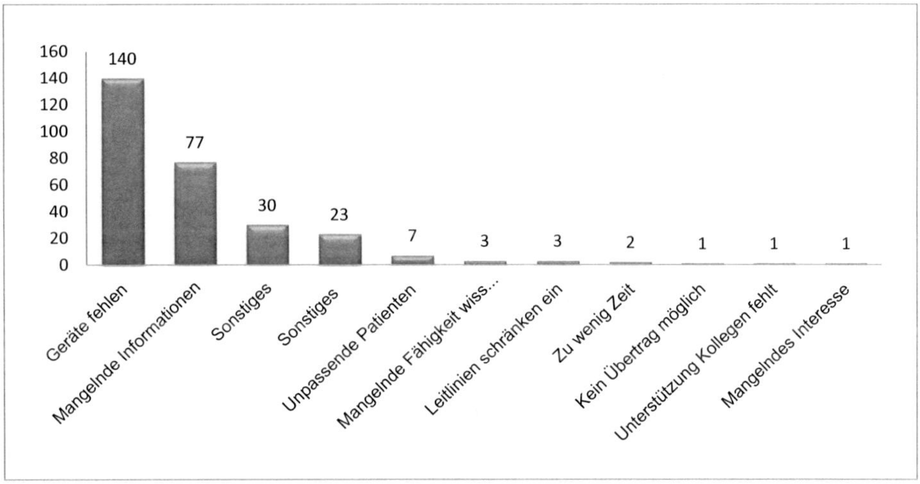

Abb. 5.29 Gründe für das Nichtverwenden von TMS

Sensorimotor Coupling

Es gab n=257 Antworten zur Verwendung von Sensorimotor Coupling:

- 1,6 % sehr oft
- 4,3 % oft
- 2,7 % und 91,4 % kaum bzw. nie

Zur Begründung für das Kaum- bzw. Nichtverwenden gaben Therapeuten an, dass Informationsmangel der Grund sei, gefolgt von fehlendem Gerät, Sonstiges und unpassende Patientenpopulation. Unter den Punkten „Sonstiges" gaben die Befragten an: unbekannt (n=30), andere Berufsgruppen (n=6), gehört nicht zur Ergotherapie (n=6) und mangelnder Erfolg (n=1).

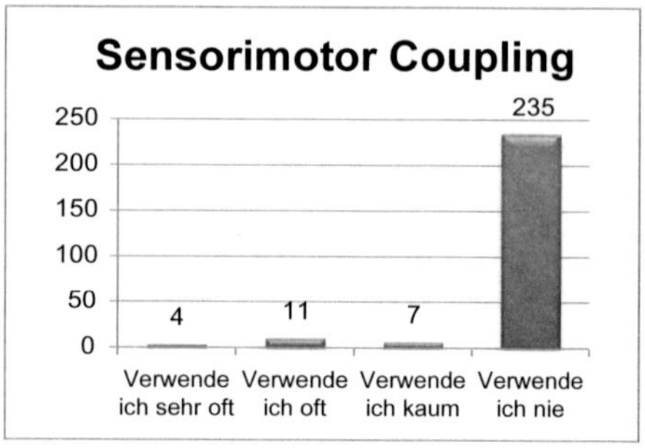

Abb. 5.30 Verwenden von Sensorimotor Coupling

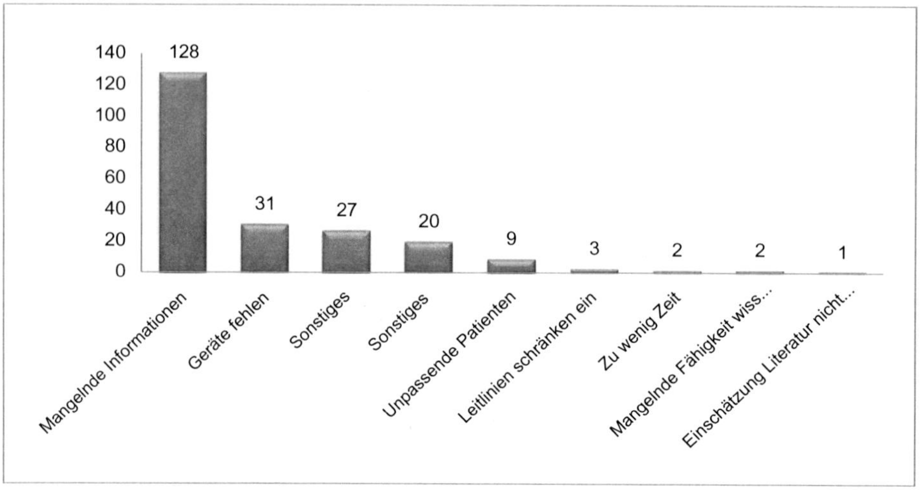

Abb. 5.31 Gründe für das Nichtverwenden von Sensorimotor Coupling

Motor Imagery/Repeated Mental Practice

Es gab n=262 Antworten zur Verwendung von Motor Imagey/Repeated Mental Practice:

- 3,1 % sehr oft
- 14,9 % oft
- 9,5 % und 72,5 % kaum bzw. nie

Zur Begründung für das Kaum- bzw. Nichtverwenden gaben Therapeuten an, dass Informationsmangel der Grund sei, sonstige Gründe, fehlende Geräte und unpassende Patientenpopulation. Unter den Punkten „Sonstiges" gaben die Befragten an: unbekannt (n=29), andere Berufsgruppen (n=8), gehört nicht zur Ergotherapie (n=1) und mangelnder Erfolg (n=1).

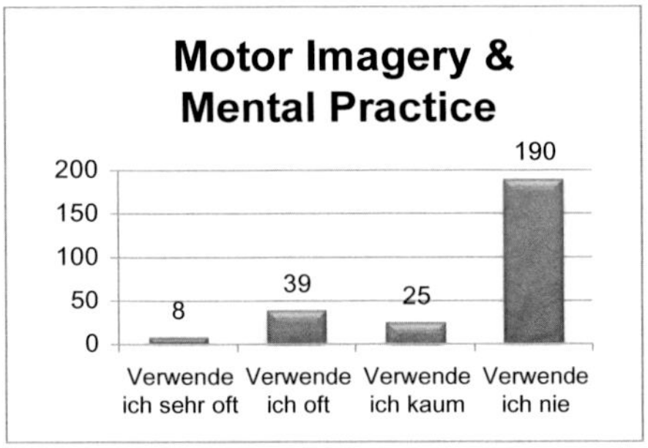

Abb. 5.32 Verwenden von Motor Imagery & Mental Practice

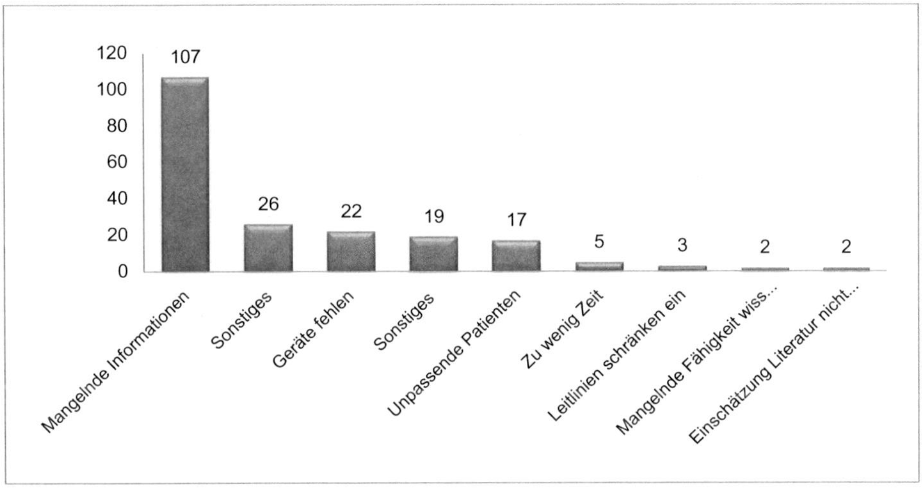

Abb. 5.33 Gründe für das Nichtverwenden von Motor Imagery & Mental Practice

Spiegeltherapie

Es gab n=299 Antworten zur Verwendung von Spiegeltherapie:

- 2,3 % sehr oft
- 13,7 % oft
- 43,1 % und 40,8 % kaum bzw. nie

Zur Begründung für das Kaum- bzw. Nichtverwenden gaben Therapeuten an, dass die unpassende Patientenpopulation der Grund sei, gefolgt von Informationsmangel, fehlende Geräte und Sonstiges.

Unter den Punkten „Sonstiges“ gaben die Befragten an: andere Berufsgruppen/Kollegen (n=15), andere Methoden werden bevorzugt (n=4), überzeugt mich nicht (n=5), nicht Erfolg versprechend (n=2), Alltagsbezug ist wenig vorhanden (n=1), zu eingeschränkt (n=1), nur kurz kennen gelernt (n=1), gehört nicht zur Ergotherapie (n=1), unbekannt (n=1), noch keine Fortbildung gemacht (n=1) und Praktikabilität eingeschränkt (n=1).

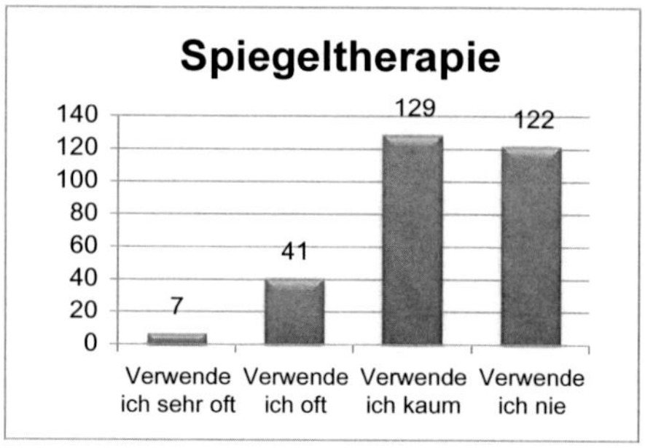

Abb. 5.34 Verwenden von Spiegeltherapie

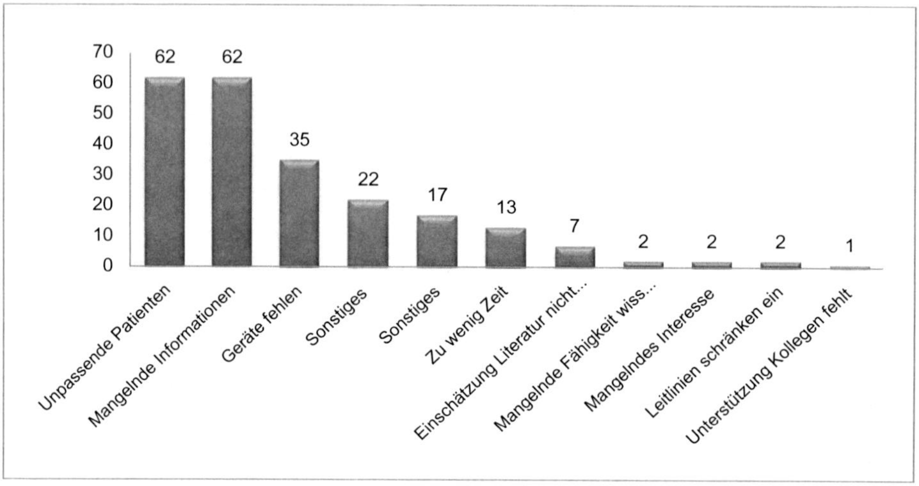

Abb. 5.35 Gründe für das Nichtverwenden von Spiegeltherapie

Einsatz von Orthesen beim Gehen (Fußschienen)

Es gab n=306 Antworten zur Verwendung von Orthesen:

- 15,7 % sehr oft
- 44,4 % oft
- 23,9 % und 16 % kaum bzw. nie

Zur Begründung für das Kaum- bzw. Nichtverwenden gaben Therapeuten an, dass die unpassende Patientenpopulation der Grund sei, Sonstige Gründe, fehlende Geräte und Informationsmangel. Unter den Punkten „Sonstiges" gaben die Befragten an: übernehmen Physiotherapeuten (n=18), andere Berufsgruppen (n=13), gehört nicht zur Ergotherapie (n=3), nicht verordnet (n=1) und überwiegend nicht notwendig (n=1).

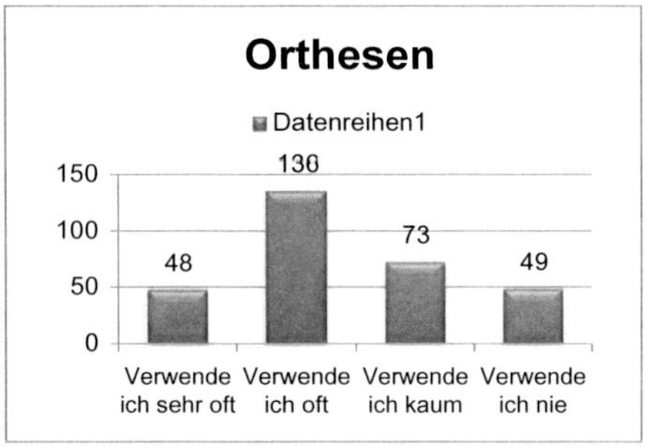

Abb. 5.36 Verwenden von Orthesen

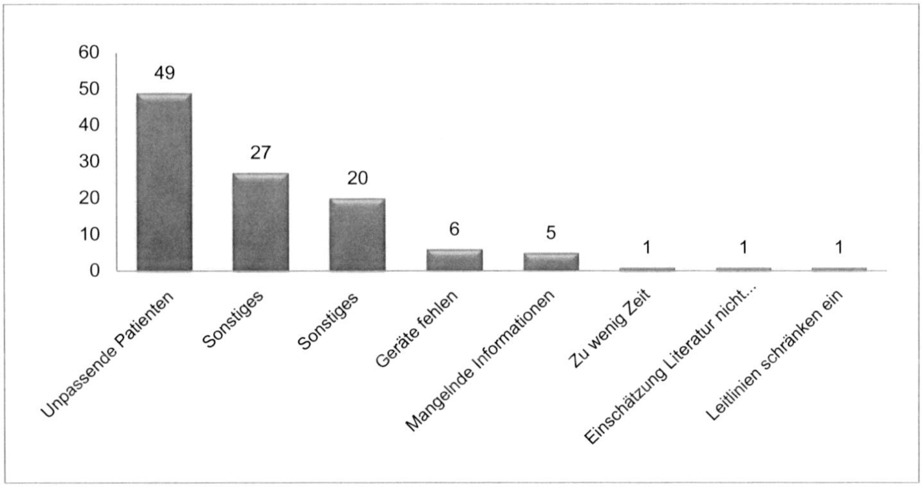

Abb. 5.37 Gründe für das Nichtverwenden von Orthesen

Bobath-Konzept

Es gab n=314 Antworten zur Verwendung vom Bobath-Konzept:

- 58,3 % sehr oft
- 32,2 % oft
- 6,4 % und 3,2 % kaum bzw. nie

Zur Begründung für das Kaum- bzw. Nichtverwenden gaben Therapeuten an, dass die unpassende Patientenpopulation der Grund sei, weiterhin Informationsmangel, sonstige Gründe und Leitlinien/Standards, die therapeutische Individualität einschränken.
Unter den Punkten „Sonstiges“ gaben die Befragten an: schränkt zu sehr ein (n=1), nicht mein Aufgabenfeld (n=1), andere Berufsgruppen (n=1), habe die Fortbildung nicht (n=1), fehlende Evidenz (n=1), ist überholt (n=1) und ist nicht verordnet (n=1).

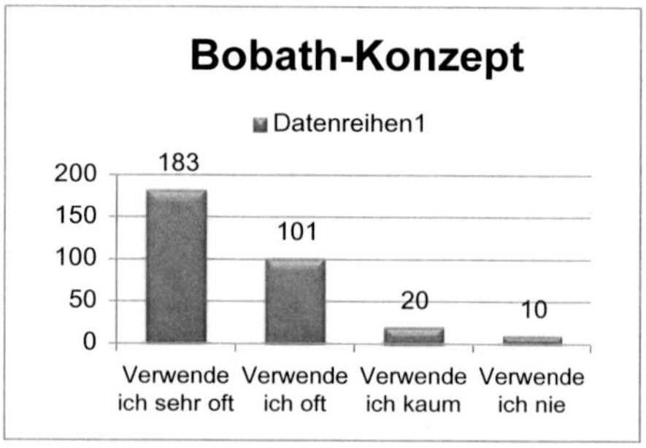

Abb. 5.38 Verwenden vom Bobath-Konzept

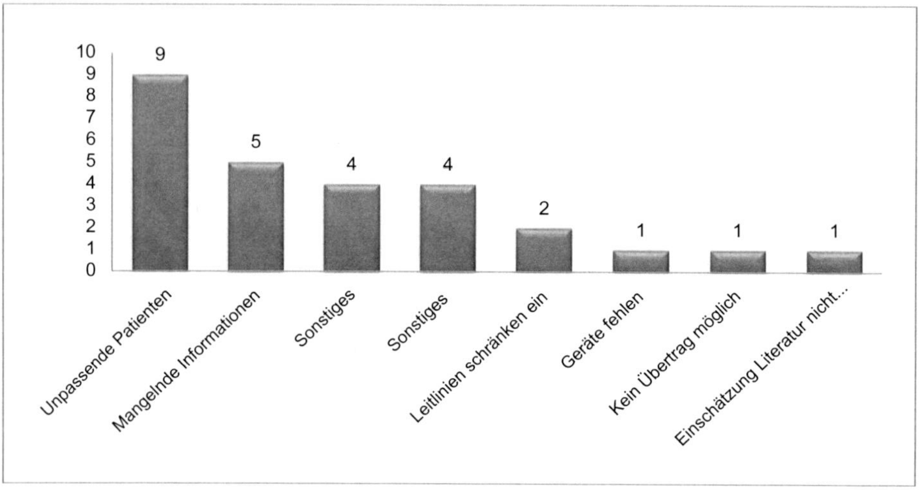

Abb. 5.39 Gründe für das Nichtverwenden vom Bobath-Konzept

5.2.10 Zusammenfassung: Verwendung der Maßnahmen im aktuellen Arbeitsalltag der Therapeuten

Tab. 5.1 Zusammenfassung zur Verwendung der Maßnahmen und Begründungen für das Nichtverwenden

Verwendung der therapeutischen Maßnahme	Sehr oft & oft	Kaum & nie	Begründung für das Kaum- bzw. Nichtverwenden
Ziel-/aufgabenorientierte Arbeit	96,1 %	13,9 %	Mangelnde Information Unpassende Patienten
Bobath-Konzept	90,5 %	9,6 %	Unpassende Patienten Mangelnde Informationen
Repetition	88,1 %	11,9 %	Unpassende Patienten Mangelnde Information
Mot. Training in realer Umwelt	77,9 %	22 %	Unpassende Patienten Zu wenig Zeit
Orthesen zum Gehen	60,1 %	39,9 %	Unpassende Patienten Übernehmen andere Berufsgruppen
Laufband	29,5 %	70,5 %	Geräte fehlen Übernehmen andere Berufsgruppen
Motor Imagery & Mental Practice	18 %	82 %	Mangelnde Informationen Unbekannt
CIMT	16,3 %	83,7 %	Mangelnde Information Unpassende Patienten
Spiegeltherapie	16 %	83,9 %	Unpassende Patienten Mangelnde Informationen
Armtrainer	15,8 %	84,2 %	Geräte fehlen Mangelnde Information
Gangtrainer/Lokomat	11,5 %	88,5 %	Geräte fehlen Übernehmen andere Berufsgruppen
FES	6,9 %	93,1 %	Geräte fehlen Mangelnde Information
EMG-Biofeedback	6,9 %	92,9 %	Geräte fehlen Übernehmen andere Berufsgruppen
Sensorimotor Coupling	5,9 %	94,1 %	Mangelnde Informationen Geräte fehlen
EMG-initiierte FES	4,1 %	95,9 %	Geräte fehlen Übernehmen andere Berufsgruppen
TMS	0,4 %	99,6 %	Geräte fehlen Übernehmen andere Berufsgruppen

5.2.11 Ein- und Ausschlusskriterien: Patienten mit welchen Symptomen können von welchen therapeutischen Maßnahmen profitieren oder nicht profitieren?

Die Ergebnisse zu dieser Frage werden zu den einzelnen therapeutischen Maßnahmen in Tabellen dargestellt. Die neurofunktionellen Systeme in den jeweiligen Tabellen wurden nach den Werten aus dem Punkt „Profitieren" bereits sortiert.

Die Farben der Zeilen sind in Grautönen abgestuft nach folgendem Schema:

Weiß hinterlegt	oberes Drittel	66,6 bis 100 % sind der Meinung, dass Patienten mit diesen Störungen von der Maßnahme profitieren
Hellgrau hinterlegt	mittleres Drittel	33,3 bis 66,5 % sind der Meinung, dass Patienten mit diesen Störungen von der Maßnahme profitieren
Dunkelgrau hinterlegt	unteres Drittel	0 bis 33,2 % sind der Meinung, dass Patienten mit diesen Störungen von der Maßnahme profitieren

Repetition

Tab. 5.2 Repetition – Welche Patienten profitieren?

Repetition	**Profitieren**		**Profitieren nicht**		**Weiß nicht**	
	n=	in %	n=	in %	n=	in %
Motorik	274	97,5	1	0,4	6	2,1
Kognition	235	86,4	18	6,6	19	7,0
Perzeption	229	83,6	26	9,5	18	6,6
Biomechanik	194	70,5	47	17,1	34	12,4
Vegetatives System	189	69,5	35	12,9	48	17,6
Kommunikation	176	65,2	41	15,2	53	19,6
Vestibuläres System	175	64,3	37	13,6	60	22,1
Wachheit	157	58,1	49	18,1	64	19,5
Schmerz	127	51,0	47	18,9	75	30,1
Emotion	124	46,3	65	24,3	79	29,5

Laufbandtherapie

Tab. 5.3 Laufband – Welche Patienten profitieren?

Laufband	**Profitieren**		**Profitieren nicht**		**Weiß nicht**	
	n=	in %	n=	in %	n=	in %
Motorik	258	94,2	1	0,3	15	5,5
Vegetatives System	241	90,3	10	3,7	16	6,0
Biomechanik	183	67,8	47	17,4	40	14,8
Perzeption	179	67,3	32	12,0	55	20,7

Tab. 5.3 Laufband – Welche Patienten profitieren? (Forts.)

Laufband	Profitieren		Profitieren nicht		Weiß nicht	
	n=	in %	n=	in %	n=	in %
Vestibuläres System	165	62,5	47	17,8	52	19,7
Wachheit	153	58,0	50	18.9	61	23,1
Emotion	130	49,2	59	22,3	75	28,4
Schmerz	94	38,5	59	24,2	91	27,7
Kognition	101	30,7	99	37,5	64	24,2
Kommunikation	33	12,5	135	51,3	95	36,1

CIMT – Contraint Induced Movement Therapy

Tab. 5.4 CIMT – Welche Patienten profitieren?

CIMT	Profitieren		Profitieren nicht		Weiß nicht	
	n=	in %	n=	in %	n=	in %
Motorik	161	63,1	2	0,8	92	36,1
Perzeption	140	55,8	13	5,2	97	38,6
Kognition	111	44,6	28	11,2	110	44,2
Biomechanik	77	30,6	56	22,2	119	47,2
Emotion	62	24,9	67	26,9	120	48,2
Vegetatives System	62	24,7	67	26,7	122	48,6
Schmerz	51	22,1	55	23,8	125	54,1
Wachheit	41	16,4	74	29,6	135	54,0
Kommunikation	36	14,3	86	34,3	129	51,4
Vestibuläres System	35	14,0	80	32,0	135	54,0

Ziel- und aufgabenorientierte Aktivitäten und Anpassung des Schwierigkeitsgrades („Shaping")

Tab. 5.5 Aufgabenorientierte Aktivitäten – Welche Patienten profitieren?

Ziel-/aufgabenorientierte Aktivitäten	Profitieren		Profitieren nicht		Weiß nicht	
	n=	in %	n=	in %	n=	in %
Motorik	263	94,9	1	0,4	13	4,7
Kognition	247	91,1	5	1,8	19	7,0
Perzeption	234	86,3	13	4,8	24	8,9
Vegetatives System	206	76,9	17	6,3	45	16,8
Emotion	195	73,3	21	7,9	50	18,8
Vestibuläres System	194	72,4	26	9,7	48	17,9
Biomechanik	193	71,2	39	14,4	39	14,4

Tab. 5.5 Aufgabenorientierte Aktivitäten – Welche Patienten profitieren? (Forts.)						
Ziel-/aufgabenorientierte Aktivitäten	**Profitieren**		**Profitieren nicht**		**Weiß nicht**	
	n=	in %	n=	in %	n=	in %
Wachheit	188	70,4	24	9,0	55	20,6
Kommunikation	172	64,4	37	13,9	58	21,7
Schmerz	145	59,2	33	13,5	67	27,3

Motorisches Training in einer realen Umwelt

Tab. 5.6 Motorisches Training in realer Umwelt – Welche Patienten profitieren?						
Mot. Training in realer Umwelt	**Profitieren**		**Profitieren nicht**		**Weiß nicht**	
	n=	in %	n=	in %	n=	in %
Motorik	256	95,2			13	4,8
Kognition	238	88,8	7	2,6	23	8,6
Perzeption	233	87,9	6	2,3	26	9,8
Vegetatives System	209	79,2	15	5,7	40	15,2
Vestibuläres System	204	77,9	13	5,0	45	17,2
Emotion	205	77,7	18	6,8	41	15,5
Wachheit	191	72,9	25	9,5	46	17,6
Kommunikation	185	70,6	31	11,8	46	17,6
Biomechanik	170	64,2	53	20,0	42	15,8
Schmerz	121	50,4	33	13,8	86	35,8

Gangtrainer, Lokomat

Tab. 5.7 Gangtrainer – Welche Patienten profitieren?						
Gangtrainer	**Profitieren**		**Profitieren nicht**		**Weiß nicht**	
	n=	in %	n=	in %	n=	in %
Motorik	210	79,5	7	2,7	47	17,8
Vegetatives System	188	73,2	11	4,3	58	22,6
Biomechanik	153	59,1	36	13,9	70	27,0
Perzeption	152	58,7	32	12,4	75	29,0
Vestibuläres System	133	52,4	43	16,9	78	30,7
Wachheit	122	48,0	38	15,0	94	37,0
Emotion	91	35,8	65	25,6	98	38,6
Schmerz	84	35,4	51	21,5	102	43,0
Kognition	82	32,0	84	32,8	90	35,2
Kommunikation	41	16,1	111	43,7	102	40,2

Armtrainer, MIT-Manus, Bi-Manu-Track

Tab. 5.8 Armtrainer – Welche Patienten profitieren?

Armtrainer	**Profitieren**		**Profitieren nicht**		**Weiß nicht**	
	n=	in %	n=	in %	n=	in %
Motorik	181	70,2	6	2,3	71	27,5
Biomechanik	157	61,6	27	10,6	71	27,8
Perzeption	131	52,0	30	11,9	91	36,1
Vegetatives System	103	40,9	59	23,4	90	35,7
Schmerz	86	37,1	35	15,1	111	47,8
Kognition	70	27,9	79	31,5	102	40,6
Emotion	68	27,3	82	32,9	99	39,8
Wachheit	65	26,0	79	31,6	106	42,4
Vestibuläres System	40	15,9	105	41,8	106	42,2
Kommunikation	35	14,1	110	44,2	104	41,8

FES – Funktionelle Elektrostimulation

Tab. 5.9 FES – Welche Patienten profitieren?

FES	**Profitieren**		**Profitieren nicht**		**Weiß nicht**	
	n=	in %	n=	in %	n=	in %
Motorik	117	47,4	12	4,9	118	47,8
Perzeption	89	36,6	27	11,1	127	52,3
Schmerz	78	34,4	18	7,9	131	57,7
Biomechanik	54	22,1	60	24,6	130	53,3
Wachheit	33	13,8	59	24,6	148	61,7
Vegetatives System	31	12,9	75	31,3	134	55,8
Emotion	29	12,1	62	25,9	148	61,9
Kognition	27	11,3	80	33,3	133	55,4
Kommunikation	18	7,5	87	36,3	135	56,3
Vestibuläres System	16	6,6	81	33,6	144	59,8

EMG-initiierte funktionelle Elektrostimulation einzelner Muskeln

Tab. 5.10 EMG-initiierte FES – Welche Patienten profitieren?

EMG-initiierte FES	**Profitieren**		**Profitieren nicht**		**Weiß nicht**	
	n=	in %	n=	in %	n=	in %
Motorik	117	47,2	14	5,6	117	47,2
Perzeption	88	36,4	25	10,3	129	53,3

Tab. 5.10 EMG-initiierte FES – Welche Patienten profitieren? (Forts.)						
EMG-initiierte FES	**Profitieren**		**Profitieren nicht**		**Weiß nicht**	
	n=	in %	n=	in %	n=	in %
Schmerz	67	29,9	22	9,8	135	60,3
Biomechanik	52	21,1	61	24,8	133	54,1
Kognition	37	15,4	82	34,0	122	50,6
Wachheit	33	13,6	64	26,4	145	59,9
Emotion	27	11,3	72	30,0	141	58,8
Vegetatives System	25	10,4	79	32,8	137	56,8
Kommunikation	19	7,9	88	36,5	134	55,6
Vestibuläres System	18	7,4	85	35,1	139	57,4

EMG-Biofeedback

Tab. 5.11 EMG-Biofeedback – Welche Patienten profitieren?						
EMG-Biofeedback	**Profitieren**		**Profitieren nicht**		**Weiß nicht**	
	n=	in %	n=	in %	n=	in %
Motorik	123	49,8	9	3,6	115	46,6
Perzeption	99	40,9	17	7,0	126	52,1
Schmerz	64	29,0	17	7,7	140	63,3
Kognition	66	27,6	45	18,8	128	53,6
Biomechanik	54	22,3	52	21,5	136	56,2
Emotion	52	21,8	48	20,1	139	58,2
Vegetatives System	48	19,9	58	24,1	135	56,0
Wachheit	41	17,2	55	23,0	143	59,8
Kommunikation	37	15,5	67	28,0	135	56,5
Vestibuläres System	34	14,2	69	28,8	137	57,1

rTMS – repetitive transkranielle Magnetstimulation

Tab. 5.12 TMS – Welche Patienten profitieren?						
rTMS	**Profitieren**		**Profitieren nicht**		**Weiß nicht**	
	n=	in %	n=	in %	n=	in %
Motorik	40	17,0	6	2,6	189	80,4
Perzeption	28	12,2	10	4,3	192	83,5
Schmerz	26	11,8	8	3,6	187	84,6
Wachheit	15	6,6	23	10,1	190	83,3
Biomechanik	15	6,4	23	9,9	195	83,7

Tab. 5.12 TMS – Welche Patienten profitieren? (Forts.)

rTMS	Profitieren		Profitieren nicht		Weiß nicht	
	n=	in %	n=	in %	n=	in %
Kognition	14	6,1	35	15,2	181	78,7
Vestibuläres System	12	5,2	29	12,6	189	82,2
Vegetatives System	8	3,5	32	13,9	190	82,6
Emotion	8	3,5	30	13,2	190	83,3
Kommunikation	7	3,1	36	15,7	186	81,2

Sensorimotor Coupling

Tab. 5.13 Sensorimotor Coupling – Welche Patienten profitieren?

Sensorimotor Coupling	Profitieren		Profitieren nicht		Weiß nicht	
	n=	in %	n=	in %	n=	in %
Perzeption	34	14,8	3	2,3	193	83,9
Motorik	32	13,6	3	1,3	200	85,1
Kognition	19	8,3	14	6,1	196	85,6
Wachheit	18	7,8	11	4,8	201	87,4
Schmerz	13	5,9	10	4,5	198	89,6
Biomechanik	13	5,6	16	6,9	203	87,5
Vestibuläres System	12	5,2	10	4,4	207	90,4
Vegetatives System	10	4,4	14	6,1	205	89,5
Kommunikation	10	4,4	20	8,7	199	86,9
Emotion	9	3,9	15	6,6	204	89,5

Motor Imagery/Repeated Mental Practice

Tab. 5.14 Motor Imagery/Repeated Mental Practice – Welche Patienten profitieren?

Motor Imagery/Repeated Mental Practice	Profitieren		Profitieren nicht		Weiß nicht	
	n=	in %	n=	in %	n=	in %
Motorik	91	38,9	4	1,7	139	59,4
Perzeption	69	30,1	17	7,4	143	62,4
Kognition	53	23,2	26	11,4	149	65,4
Schmerz	41	19,6	18	8,6	150	45,6
Emotion	28	12,4	43	19,0	155	68,6
Biomechanik	24	10,4	50	21,7	156	67,8
Wachheit	23	10,0	43	18,8	163	71,2
Vegetatives System	22	9,7	55	24,2	150	66,1

Tab. 5.14 Motor Imagery/Repeated Mental Practice – Welche Patienten profitieren? (Forts.)

Motor Imagery/Repeated Mental Practice	Profitieren		Profitieren nicht		Weiß nicht	
	n=	in %	n=	in %	n=	in %
Vestibuläres System	22	9,7	43	19,0	161	71,2
Kommunikation	16	7,0	54	23,8	157	69,2

Spiegeltherapie

Tab. 5.15 Spiegeltherapie – Welche Patienten profitieren?

Spiegeltherapie	Profitieren		Profitieren nicht		Weiß nicht	
	n=	in %	n=	in %	n=	in %
Motorik	214	79,0	20	7,4	37	13,7
Perzeption	187	69,8	29	10,8	52	19,4
Kognition	149	57,3	57	21,9	54	20,8
Schmerz	112	46,5	50	20,7	79	32,8
Emotion	90	34,7	84	32,4	85	32,8
Biomechanik	69	26,0	120	45,3	76	28,7
Wachheit	66	25,4	109	41,9	85	32,7
Kommunikation	64	25,1	113	44,3	78	30,6
Vegetatives System	54	20,6	135	51,5	73	27,9
Vestibuläres System	53	20,2	131	50,0	78	29,8

Einsatz von Orthesen beim Gehen (Fußschienen)

Tab. 5.16 Orthesen beim Gehen – Welche Patienten profitieren?

Orthesen	Profitieren		Profitieren nicht		Weiß nicht	
	n=	in %	n=	in %	n=	in %
Motorik	250	91,2	11	4,0	13	4,7
Biomechanik	212	78,8	31	11,5	26	9,7
Schmerz	161	65,4	30	12,2	55	22,4
Perzeption	143	54,6	74	28,2	45	17,2
Vestibuläres System	122	46,7	92	35,2	47	18,0
Vegetatives System	102	38,9	116	44,3	44	16,8
Emotion	88	33,8	109	41,9	63	24,2
Kognition	58	22,4	152	58,7	49	18,9
Wachheit	53	20,3	142	54,4	66	25,3
Kommunikation	29	11,2	171	66,0	59	22,8

Bobath-Konzept

Tab. 5.17 Bobath-Konzept – Welche Patienten profitieren?

Bobath-Konzept	**Profitieren**		**Profitieren nicht**		**Weiß nicht**	
	n=	in %	n=	in %	n=	in %
Motorik	276	97,9	2	0,7	4	1,4
Perzeption	261	96,3	3	1,1	7	2,6
Vestibuläres System	234	87,0	13	4,8	22	8,2
Biomechanik	233	86,3	18	6,7	19	7,0
Schmerz	206	83,7	16	6,5	24	9,8
Wachheit	223	82,9	18	6,7	28	10,4
Vegetatives System	214	80,5	26	9,8	26	9,8
Kognition	209	78,9	30	11,3	26	9,8
Kommunikation	178	67,4	50	18,9	36	13,6
Emotion	160	60,8	54	20,5	49	18,6

5.2.12 Zusammenfassung: Welche Patienten profitieren nach Ansicht der befragten Therapeuten von welchen therapeutischen Maßnahmen?

Nach Ansicht der befragten Therapeuten können Patienten mit folgenden Störungen der neurofunktionellen Systeme von diesen therapeutischen Maßnahmen profitieren:

- Patienten mit Störungen der **Motorik** profitieren vor allem vom Bobath-Konzept und von Repetition, weiterhin von Motorischem Training in einer realen Umwelt, ziel- und aufgabenorientierten Aktivitäten, Laufbandtherapie, Orthesen, Gangtrainer, Spiegeltherapie und dem Armtrainer.
- Patienten mit Störungen der **Biomechanik** profitieren vor allem vom Bobath-Konzept, weiterhin von Orthesen, ziel- und aufgabenorientiertem Arbeiten, Repetition, Laufbandtherapie und motorischem Training in einer realen Umwelt.
- Patienten mit Störungen der **Perzeption** profitieren vor allem vom Bobath-Konzept, weiterhin von motorischem Training in einer realen Umwelt, ziel- und aufgabenorientiertem Arbeiten, Repetition, Spiegeltherapie und Laufbandtherapie.
- Patienten mit Störungen der **Kognition** profitieren vor allem von ziel- und aufgabenorientiertem Arbeiten und motorischem Training in einer realen Umwelt, weiterhin von Repetition und dem Bobath-Konzept.
- Patienten mit Störungen des **vegetativen Systems** profitieren vor allem von der Laufbandtherapie, weiterhin vom Bobath-Konzept, motorischem Training in einer realen Umwelt, ziel- und aufgabenorientiertem Arbeiten, Gangtrainer und Repetition.
- Patienten mit Störungen des **vestibulären Systems** profitieren vor allem vom Bobath-Konzept, weiterhin von motorischem Training in einer realen Umwelt und von ziel- und aufgabenorientiertem Arbeiten.

- Patienten mit Störungen der **Emotion** profitieren vor allem von motorischem Training in einer realen Umwelt und von ziel- und aufgabenorientiertem Arbeiten.
- Patienten mit Störungen der **Wachheit** profitieren vor allem vom Bobath-Konzept, weiterhin von motorischem Training in einer realen Umwelt und von ziel- und aufgabenorientiertem Arbeiten.
- Patienten mit Störungen der **Kommunikation** profitieren vor allem von motorischem Training in einer realen Umwelt und vom Bobath-Konzept, weiterhin von Repetition und von ziel- und aufgabenorientiertem Arbeiten.
- Patienten mit **Schmerzen** profitieren vor allem vom Bobath-Konzept.

6 Diskussion

Bis Juli 2010 wurden insgesamt 329 Fragebögen ausgefüllt und zugesendet, davon 295 in Papierform per Post und 34 Fragebögen in digitaler Form per Email.
Vorwiegend füllten Physiotherapeuten den Fragebogen aus (66 %), gefolgt von Ergotherapeuten (32,7 %). Von diesen Therapeuten haben 73,1 % die Fachschule besucht, jeder fünfte Therapeut (21,3 %) hatte einen akademischen Titel (Bachelor, Master oder Philosophiae Doctor).
Diese akademische Verteilung entspricht nicht dem durchschnittlichen Verhältnis in Deutschland – daher ist es nahe liegend, dass vor allem Therapeuten mit akademischem Hintergrund sich durch den Fragebogen angesprochen fühlten.
Auch gab es keinen Fragebogen, in dem *keine* der therapeutischen Maßnahmen mit *Evidence-Based-Practice*-Hintergrund bekannt war – daher kann man sagen, dass die Therapeuten, denen die Maßnahmen unbekannt waren, den Fragebogen nicht ausgefüllt haben.
In einer zukünftigen Befragung wäre es also anzuraten, noch mehr konventionelle Therapien in den Fragebogen mit aufzunehmen, damit auch Personen zum Ausfüllen animiert werden, die therapeutische Maßnahmen mit *Evidence-Based-Practice*-Hintergrund noch nicht kennen.
Der größte Anteil der Befragten war unter 40 Jahren alt (69 %) und hatte unter 10 Jahre Berufserfahrung (61,4 %) – diese Ergebnisse decken sich mit den Ergebnissen von Jette et.al.
Über 80 % der Befragten arbeiten über 30 Stunden in der Woche und behandeln über 75 % ihrer Arbeitszeit Patienten; 74,6 % vor allem Patienten mit neurologischen Erkrankungen. Im Unterricht sind 14 % teilweise tätig, nur 1,8 % der Befragten arbeiten in der Forschung – obwohl über 20 % akademisiert sind.
Auffällig war, dass 73,3 % der Befragten in Kliniken arbeiten und nur 20,4 % in einer Praxis; davon wurde die Praxis oftmals als Nebentätigkeit angegeben – neben der Arbeit in einer Klinik. Dies zeigt sich auch in den interdisziplinären Teams: zwischen 237 und 315 Therapeuten arbeiten mit Physiotherapeuten, Ärzten, Pflege, Ergotherapeuten, Sprachtherapeuten, Sozialarbeitern, Psychologen und physikalischen Therapeuten zusammen.
Es kristallisiert sich also sehr klar heraus, dass die Therapeuten, die in Praxen/ambulanten Institutionen arbeiten, den Fragebogen eher nicht ausgefüllt haben.
Hier kann man die Hypothese anstellen, dass die therapeutischen Maßnahmen mit *Evidence-Based-Practice*-Hintergrund vor allem in Kliniken mit interdisziplinären Teams angewendet und diskutiert werden.
Die bekanntesten therapeutischen Maßnahmen waren das Bobath-Konzept (96,7 %) und der Einsatz von Orthesen (90 %); gefolgt von Laufband- und Spiegeltherapie (beides 87,6 %), Repetition (87 %), ziel- und aufgabenorientiertem Arbeiten (80,4 %) und motorischem Training in einer realen Umwelt (78,3 %).
Im mittleren Drittel befanden sich zum Thema Bekanntheitsgrad die robotergestützten Gangtrainer (64,2 %), EMG-Biofeedback und EMG-initiierte funktionelle Elektrostimulation (56,7 und 56,4 %), die robotergestützten Armtrainer (55,5 %), Constraint Induced Movement Therapy (53,7 %) und die Funktionelle Elektrostimulation (50,4 %).

Evidence Based Practice (EBP) in der neurologischen Rehabilitation. http://dx.doi.org/10.1016/B978-3-437-31648-7.00006-8

Im unteren Drittel befanden sich die Transkranielle Magnetstimulation und Motor Imagery/Repeated Mental Practice (beides 24,3 %) und Sensorimotor Coupling (6 %), weiterhin „Sonstige“ Maßnahmen, die genannt wurden, aber nicht explizit gefragt waren.
Im Bezug zur Literatur finden sich hier die therapeutischen Maßnahmen mit ausreichender Evidenz auf die zuvor beschriebenen, verschiedenen Parameter durchaus auch wieder im oberen Drittel des Bekanntheitsgrads (Repetition, Einsatz von Orthesen und Spiegeltherapie). Nur die transkranielle Magnetstimulation ist noch relativ unbekannt (unteres Drittel) – das verwundert nicht sehr, da das Gerät sicherlich nicht in vielen Kliniken verfügbar ist bzw. die Therapeuten dieses Gerät auch nicht anwenden. Veröffentlichungen über transkranielle Magnetstimulation fanden sich bisher auch eher in ärztlicher Fachliteratur als in therapeutischer.
Sehr bekannt sind den Therapeuten aber auch Maßnahmen, bei denen weder die günstige noch die ungünstige Wirkung als erwiesen gilt. Das Bobath-Konzept führt hier mit 96,7 % die Liste an und ist somit das bekannteste Konzept. Dies deckt sich zum einen mit den Leitlinien der DGN *(„… die am häufigsten angewandte physiotherapeutische Technik in Westeuropa“)*, zum anderen mit der Arbeit von Lennon[1] 2003, die dieses Ergebnisse bei einer Umfrage in der UK ebenfalls erhielt. Aber auch die Laufbandtherapie, ziel-/aufgabenorientiertes Arbeiten und motorisches Training in einer realen Umwelt sind den Therapeuten sehr bekannt. Dies könnte ein Parameter dafür sein, dass Therapeuten immer mehr die Partizipations- und Aktivitätsebene mit ihren Patienten erproben.
Auf die Frage, wo die befragten Therapeuten therapeutischen Maßnahmen mit *Evidence-Based-Practice*-Hintergrund kennengelernt haben, gaben die meisten Therapeuten das Bobath-Konzept an (75,3 %), gefolgt von Fachbüchern (73,2 %) und Fachzeitschriften (72 %). Im mittleren Drittel lagen Fachschule (65,4 %) und Internet (58,2 %).
Im unteren Drittel fanden sich Fortbildungen zu manuellen Techniken (30,3 %), „Sonstige“ (26,4 %), PNF-Fortbildung (22,8 %) und die Fachhochschule oder Universität (20,1 %).
Unter 20 % lagen Affolter, wissenschaftliche Datenbanken, Teilnahme an wissenschaftlichen Projekten, Perfetti-Fortbildung, Fortbildungen über wissenschaftliches Arbeiten, Brunkow, FBL, Feldenkrais, Sensorische Integration und Vojta.
Als positive Entwicklung kann man hier erkennen, dass auch in ganzheitlichen Behandlungskonzepten wie dem Bobath-Konzept neuere, therapeutische Maßnahmen besprochen und integriert werden. Auch der hohe Anteil durch Lesen von Fachbüchern und Fachzeitschriften ist positiv.
Als negativ sind die geringe Nutzung von wissenschaftlichen Datenbanken und die geringe Teilnahme an wissenschaftlichen Projekten oder Fortbildungen zu betrachten. Hier stellt sich die Frage, ob das Angebot zu gering ist oder ob die Therapeuten an solchen Angeboten kein Interesse zeigen? Oder werden wissenschaftliche Projekte im therapeutischen Bereich vorwiegend von anderen Berufsgruppen durchgeführt, z. B. von Ärzten? Diesen Fragestellungen sollte man in zukünftiger Forschungsarbeit unbedingt nachgehen.

Übersicht über Barrieren und Herausforderungen von Evidence-Based Practice (EBP) in der Berufspraxis – Welche der bekannten Maßnahmen werden nun tatsächlich im aktuellen Arbeitsalltag der Therapeuten verwendet?

Hier führten ziel- und aufgabenorientiertes Arbeiten (96,1 %) und das Bobath-Konzept (90,5 %) die Liste an, gefolgt von Repetition (88,1 %) und motorischem Training in einer realen Umwelt (77,9 %).
Im mittleren Drittel fanden sich die Orthesen zum Gehen (60,1 %).

Im unteren Drittel lagen die Laufbandtherapie (29,5 %), Motor-Imagery/Mental Practice (18 %), CIMT (16,3 %), Spiegeltherapie (16 %), Armtrainer (15,8 %), Gangtrainer (11,5 %), alle Elektroanwendungen, Sensorimotor Coupling und die transkranielle Magnetstimulation.
Dies ist insofern erstaunlich, da die Literaturrecherche (➤ Kap. 2) ja zu anderen Ergebnissen kam. Nur die Repetition als therapeutisches Verfahren mit ausreichender Evidenz fand sich im oberen Drittel der Maßnahmen wieder, welche Therapeuten am häufigsten anwenden. Die zweite Herangehensweise mit ausreichender Evidenz, die Versorgung mit Orthesen, fand sich im mittleren Drittel. Die beiden anderen therapeutischen Verfahren, die mit hohem Evidenzlevel in der Literaturrecherche bewertet wurden, finden sich im unteren Drittel wieder. Dies ist bei der transkraniellen Magnetstimulation gut nachvollziehbar, da das Gerät sicherlich so gut wie nie für Therapeuten zugänglich ist und sie auch nicht entsprechend geschult sind. Verwunderlich ist es allerdings bei der Spiegeltherapie – sie wird nur von 16 % der Therapeuten angewandt, obwohl sie 87,6 % der Therapeuten bekannt ist. Als Gründe wurden hier angegeben unpassende Patienten und mangelnde Informationen. Hieraus könnte man hypothetisch ableiten, dass der Bekanntheitsgrad dadurch entstanden ist, dass man es mal gehört oder mal gelesen hat, dass aber der praktische Bezug oder die Anleitung noch fehlt. Theorien kennen und diese dann in die Praxis umzusetzen sind immer noch zwei unterschiedliche Dinge. Dies ist insofern schade, da die Spiegeltherapie einfach in der Anwendung ist, es bedarf keiner ausführlichen, zeitintensiven Schulungen und die Gerätschaften sind nicht sehr teuer oder kompliziert in der Anschaffung.
Bei ziel- und aufgabenorientiertem Arbeiten, dem Bobath-Konzept und motorischem Training in einer realen Umwelt wurde zwar die Wirksamkeit weder belegt noch widerlegt, sie werden aber mit am häufigsten von Therapeuten angewandt. Am meisten verwundert hier das motorische Training in einer realen Umwelt – es gibt nur eine Studie darüber, aber gut ¾ der Therapeuten wenden es an.
Die Begründungen für das Nichtverwenden der therapeutischen Maßnahmen waren häufig unpassende Patienten oder mangelnde Informationen. Insbesondere bei den Geräteanwendungen sind die Geräte nicht vorhanden oder es wird von anderen Berufsgruppen übernommen.
Hier zeigen sich sehr deutlich **zwei Probleme:**

- In vielen Institutionen und sicherlich vor allem im ambulanten Bereich sind die Geräte nicht vorhanden – mögliche Gründe sind die hohen Anschaffungskosten oder Platzmangel.
- Sind die Geräte vorhanden, wird die Therapie oft an andere Berufsgruppen abgegeben, hier wurden sogar Hilfskräfte ohne therapeutische Ausbildung genannt. Hier ist die Gefahr gegeben, dass der Clinical-Reasoning-Prozess, warum man therapeutisch etwas wie tut, auf der Strecke bleibt und dass Therapeuten von nicht sog. „Therapieassistenten" ersetzt werden, um Personalkosten zu sparen.

Die „a. Hypothese": *Evidence-Based Practice (EBP)* ist vielen Therapeuten zwar bekannt, jedoch gelingt der Transfer in die tägliche praktische Arbeit nicht ausreichend" ist mit diesen Ergebnissen leider weder bestätigt noch widerlegt, da die Literaturrecherche ja gezeigt hat, dass es nur wenige therapeutische Maßnahmen mit ausreichender Evidenz gibt.
Es kann lediglich gesagt werden, dass die genannten 16 therapeutischen Maßnahmen im Therapiealltag nur wenig verwendet werden.
Im Nachhinein müssen bezüglich des Fragebogens ein paar Schwächen diskutiert werden, die in einer weiteren Forschungsarbeit dieser Art berücksichtigt werden sollten.
Zum einen kristallisierte sich in der Literatursuche heraus, dass es zum Thema Schlaganfall eindeutig mehr Literatur gibt als zu anderen, neurologischen Krankheitsbildern. Daher wurde diese Arbeit auf Schlaganfallpatienten begrenzt und ist nicht, wie ursprünglich geplant, auf die gesamte neurologische Rehabilitation übertragbar.

Um herauszufinden, wie gut oder schlecht Therapeuten über *Evidence-Based Practice (EBP)* informiert sind, hätte man weitere Fragen in die Befragung aufnehmen müssen, z. B.: Wie häufig lesen Therapeuten wissenschaftliche Literatur? Wie häufig nutzen Therapeuten wissenschaftliche Datenbanken? Kennen Therapeuten die Empfehlungen der Leitlinien? Im Fragebogen der vorliegenden Arbeit wurde dieser Themenbereich lediglich mit einer Frage abgedeckt, woher den Therapeuten die genannten 16 therapeutischen Maßnahmen bekannt sind.
Die größte Schwierigkeit ergab sich jedoch aus der Tatsache, dass die Literaturrecherche gezeigt hat, dass es nur wenige therapeutische Maßnahmen mit ausreichender Evidenz gibt. Somit wurde die Beantwortung der ursprüngliche Fragestellung durch den Fragebogen fast unmöglich – wie soll man nach dem Bekanntheitsgrad von etwas fragen, was eigentlich gar nicht da ist? Und wie soll man etwas in den therapeutischen Alltag transferieren, was eigentlich nicht da ist?

Literatur

1. Lennon Sheila (2003). Physiotherapy practice in stroke rehabilitation – a survey. Disability and Rehabilitation, 2003; Vol. 25, Nr. 9, 455–461.

7 Schlussfolgerung und Ausblick

Zunächst muss festgehalten werden, dass die Literaturrecherche dieser Arbeit zwar zu einem guten, aktuellem Überblick führte, jedoch ist es kein systematischer Review und erhebt daher keinen Anspruch auf Vollständigkeit.
Zusammenfassend ergeben sich aus den genannten Diskussionspunkten folgende Fragestellungen, die in künftigen Forschungsarbeiten überprüft werden sollten:

7.1 Gelingt in größeren, interdisziplinären Teams der Austausch und Wissenstransfer über wissenschaftliche Arbeiten besser?

Fast alle Therapeuten, die den Fragebogen ausgefüllt haben, arbeiten in interdisziplinären Teams.
Diese Fragestellung muss aber weiter untersucht werden, da zum einen der Fragebogen vorwiegend an Kliniken versendet wurde, zum anderen gab es keinen Fragebogen, in dem die genannten therapeutischen Interventionen komplett unbekannt waren – daraus könnte man schlussfolgern, dass Therapeuten, denen nichts bekannt war, den Fragebogen erst gar nicht ausgefüllt haben. Daher wäre es empfehlenswert, auch konventionelle Therapieverfahren mit in die Befragung aufzunehmen und den Fragebogen an noch mehr niedergelassene, ambulante Einrichtungen zu senden.

Evidence Based Practice (EBP) in der neurologischen Rehabilitation. http://dx.doi.org/10.1016/B978-3-437-31648-7.00007-X

7.2 Arbeiten Therapeuten mehr auf Partizipations- und Aktivitätsebene statt auf Körperstruktur- und Funktionsebene?

Die therapeutischen Maßnahmen mit hohem Evidenzlevel finden sich auch wieder in hohem Bekanntheitsgrad bei den Therapeuten (Repetition, Spiegeltherapie und der Einsatz von Orthesen, einzige Ausnahme: rTMS). Jedoch waren Maßnahmen mit niedrigerem Evidenzlevel noch bekannter: das Bobath-Konzept, weiterhin noch Laufband, aufgabenorientiertes Arbeiten und Training in realer Umwelt. Daraus ließe sich schlussfolgern, dass Therapeuten vermehrt auf Partizipations- und Aktivitätsebene arbeiten, statt auf Körperfunktions- und Strukturebene. Letztendlich ist diese Fragestellung durch die vorliegende Antwort nicht ausreichend beantwortet.

7.3 Wie gelingt der Wissenstransfer bei Therapeuten? Wie groß ist das Interesse an wissenschaftlichen Fortbildungen und wissenschaftlichen Datenbanken?

Die Befragung hat gezeigt, dass Therapeuten ihr Wissen über die genannten therapeutischen Maßnahmen vor allem aus Fortbildungskursen (Bobath-Konzept) beziehen, gefolgt von Fachbüchern und Fachzeitschriften.

Hieraus könnte man schlussfolgern, dass Therapeuten vor allem aus therapeutischen Fortbildungsveranstaltungen ihr Wissen beziehen, da diese Theorie mit praktischem Tun verbinden, weniger aus wissenschaftlichen Datenbanken, Projekten oder Fortbildungen.

Weiterhin könnte man hypothetisch annehmen, dass es Therapeuten nicht ausreicht, ein Verfahren zu kennen oder theoretisches Wissen darüber zu haben. Der Transfer in die praktische Anwendung scheint nur über Schulungen, die Theorie mit Praxis verbinden, zu gelingen.

Diese Aussage könnte man insbesondere durch die Ergebnisse des Fragebogens in Bezug auf die Spiegeltherapie untermauern: 87,6 % der Befragten gaben an, die Spiegeltherapie zu kennen, jedoch nur 16 % gaben an, sie auch anzuwenden und begründeten das Nichtanwenden vor allem mit unpassenden Patienten und mangelnder Information.

Jedoch auch diese Fragestellung konnte durch die vorliegende Arbeit nicht schlussendlich beantwortet werden, da – wie bereits diskutiert – Fragen nach Art und Häufigkeit der Literatursuche im Fragebogen fehlten.

7.4 Werden wissenschaftliche, therapeutische Projekte vorwiegend von anderen Berufsgruppen durchgeführt (z. B. Ärzten) und weniger von Therapeuten?

Diese Fragestellung könnte das Thema einer weiteren Literaturrecherche sein – wie viele der veröffentlichten, therapeutischen Forschungsarbeiten wurden von Therapeuten erstellt und wie viele von anderen Berufsgruppen?
Die befragten Therapeuten begründeten das Nichtverwenden der genannten therapeutischen Maßnahmen vor allem mit unpassenden Patienten und zum anderen mit mangelnden Informationen; des Weiteren würden die entsprechenden Geräte fehlen.
Hier schließt sich der Kreis: wenn Therapeuten nicht oder nur bedingt in der Lage sind, Zugang zur Literatur zu finden („fehlende Informationen"), so könnte man weiter schlussfolgern, dass ebenfalls das Wissen fehlt, wie eine Studiendesign zu erstellen ist bzw. wie man eine Studie durchführt. Somit übernehmen andere Berufsgruppen die wissenschaftliche Arbeit für Therapeuten.
Interessant wäre es zu diesem Thema auch, die Ergebnisse der vorgeschlagenen Literaturrecherche mit den Core curriculare der therapeutischen Schulen (Grundausbildung) zu vergleichen: Was wird wie und wie lange in der Grundausbildung zum Thema wissenschaftliches Arbeiten vermittelt?

7.5 Wie häufig begründet sich die Nichtanwendung der genannten therapeutischen Maßnahmen im Fehlen der entsprechenden Geräte, die aufgrund von hohen Anschaffungskosten und Platzmangel nicht vorhanden sind?

Insbesondere bei den therapeutischen Maßnahmen Laufbandtherapie, geräte-/robotergestützte Therapie für Gang & Arm, repetitive transkranielle Magnetstimulation und den verschiedenen Elektrotherapien gaben die befragten Therapeuten als Begründung für die Nichtanwendung das Fehlen des Geräts an.
Daher ergeben sich zum Thema gerätegestützte Therapie weitere verschiedene Fragestellungen:
Ist die Wirksamkeit der einzelnen, gerätegestützten Therapieverfahren so hoch, dass sich die Anschaffung eines teuren, therapeutischen Geräts wirklich rechtfertigt? Hier wäre eine weitere, systematische Literaturarbeit angezeigt.
Wenn ja, inwiefern hat dies wirtschaftliche Auswirkungen für den Therapeuten – wird die gerätegestützte Therapie vom Kostenträger dann höher vergütet? Dies ist eine sehr wirtschaftlich-politische Fragestellung im Rahmen der Versorgungsforschung, die im ersten Schritt die Erhebung des Ist-Zustandes erforderlich machen würde (ggf. international?), um dann in weiteren Forschungsschritten die einzelnen gerätegestützten Therapieverfahren näher zu untersuchen.

Oder birgt die gerätegestützte Therapie eher die Gefahr eines Stellenabbaus auf dem therapeutischen Markt, da diese Therapie von anderen Berufsgruppen oder therapeutischen Hilfskräften übernommen werden kann, um Personalkosten einzusparen? Auch hier wäre eine Erhebung des Ist-Zustandes zunächst notwendig – wie wird dies aktuell in der täglichen Praxis gehandhabt?
Stimmt es wirklich, dass die therapeutischen Geräte helfen, die Therapeuten körperlich zu entlasten? Auch hier wäre eine weitere Befragung sowohl der Therapeuten als auch der Arbeitgeber notwendig, ggf. auch mit der sehr spezifischen Fragestellung, ob Therapeuten, die Geräte zur Verfügung haben, weniger Krankheitstage aufweisen als Therapeuten, die ohne diese Gerätschaften auskommen müssen?
Zusammenfassend kann gesagt werden, dass neben einer weiteren, systematischen Literaturrecherche zum Thema Wirksamkeit der genannten therapeutischen Maßnahmen noch weitere Forschungsarbeit notwendig ist, um diese Fragestellungen befriedigend beantworten zu können.

8 Anhang

8.1 Anhang zur Literaturarbeit (➤ Kap. 2) Ergebnisse Literaturrecherche 1. und 2. Teil

Die Ergebnisse der Literaturrecherche werden hier ausführlicher in Tabellen dargestellt, die von der Verfasserin erstellt wurden.
Es gibt 2 Arten von Tabellen – Review-Tabellen und RCT/CCT-Tabellen.

Review-Tabelle – Inhalt
Autor, Jahr, Journal, Studientyp, Datenbanken, Selektionskriterien/Kontrollinterventionen, Datensammlung & Analyse, Patienten, Outcome Measures, Ergebnisse (z. B. Effektstärke, Signifikanz, Ereignisrate), Zusammenfassung und eigene Kommentare der Verfasserin.

Evidence Based Practice (EBP) in der neurologischen Rehabilitation. http://dx.doi.org/10.1016/B978-3-437-31648-7.00008-1

RCT/CCT-Tabelle – Inhalt

Autor, Jahr, Journal, Studientyp, Intervention (Details, Intensität, Behandlungsdauer), Kontrollintervention, Patienten (Anzahl, Zeit nach Erkrankung), Outcome Measures (unterteilt in Partizipations-, Aktivitäts- und Körperfunktions-/Körperstrukturebene), Ergebnisse (Effektstärke, Signifikanz, Ereignisrate), Zusammenfassung und eigene Kommentare der Verfasserin.

Beurteilung des Evidenzlevels der RCTs/CCTs

Es wurde die PEDro-Skala[1] verwendet – zu erkennen an den grau hinterlegten Zeilen der Tabellen.

8.1.1 Repetition/repetitives sensomotorisches Training – Lernen durch Wiederholung/bilaterales Armtraining

Tab. 8.1		
Review	**Titel/Fragestellung**	**Simultaneous bilateral training for improving arm function after stroke**
Autor		Coupar F, Pollock A, van Wijck F, Morris J, Langhorne P
Jahr		2010
Journal		Cochrane Database of Systematic Reviews, 2010 Apr 14;4:CD006432
Studientyp		Review
Datenbanken		Cochrane Stroke Trial Register, 10 elektronische Bibliotheken inkl. Cochrane Central Register of Controlled Trials, MEDLINE, EMBASE, CINAHL, AMED, zusätzlich in Referenzlisten und Studienregistern
Selektionskriterien/Kontrollinterventionen		RCTs von Erwachsenen mit Stroke, die Intervention war simultanes, bilaterales Training Kontrollintervention: Placebo oder keiner Therapie oder gewohnte Therapie oder andere Therapieformen für die OE 18 Studien wurden inkludiert
Datensammlung und Analyse		2 unabhängige Autoren screenten die Abstracts, sammelten die Daten und bewerteten die Studien. Methodologische Qualität: verblindete Zuweisung, Blindung des Outcome Assessors, Intention-to-treat, Vergleichbarkeit der Patienten, Wegfall bis Follow-up
Patienten		549 Teilnehmer
Outcome-Measures		ADL, umfassendere ADLs
		Bewegungen der OE, Motor Impairment Arm
Ergebnisse (z. B. Effektstärke, Signifikanz, Ereignisrate)		Ergebnisse nicht statistisch signifikant für ADL-Fähigkeiten und funktionelle Arm-/Handbewegungen
Zusammenfassung		Nicht ausreichend gute, qualitative Evidenz, um Empfehlungen auszusprechen. Es gibt Evidenz dafür, dass bilaterales Armtraining nicht mehr (oder weniger) effektiv ist als andere Interventionen für die OE
Eigene Kommentare		

Tab. 8.2		
Review	**Titel/ Fragestellung**	**Strengthening interventions increase strength and improve activity after stroke**
Autor		Ada L, Dorsch S, Canning CG
Jahr		2006
Journal		Aust J Physiother. 2006;52(4):241–8
Studientyp		Systematischer Review mit Metaanalyse von RCTs
Datenbanken		MEDLINE, CINAHL, EMABSE, PEDro
Selektionskriterien/Kontrollinterventionen		Krafttraining wurde definiert als Intervention, die Repetition und starke Muskelkontraktionen involviert. Inkludiert wurden: Biofeedback, elektrische Stimulation, Muskel-Reeducation, progressive Widerstandsübungen und mentales Üben RCTs oder quasirandomisierte kontrollierte Studien Kontrollinterventionen: keine Therapie, Placebo oder eine Therapie, die nicht kräftigt
Datensammlung und Analyse		3 Reviewer unabhängig. 21 Trials wurden identifiziert, 15 konnten in die Metaanalyse inkludiert werden
Patienten		Stroke-Patienten in Kategorien: acute, very weak; acute, weak; chronic, very weak; chronic, weak
Outcome-Measures		Barthel-Index
		10-Meter-Gehtest Box- & Block-Test
		Kontinuierliche Kraftmessung, Drehmomentmessung oder ordinale Messung wie manuelle Muskeltests. Modifizierte Ashworth-Skala, Custom Made Scale, Pendeltest
Ergebnisse (z. B. Effektstärke, Signifikanz, Ereignisrate)		Bei allen Stroke-Patienten hatte Krafttraining einen kleinen positiven Effekt auf Kraft und Aktivität. Ein sehr kleiner Effekt zeigt sich in der Spastizität.
Zusammenfassung		Krafttraining steigert die Kraft, verbessert Aktivität und erhöht nicht die Spastik. Die Autoren schlagen vor, dass Krafttraining ein Teil der Rehabilitation nach Stroke sein sollte.
Eigene Kommentare		

Tab. 8.3		
Review	**Titel/Fragestellung**	**Bilateral movement training and stroke rehabilitation**
Autor		Stewart KC, Cauraugh JH, Summers JJ
Jahr		2006
Journal		J Neurol Sci. 2006 May 15; 244(1–2): 89–95
Studientyp		Systematischer Review & Metaanalyse
Datenbanken		PubMed, Cochrane database

Tab. 8.3 (Forts.)		
Review	**Titel/Fragestellung**	**Bilateral movement training and stroke rehabilitation**
Selektionskriterien/Kontrollinterventionen		Die bilateralen Trainingsprotokolle mussten funktionelle Aufgaben und repetitive Armbewegungen enthalten. 17 Studien inkl. einer unpublizierten Studie wurden gefunden, 11 Studien qualifizierten sich für den Review. Studien wurden aufgenommen: Pat. mit genügend motorischen Restfunktionen im geschädigten Arm, um die motorischen Test durchführen zu können, bilaterales Bewegungstraining als Interventionsgruppe, funktionelle Analyse von Arm/Hand
Datensammlung und Analyse		Suche in Referenzen von Schlaganfallstudien und Studien zum bilateralen Armtraining, in Reviews, Buchkapiteln und 2 Datenbanken: PubMed (1966–2005) und Cochrane Controlled Trials Register (1. und 1. Quarter 2005). Fail safe Analyse. 2 Autoren sichteten die Studien, der 1. wählte aus, der 2. Checkte nach: Randomisierung, Doppelverblindung, Nichtteilnahme oder Drop-outs. Confidence Interval Ranging (Rosenthal-Regeln)
Patienten		Hemiparese nach Stroke, obere Extremität betroffen
Outcome-Measures		Fugl-Meyer upper extremity motor test, Box- and Block-Test
		Kinematic Performance Rating
Ergebnisse (z. B. Effektstärke, Signifikanz, Ereignisrate)		Effektgröße Gesamtwirkung ES=0,732, S. D. =0,13 Dies indiziert, dass bilaterales Bewegungstraining vorteilhaft ist für die Verbesserung von motorischen Fähigkeiten nach Stroke. Fail-Safe-Analysis: 48 Nulleffekte wären notwendig, um die mittlere Effektstärke auf ein unbedeutendes Maß zu reduzieren.
Zusammenfassung		Bilaterales Bewegungstraining allein oder in Kombination mit sensorischem Feedback sind wirksame Schlaganfall-Rehabilitationsprogramme während der subakuten und chronischen Phase nach Stroke.
Eigene Kommentare		Outcome-Measures fokusieren nur die OE, keine Messung auf Partizipation. Keine deutlichen Vergleiche mit anderen Methoden – Bilaterales Bewegungstraining hilft alleine und in Verbindung mit anderen Methoden, z. B. rhythmische akustische Cues oder aktive neuromuskuläre Stimulation.

Tab. 8.4		
RCT **CCT**	**Titel/ Fragestellung**	**Early and repetitive stimulation of the arm can substantially improve the long-term outcome after stroke: a 5-year follow-up study of a randomized trial**
Autor		Feys H, De Weerdt W, Verbeke G, Steck GC, Capiau C, Kiekens C, et al.
Jahr		2004
Journal		Stroke 2004;35:924–929.
Studientyp		5-year follow-up of a RCT

Tab. 8.4 (Forts.)					
RCT CCT **Titel/ Fragestellung**	**Early and repetitive stimulation of the arm can substantially improve the long-term outcome after stroke: a 5-year follow-up study of a randomized trial**				
Intervention: Details, Intensität, Behandlungsdauer	Patienten der Experimentalgruppe erhielten vor 5 Jahren täglich zusätzliche sensomotorische Stimulation des Arms für 6 Wochen, 30 Minuten täglich; positioniert in einem Schaukelstuhl mit einem Long Arm Splint (Johnstone), die Hand fixiert. Patienten sollten mit dem Hemiarm den Schaukelstuhl bewegen – drücken.				
Kontrollintervention	Ebenfalls im Schaukelstuhl mit einer Kurzwellentherapie				
Patienten: Anzahl, Zeit nach Erkrankung	100 Patienten mit Stroke – 62 Patienten jetzt im Follow-up				
Patienten: spez. Ein- und Ausschlusskriterien		Nein	x	Ja	Wo: S. 925
Randomisierung		Nein	x	Ja	Wo: S. 925
Gruppenzuordnung verblindet		Nein	x	Ja	Wo: S. 925
Patienten geblindet		Nein	x	Ja	Wo: S. 925
Therapeuten geblindet	x	Nein		Ja	Wo: S. 925
Rater geblindet		Nein	x	Ja	Wo: S. 925
Outcome-Measures Partizipation	Barthel-Index				
Outcome-Measures Aktivität	Brunnström-Fugl-Meyer-Test (BMFT), Action Research Arm Test (ARAT)				
Outcome-Measures Körperfunktion + -struktur					
Ergebnisse (z. B. Effektstärke, Signifikanz, Ereignisrate)	Statistisch signifikanter Unterschied im BFMT und ARAT zugunsten der Experimentalgruppe. Die durchschnittliche Differenz in der Verbesserung zwischen den Gruppen von der initialen Testung zum 5-Jahres-Follow-Up betrug 17 Punkte im BFMT und 17,4 im ARAT. Kein Effekt wurde im Barthel-Index gefunden. Die Behandlung war am effektivsten bei Patienten mit initial schwerem, motorischem Defizit.				
Ergebnisse von mehr als 85 % der Patienten	x	Nein		Ja	Wo: S. 925
Intention-to-treat-Analyse		Nein	x	Ja	Wo: S. 925
Ergebnisse statistischer Gruppenvergleiche (z. B. p-Wert)		Nein	x	Ja	Wo: S. 925
Punktmaß: Größe des Behandlungseffektes		Nein	x	Ja	Wo: S. 926
Punkte PEDro-Skala	8 Punkte				
Zusammenfassung	Eine zusätzliche spezifische Intervention für den Arm in der akuten Phase nach Stroke bringt einen klinisch bedeutsamen und lang anhaltenden Effekt für die motorische Funktion. Der Effekt kann einer frühen, repetitiven und zielorientierten Stimulation zugeschrieben werden.				

Tab. 8.4 (Forts.)		
RCT CCT	Titel/ Fragestellung	**Early and repetitive stimulation of the arm can substantially improve the long-term outcome after stroke: a 5-year follow-up study of a randomized trial**
Eigene Kommentare		Keine Variationen in der Umwelt, der Input ist nicht sinnvoll – im Sinne von Übertragbarkeit auf eine Alltagstätigkeit. Daher sollten Aktivitäten entwickelt und benutzt werden, die diesem Anspruch gerecht werden.

Tab. 8.5						
RCT CCT	Titel/ Fragestellung	**Repetitive bilateral arm training and motor cortex activation in chronic stroke: a randomized controlled trial**				
Autor		Luft AR, McCombe-Waller S, Whitall J et al.				
Jahr		2004				
Journal		JAMA 2004; 292: 1.853–1.861.				
Studientyp		RCT				
Intervention: Details, Intensität, Behandlungsdauer		Bilaterales Armtraining mit rhythmischer akustischer Stimulation (BATRAC, n=9). 6 Wochen Intervention 3× wöchentlich 1 Stunde (im Wechsel 5 Minuten Training – 10 Minuten Pause)				
Kontrollintervention		Standardtherapie (DMTE, n=12). 6 Wochen Intervention 3× wöchentlich 1 Stunde (im Wechsel 5 Minuten Training – 10 Minuten Pause).				
Patienten: Anzahl, Zeit nach Erkrankung		21 Patienten in ambulanter Rehabilitation, im Durchschnitt 50,3 Monate (4,2 Jahre) nach Stroke von 2001 bis 2004. Spastische Hemiparese der OE nach einmaligem kortikalem oder subkortikalem Stroke. Alle hatten die Fähigkeit, den Arm zu bewegen, mindestens ein Stück gegen die Schwerkraft und hatten 3–6 Monate konventionelle Rehabilitation absolviert. Inkludiert: Sprache ohne Beeinträchtigungen, neurokognitive Fähigkeiten, um die Aufgaben zu verstehen. Exkludiert: multiple Strokes, andere neurologische Nebenerkrankungen, chronischer Schmerz, emotionale Dysfunktionen, Metallimplantate und Klaustrophobie (fMRI).				
Patienten: spez. Ein- + Ausschlusskriterien			Nein	x	Ja	Wo: S. 1.854
Randomisierung			Nein	x	Ja	Wo: S. 1.854
Gruppenzuordnung verblindet			Nein	x	Ja	Wo: S. 1.854
Gruppen einander ähnlich			Nein	x	Ja	Wo: S. 1.854
Patienten geblindet		x	Nein		Ja	Wo:
Therapeuten geblindet		x	Nein		Ja	Wo:
Rater geblindet			Nein	x	Ja	Wo: S. 1.854
Outcome-Measures Partizipation						

Tab. 8.5 (Forts.)						
RCT CCT	Titel/ Fragestellung	**Repetitive bilateral arm training and motor cortex activation in chronic stroke: a randomized controlled trial**				
Outcome-Measures Aktivität		Fugl-Meyer-Motor-Performance-Test, Wolf Motor Arm Test, Maryland Arm Questionaire for Stroke				
Outcome-Measures Körperfunkt. + -struktur		2 Wochen vor und nach der Intervention – Gehirnaktivität mit fMRI während einer Ellbogenbewegung. EMG-Messung Bizeps und Deltoideus. Dynomometrische Messung der Kraft von Ellbogen und Schulterbewegungen				
Ergebnisse (z. B. Effektstärke, Signifikanz, Ereignisrate)		Patienten der Interventionsgruppe steigerten die hemisphärische Aktivität während der Bewegung der paretischen Extremität (p=.03). Aktivitätsänderungen wurden im kontraläsionalen Großhirn und ipsilädionalen Cerebellum (p=.009) gefunden. Es war assoziiert mit signifikanten Steigerungen der Aktivität der präzentralen (p<.001) und postzentralen Gyri (p=.03) und dem Cerebellum (p≤.001), allerdings zeigten 3 Patienten keine Veränderungen. In den funktionellen Messsystemen gab es bei allen Patienten beider Gruppen keine Veränderungen. Nimmt man nur die Patienten der Interventionsgruppe mit den Veränderungen der Hirnaktivität (n=6), steigert BATRAC die Armfunktion mehr als konventionelle Therapie (p=.02).				
Ergebnisse von mehr als 85 % der Patienten			Nein	x	Ja	Wo: S. 1.856
Intention-to-treat-Analyse			Nein	x	Ja	Wo: S. 1.856
Ergebnisse statistischer Gruppenvergleiche (z. B. p-Wert)			Nein	x	Ja	Wo: S. 1.856
Punktmaß: Größe des Behandlungseffektes			Nein	x	Ja	Wo: S. 1.857–1.860
Punkte PEDro-Skala		9 Punkte				
Zusammenfassung		Diese ersten Ergebnisse suggerieren, dass BATRAC die Reorganisation in kontraläsionalen motorischen Netzwerken induziert und liefern eine biologische Erklärung für repetitives bilaterales Training als eine potenzielle Therapie für die obere Extremität bei Stroke-Patienten.				
Eigene Kommentare		Nur ⅔ der Patienten zeigten Veränderungen – ⅓ nicht.				

8.1.2 Laufbandtherapie

Tab. 8.6		
Review	Titel/ Fragestellung	**Treadmill training with partial body weight support after stroke: A review**
Autor		Hesse, Stefan
Jahr		2008
Journal		NeuroRehabilitation 23, 55–65

Tab. 8.6 (Forts.)		
Review	**Titel/ Fragestellung**	**Treadmill training with partial body weight support after stroke: A review**
Studientyp		Review
Datenbanken		Nicht genannt
Selektionskriterien/Kontrollinterventionen		Nicht genannt
Datensammlung und Analyse		Nicht genannt. Literatur wurde zitiert von 1980 bis 2006, insbesondere die eigene Literatur des Verfassers von 1994–2001.
Patienten		Stroke – nicht näher spezifiziert
Outcome-Measures		Wurden lediglich in den zitierten Studien erwähnt, aber nicht im Review aufgeführt und verglichen
Ergebnisse (z. B. Effektstärke, Signifikanz, Ereignisrate)		Nicht genannt
Zusammenfassung		Gangrehabilitation nach Stroke hat sich in den letzen 20 Jahren dramatisch verändert: so schnell wie möglich aus dem Bett in den Rollstuhl, gefolgt von einem aufgabenspezifischen Trainingskonzept mit Repetition von mehrfachen Gangzyklen auf dem Laufband mit Gewichtsentlastung oder bevorzugt auf Laufmaschinen. Bei Patienten, die unabhängig gehen können, steht das Training von Geschwindigkeit und kardiovaskulärer Fitness (aerobes Laufbandtraining) im Fokus, beide Parameter sind erforderlich für die Partizipation im täglichen Leben. Untätig zu Hause im Stuhl sitzen wird definitiv in einer Verschlechterung des funktionellen Status des Patienten resultieren. Weitere Studien sind erforderlich, um mehr und mehr Kriterien eines EBP-Programms zu finden und klar die Ein- und Auschlusskriterien zu definieren. Die Zukunft der Gangrehabilitation wird mehr und mehr hochentwickelte Maschinen zeigen, die nicht nur Gehen sondern auch Treppensteigen und Störfaktoren beim Gehen praktizieren – inkludiert in eine virtuelle Realität. Aber die Eins-zu-Eins physiotherapeutische Behandlung wird der Kern bleiben, angereichert mit intelligenten Maschinen und neuen Konzepten für effzienten Service für ambulante Patienten, hoffentlich für die Verbesserung von allen Teilnehmenden.
Eigene Kommentare		Im Titel erscheint das Wort Review – es ist jedoch eher ein Artikel, der verschiedene Studien zum Gangtraining mit Maschinen beleuchtet. Studien, die als Beleg für die Unwirksamkeit von anderen Konzepten zitiert werden, sind teils mehr als 20 Jahre alt.

Tab. 8.7		
Review	**Titel/ Fragestellung**	**Treadmill training and body weight support for walking after stroke (Review)**
Autor		Moseley AM, Stark A, Cameron ID, Pollock A
Jahr		2005
Journal		Cochrane Database

Tab. 8.7 (Forts.)		
Review	**Titel/ Fragestellung**	**Treadmill training and body weight support for walking after stroke (Review)**
Studientyp		Systematischer Review
Datenbanken		Cochrane Stroke Group Trials Register, Cochrane Central Register of Controlled Trials (CENTRAL), MEDLINE, EMBASE, CINAHL, PEDro, Zusätzlich Handsuche von relevanten Konferenzprozessen, Referenzlisten wurden gescreent und Autoren wurden kontaktiert, um weitere Publikationen und unpublizierte Studien herauszufinden.
Selektionskriterien/Kontrollinterventionen		Randomisierte oder quasi-randomisierte kontrollierte und Cross-Over-Studien über Laufbandtraining und Gewichtsentlastung, individuell, Placebovergleich, Vergleich mit keiner Therapie oder in Vergleich mit anderen Behandlungen des Gehens nach Stroke.
Datensammlung und Analyse		2 Autoren selektierten unabhängig die Studien, extrahierten die Daten und beurteilten die Qualität. Autoren wurden für zusätzliche Informationen kontaktiert. Für die Analyse wurde ein „Fixed Effect Model" benutzt, wenn Heterogenität bestand, wurde ein „Random Effect Model" benutzt. Die Ergebnisse wurden analysiert als „Weighted Mean Differences (WMD)" für kontinuieriche Variblen und „Relative Risk (RR)" für dichotome Variablen.
Patienten		Insgesamt 622 Patienten aus 15 Studien. Stroke-Patienten mit abnormalen Gehmustern (Definition der WHO zugrunde gelegt)
Outcome-Measures		Barthel-Index, Modified Rankin Scale, Nottingham Extended Activities of Daily Living Scale, Index of Activities of Daily Living, Instrumental Activities of Daily Living Scale, Functional Activities Questionnaire, Blessed Functional Activities Scale (nur bei 2 Studien gemessen) Quality of Life: Frenchay Activities Index, Medical Outcomes Study Short Form Health Survey Questionnaire, Nottingham Health Profile, Quality of Life Index, Sickness Impact Profile (nur bei einer Studie gemessen)
		Gehgeschwindigkeit ohne Hilfe (6–10 Meter und 6 Minuten am Stück), Ausdauer, Abhängigkeit von Hilfe, Functional Independece Maesure (FIM), Rivermead Mobility Index, Functional Ambulation Category (FAC)
		Motor Assessment Scale
Ergebnisse (z. B. Effektstärke, Signifikanz, Ereignisrate)		15 Studien/622 Teilnehmer wurden inkludiert. Es gab keine statistisch signifikanten Unterschiede zwischen Laufbandtraining, mit oder ohne Gewichtsentlastung (BWS) oder anderen Interventionen für Gehgeschwindigkeit oder Abhängigkeit. Teilnehmer, die bereits unabhängig gehen konnten bei Behandlungsbeginn, tendierten beim Laufbandtraining mit BWS zu höheren Ganggeschwindigkeiten (WMD 0.09 m/s, 95 % Confidence Interval [CI] -0.02 to 0.20 Geschwindigkeit, fixed effect), aber die Ergebnisse waren nicht statistisch signifikant. Eine individuelle Studie unterstützte tendenziell das Laufbandtraining mit BWS für Patienten, die nicht unabhängig gehen können verglichen mit Laufbandtraining alleine. Eine von 3 individuellen Studien zeigte an, das unabhängig gehfähige Patienten von Laufbandtraining in Kombination mit anderen aufgabenorientierten Übungen profitieren. Wie auch immer, die Daten sind limitiert. Unerwünschte Nebenwirkungen traten häufiger bei Patienten auf, die mit Laufbandtraining therapiert wurden, aber diese wurden nicht als klinisch schwerwiegende Ereignisse beurteilt.

Tab. 8.7 (Forts.)		
Review	**Titel/ Fragestellung**	**Treadmill training and body weight support for walking after stroke (Review)**
Zusammenfassung		Insgesamt gibt es keinen statistisch signifikanten Effekt vom Laufbandtraining mit oder ohne BWS. Obwohl einzelne Studien vorschlagen, dass Laufbandtraining mit BWS effektiver sei als Laufbandtraining alleine und das Laufbandtraining plus aufgabenorientiertes Üben mehr effektiv sei als „Scheinübungen" (Placebo), sind weitere Studien erforderlich, um diese Ergebnisse zu bestätigen. Klartext: Es gibt nicht genügend Evidenz um den Effekt von Laufbandtraining mit oder ohne BWS für das Gehen nach Stroke zu belegen. Die Unfähigkeit oder die geschädigte Fähigkeit zu gehen ist nach Stroke allen Patienten gemeinsam. Gehen auf einem Laufband, ggf. mit etwas BWS über ein Gurtsystem, das mit einem Gestell über dem Kopf verbunden ist, kann für Gehtraining benutzt werden. Dieser Review fand heraus, dass es nicht genügend Evidenz gibt, um im vollen Umfang die Auswirkungen von Laufbandtraining zu bestimmen. Es wird mehr Forschung benötigt, um die Auswirkungen von Laufbandtraining klar zu stellen.
Eigene Kommentare		

Tab. 8.8						
RCT CCT	**Titel/ Fragestellung**	**Exercise on a treadmill or walking outdoors? A randomized controlled trial comparing effectiveness of two walking exercise programmes late after stroke**				
Autor		Langhammer B, Stanghelle JK				
Jahr		2010 Jan;24(1):46–54				
Journal		Clin Rehabil				
Studientyp		RCT, single-blind				
Intervention: Details, Intensität, Behandlungsdauer		Laufbandtraining 30 Minuten täglich, 5×/Woche. Handlauf konnte benutzt werden. Geschwindigkeit wurde von langsam in wenigen Minuten auf die Arbeitsgeschwindigkeit gesteigert (für den Patienten angenehmste Geschwindigkeit).				
Kontrollintervention		Draußen gehen, 5×/Woche, dem Patienten angenehme Geschwindigkeit und mit Hilfsmittelgebrauch, wenn nötig. Wetterbedingungen wurden nicht beachtet. Die Länge der Gehstrecke war mehr abhängig von der Zeit als von der Distanz und die Intention war ein 30-minütiger kontinuierlicher Gang.				
Patienten: Anzahl, Zeit nach Erkrankung		39 Patienten in einem privaten Rehabilitationszentrum, 5 Drop-outs. Patienten 300–480 Tage nach Stroke. Inkludiert: neurologische Schädigung, Alter über 50 Jahre. Exkludiert: Patienten mit Barrieren für die Teilnahme an einem physikalischen Rehabilitationsprogramm, Sprachstörungen, instabile kardiale Situation, Neurochirurgische Patienten und prämorbide orthopädische Probleme oder andere Probleme, die am Gehen hindern.				
Patienten: spez. Ein- + Ausschlusskriterien		x	Nein		Ja	
Randomisierung			Nein	x	Ja	Wo: S. 47/48

Tab. 8.8 (Forts.)

RCT CCT	**Titel/ Fragestellung**	**Exercise on a treadmill or walking outdoors? A randomized controlled trial comparing effectiveness of two walking exercise programmes late after stroke**			
Gruppenzuordnung verblindet		Nein	x	Ja	Wo: S. 47/48
Gruppen einander ähnlich		Nein	x	Ja	Wo: S. 47/48
Patienten geblindet	x	Nein		Ja	Wo:
Therapeuten geblindet	x	Nein		Ja	Wo:
Rater geblindet		Nein	x	Ja	Wo: S. 47
Outcome-Measures Partizipation					
Outcome-Measures Aktivität	6-minute Walking Test für Ausdauer, Gestrecke und Ganggeschwindigkeit, 10-metre Walk Test (alle Tests mit Hilfsmittelgebrauch, wenn nötig)				
Outcome-Measures Körperfunkt. + -struktur	Ruhepuls und Aktivitätspuls beim 6-minute Walk Test, Schrittlänge, Spurbreite, Motor Assessment Scale (Tests mit Hilfsmittelgebrauch, wenn nötig)				
Ergebnisse (z. B. Effektstärke, Signifikanz, Ereignisrate)	Signifikante Unterschiede zugunsten der Laufbandgruppe im 6-minute Walk Test Gehstrecke (p=0.04), 6-minute Walk Test Geschwindigkeit (p=0.03), 10-Meter Walk Test Geschwindigkeit (p=0.03), bilaterale Schrittlänge (re. Bein: p=0.009; linkes Bein: p=0.003) und Spurbreite (p=0.01), dies indiziert einen symmetrischeren Gebrauch der Beine in der Laufbandgruppe (1.02 m versus 0.97–0.92 m). Es gab keine signifikanten Unterschiede der Gruppen in Rhythmus (p=0.78). Alle Teilnehmer hielten ihre Übungsprogramme 100-prozentig ein. Die Übungsfrequenz war nicht unterschiedlich, aber signifikant weniger Zeit wurde für die Laufbandgruppe gebraucht verglichen mit dem Gehen draußen (107 versus 316 Minuten, p=0.002). Es gab keine Unterschiede im Gebrauch von Hilfsmitteln zwischen den Gruppen, weder bei Ankunft noch bei Abreise aus der Klinik.				
Ergebnisse von mehr als 85 % der Patienten		Nein	x	Ja	Wo: S. 49
Intention-to-treat-Analyse		Nein	x	Ja	Wo: S. 49
Ergebnisse statistischer Gruppenvergleiche (z. B. p-Wert)		Nein	x	Ja	Wo: S. 46, 51
Punktmaß: Größe des Behandlungseffektes		Nein	x	Ja	Wo: S. 51
Punkte PEDro-Skala	8 Punkte				
Zusammenfassung	Die Ergebnisse legen nahe, dass Laufbandtraining die räumlichen und zeitlichen Parameter des Ganges effektiver verbessert als Gehen draußen.				

Tab. 8.8 (Forts.)		
RCT CCT	**Titel/ Fragestellung**	**Exercise on a treadmill or walking outdoors? A randomized controlled trial comparing effectiveness of two walking exercise programmes late after stroke**
Eigene Kommentare		Keine Outcome-Messungen für die Partizipation – konnten die Patienten der Laufbandgruppe ihre Veränderungen im Alltag einsetzen im Vergleich der Gruppe, die draußen geübt hat? Bemerkten sie die Veränderungen im Alltag mehr als die Patienten der Vergleichsgruppe? Leider wurde nicht gemessen, inwieweit die Laufbandgruppe im Vergleich zur Gruppe draußen auf plötzliche Veränderungen der Umwelt reagieren konnte (Problemlösung). Die Tests wurden auf einem Bodenbelag im Haus (Flat-Surface) durchgeführt. Stellt sich abschließend die Frage, inwiefern die Verbesserungen in Schrittlänge und Geschwindigkeit für den Alltagsgebrauch auf unebenen Boden oder in einer Fußgängerzone relevant sind? In der Umwelt draußen geht es schließlich nicht immer glatt geradeaus … Exkludiert: „Patienten mit Barrieren für die Teilnahme an einem physikalischen Rehabilitationsprogramm" – was heißt das? Gruppenzuordnung: ursprünglich waren in der Laufbandgruppe 21 Patienten, in der Gruppe draußen 18, in der LB-Gruppen fielen 3 Patienten raus, in der Gehgruppe draußen 2 Patienten, so blieben in der LB-Gruppe 18 übrig, in der Gehgruppe draußen 16. Wie begründet sich die ungleiche Verteilung? Generell ist die Gruppengröße klein – erklärt sich aber durch die Pilotstudie. Kein Follow-up – wäre interessant zu wissen, ob die Ergebnisse sich im Alltag der Patienten manifestieren.

Tab. 8.9		
RCT CCT	**Titel/ Fragestellung**	**Locomotor training improves daily stepping activity and gait efficiency in individuals poststroke who have reached a „plateau" in recovery**
Autor		Moore JL, Roth EJ, Killian C, Hornby TG
Jahr		2010 Jan;41(1):129–35
Journal		Stroke
Studientyp		Crossover Trial
Intervention: Details, Intensität, Behandlungsdauer		Crossover Trial: 4 Wochen wurde die Gehfähigkeit gemessen unter normaler Physiotherapie – Patienten erreichten ein Plateau und wurden daher aus der PT entlassen 4 Wochen intensive Locomotor-Therapie (LT) auf einem Laufband mit Gewichtsentlastung (gleiche Frequenz wie die vorangegangene PT) 2–5/ Woche, Steigerung der Geschwindigkeit bis höchstmöglich, 4 Wochen keine Intervention
Kontrollintervention		Physiotherapie & keine Therapie im Rahmen des Crossover Trials

Tab. 8.9 (Forts.)

RCT CCT	Titel/ Fragestellung	**Locomotor training improves daily stepping activity and gait efficiency in individuals poststroke who have reached a „plateau" in recovery**			
Patienten: Anzahl, Zeit nach Erkrankung		20 Patienten mit chronischem, unilateralem Stroke (> 6 Monate), die PT erhalten. Inkludiert: Gehfähigkeit > 10 m ohne Hilfe, selbstgewählte Geschwindigkeit ≤ 0,9 m/s mit der Zielformulierung, die Gehfähigkeit zu verbessern und ca. 1 Monat vor Beendigung der PT, da sich keine Funktionsverbesserungen mehr ergeben laut Aussage des behandelnden Therapeuten. Exkludiert: Kontrakturen der UE, signifikante Osteoporose, kardiovaskuläre Instabilität, Vorgeschichte von peripherer oder zentraler Nervenverletzung, kognitive oder sprachliche Störungen und die Unfähigkeit, die Studienbedingungen rechtlich zu verstehen/haften.			
Patienten: spez. Ein- + Ausschlusskriterien		Nein	x	Ja	Wo: S. 130
Randomisierung		Nein	x	Ja	Wo: S. 131
Gruppenzuordnung verblindet		Nein	x	Ja	Wo: S. 131
Gruppen einander ähnlich		Nein	x	Ja	Wo: S. 131
Patienten geblindet	x	Nein		Ja	Wo:
Therapeuten geblindet	x	Nein		Ja	Wo:
Rater geblindet	x	Nein		Ja	Wo:
Outcome-Measures Partizipation					
Outcome-Measures Aktivität		12-Minuten-Gehtest, selbst gewählte Geschwindigkeit, schnellste Geschwindigkeit, Höchstgeschwindigkeit Laufband, Berg Balance Scale, Timed Up and Go, Schritte über den Tag über einen Schrittzähler			
Outcome-Measures Körperfunkt. + -struktur		Borg-Skala, O_2-Sättigung, VO_2-höchste Konzentration			
Ergebnisse (z. B. Effektstärke, Signifikanz, Ereignisrate)		Schritte über den Tag waren mehr als 4-fach höher während des LT versus den PT-Zeiten, mit signifikanten Verbesserungen in täglichem Laufen und Geheffizienz nur nach LT. Veränderungen im täglichen Gehen nach der PT und intensiver LT waren korreliert ($p<0.001$) mit der Menge der Gehpraxis, die während der Interventionen erhalten wurde.			
Ergebnisse von mehr als 85 % der Patienten		Nein	x	Ja	Wo: S. 132
Intention-to-treat-Analyse		Nein	x	Ja	Wo: S. 132
Ergebnisse statistischer Gruppenvergleiche (z. B. p-Wert)		Nein	x	Ja	Wo: S. 132/133
Punktmaß: Größe des Behandlungseffektes		Nein	x	Ja	Wo: 130/131/132
Punkte PEDro-Skala	8 Punkte				

Tab. 8.9 (Forts.)		
RCT CCT	Titel/ Fragestellung	**Locomotor training improves daily stepping activity and gait efficiency in individuals poststroke who have reached a „plateau" in recovery**
Zusammenfassung		Intensive LT resultiert in verbesserter täglicher Gehpraxis bei Patienten mit Stroke, die aus der PT entlassen wurden, da sie ein Plateau in motorischen Funktionen erreicht hatten. Diese Fortschritte können auf die Höhe und die Intensität der Gehpraxis bezogen werden.
Eigene Kommentare		Verblindung fehlt, kleine Gruppengröße

8.1.3 Constraint-Induced Movement Therapy (CIMT)/Forced Use

Tab. 8.10		
Review	Titel/ Fragestellung	**Constraint-induced movement therapy for upper extremities in stroke patients**
Autor		Sirtori V, Corbetta D, Moja L, Gatti R
Jahr		2009
Journal		Cochrane Database of Systematic Reviews
Studientyp		Intervention Review
Datenbanken		Cochrane Stroke Group Trials Register, the Cochrane Central Register of Controlled Trials (CENTRAL), (The Cochrane Library), MEDLINE, EMBASE, CINAHL, Physiotherapy Evidence Database (PEDro)
Selektionskriterien/Kontrollinterventionen		RCTs, Quasi-RCTs, die Constraint-Induced Movement Therapy (CIMT), modifizierten CIMT oder Forced Use (FU) mit anderen rehabilitativen Techniken oder mit nichts verglichen.
Datensammlung und Analyse		Zwei Review-Autoren klassifizierten unabhängig voneinander Studien, die zu den In- und Exklusionskriterien passten, untersuchten die methodologische Qualität und extrahierten die Daten.
Patienten		619 Patienten waren inkludiert. Die Patienten hatten Restfunktionen im paretischen Arm und Potenzial für weitere motorische Erholung, sie hatten limitierende Spastizität oder Schmerzen, sie konnten den Arm kaum oder gar nicht nutzen.
Outcome-Measures		
Ergebnisse (z. B. Effektstärke, Signifikanz, Ereignisrate)		19 Studien wurden inkludiert. Nur 5 Studien hatten adäquate Verblindung der Zuteilung in die Gruppen. Die meisten Studien hatten geringe Power (im Durchschnitt nahmen nur 15 Patienten teil) und kleinere Studien-Bias können nicht ausgeschlossen werden. 6 Studien (184 Patienten) untersuchten die Behinderung direkt nach der Intervention – hier war eine Standard Mean Difference (SMD) möglich (0.36, 95 % Confidence Interval [CI] 0.06 to 0.65). Das am häufigsten berichtete Ergebnis war die Armmotorik (11 Studien mit 373 Patienten) mit einer SMD von 0,72 (95 % CI 0,32 bis 1,12). Es gab nur zwei Studien, die die Verbesserung der Behinderung nach einigen Monaten Nachbeobachtungszeit untersuchten und diese fanden keine signifikanten Unterschiede (SMD -0,07, 95 %CI -0,53 bis 0,40).

Tab. 8.10 (Forts.)		
Review	**Titel/ Fragestellung**	**Constraint-induced movement therapy for upper extremities in stroke patients**
Zusammenfassung		CIMT ist eine facettenreiche Intervention. Die Restriktion der weniger betroffenen Extremität führt begleitend zu mehr Benutzung der betroffenen Extremität. Es kommt zu einer moderaten Reduktion der Behinderung am Ende der Behandlungsperiode. Jedoch konnte nicht bewiesen werden, dass die Patienten mehrere Monate nach Ende der Therapie anhaltend profitieren. Mehr randomisierte Studien mit höherer Patientenanzahl und längeren Follow-up-Zeiten und Untersuchungen sind notwendig.
Eigene Kommentare		

Tab. 8.11		
Review	**Titel/ Fragestellung**	**The constraint-induced movement therapy: a systematic review of randomised controlled trials on the adult stroke patients**
Autor		Bonaiuti D, Rebasti L, Sioli P
Jahr		2007
Journal		Eura Medicophys. 2007 Jun;43(2):139–46
Studientyp		Systematischer Review
Datenbanken		MEDLINE, EMBASE, Cinhal, Cochrane Library
Selektionskriterien/Kontrollinterventionen		Inkludiert: CIMT bei erwachsenen Stroke-Patienten, RCTs, Kontrollgruppen wurden mit konventionellen Therapien behandelt, Outcome-Measures auf Impairment und/oder Disability-Level, isolierte Ergebnisse vom betroffenen Arm in generellen Scores auf Aktivitätsebene, Veröffentlichung des gesamten Artikels, nach 1966. Keine Einschränkungen wurden aufgrund der Sprache, in der veröffentlicht wurde, gemacht. Exkludiert: Reviews, RCTs, die unterschiedliche Intensitäten der CIMT-Anwendung miteinander verglichen, RCTs, in denen die Behandlung nicht den Restraint des weniger betroffenen Arms enthält.
Datensammlung und Analyse		Literatursuche von 1966–07/2005 in Titel und Abstract, bei Unklarheiten wurde der Text gelesen. Keywords: stroke, cerebrovascular disorders, hemiplegia, hemiparesis, rehabilitation, CIMT, exercise therapy. Einschätzung der Qualität durch 2 voneinander unabhängige Rater, basierend auf den 19 methodologischen Kriterien von van Tulder et al. Aufgrund der schwachen Daten konnte die statistische Signifikanz der Unterschiede zwischen den Gruppen (Metaanalyse) nicht gemessen werden, daher wurden die Veränderungen nach der Therapie in Prozent erfasst und mit „Minimal Clinically Important Difference (MCID)" berechnet – definiert als eine Veränderung von mindestens 10 % vom maximalen Score der Skala, die benutzt wurde.
Patienten		243 Patienten mit Stroke, 113 CIMT- und 130 Kontrollpatienten. Anzahl variierte in den Studien von 6 bis 69.

Tab. 8.11 (Forts.)		
Review	**Titel/ Fragestellung**	**The constraint-induced movement therapy: a systematic review of randomised controlled trials on the adult stroke patients**
Outcome-Measures		ARAT – Action Research Arm Test, MAL-Motor Acitivity Log, FMA-Fugl-Meyer-Assessment, WMFT - Wolf Motor Function Test
Ergebnisse (z. B. Effektstärke, Signifikanz, Ereignisrate)		9 RCTs die übrig blieben, wendeten CIMT in der akuten, subakuten oder chronischen Phase nach Stroke an, passend zu unterschiedlichen Modalitäten. Die Ergebnisse waren positiv in allen Studien ($p \leq 0.05$), aber der MCID wurden lediglich in kleineren erreicht, die durch Patientencharakteristika ggf. beeinflusst wurden.
Zusammenfassung		Obwohl alle Studien positive Ergebnisse erzielten, ist es unmöglich, einen eindeutigen Abschlussstrich zu ziehen über die Effektivität von CIMT. Die hauptsächlichen Limitationen waren: fehlende Homogenität in den Outcome Measures, die benutzt wurden, inadäquate Daten, die zur Verfügung standen und kleine Gruppengrößen. Benötigt werden multizentrische Studien, in denen stabile Outcome Measures verwendet werden und beides, sowohl motorisch und sensorisch geschädigte Patienten berücksichtigt werden.
Eigene Kommentare		Messverfahren in CIMT-Studien nur auf Aktivitätsebene – alltagsrelevante Veränderungen müssten in Scores auf Partizipationsebene erfasst werden.

Tab. 8.12		
Review	**Titel/ Fragestellung**	**Constraint-induced movement therapy following stroke: a systematic review of randomised controlled trials**
Autor		Hakkennes S, Keating JL
Jahr		2005
Journal		Aust J Physiother. 2005; 51(4): 221–31
Studientyp		Systematischer Review
Datenbanken		MEDLINE, CINAHL, EMBASE, Cochrane Library, PEDro, OTseeker
Selektionskriterien/Kontrollinterventionen		Studien mit Aussage über die Wirkung von CIMT auf Funktion, Lebensqualität, Kosten und Patientenzufriedenheit bei Stroke-Patienten. Inkludiert: CIMT im Vergleich mit einer alternativen Behandlung oder keiner Therapie. Teilnehmer waren über 18 Jahre alt und hatten reduzierte motorische Funktionen der OE nach Stroke. Studiendesigns: randomisiert, quasi-randomisiert, Cross-Over oder systematischer Review. Studie enthielt Scores – mindestens ein Messverfahren für die OE. Nur englischsprachige Artikel, da Übersetzungen nicht bezahlt werden konnten. Ergebnisse wurden veröffentlicht.

Tab. 8.12 (Forts.)		
Review	**Titel/ Fragestellung**	**Constraint-induced movement therapy following stroke: a systematic review of randomised controlled trials**
Datensammlung und Analyse		Suche von 1966 bis März 2005 in Titel und Abstrakt, bei Unklarheit wurde der Text gelesen. 2 unabhängige Rater identifizierten 14 RCTs und extrahierten die relevanten Daten. Effektgrößen wurden kalkuliert und die Ergebnisse wenn möglich gepoolt. Methodologische Qualität der RCTs (PEDro-Skala) lag durchschnittlich bei 5 (3–7). 13 RCTs verglichen CIMT mit einer alternativen Behandlung oder einer Kontrollgruppe, eine Studie verglich 2 CIMT-Protokolle miteinander. Effektgrößen konnten für 9 Studien eingeschätzt werden.
Patienten		Insgesamt 113 Stroke-Patienten im akuten, subakuten und chronischen Stadium mit Hemiparese der OE. In einer Studie nahmen 2 SHT-Patienten teil. 10° Fingerextension, 20° Dorsalextension Handgelenk und kognitive Funktionen waren Voraussetzung, in manchen Studien auch keine extreme Spastizität und/oder sensorische Funktionen.
Outcome-Measures		FIM – Functional Independent Measure, ARAT – Action Research Arm Test, MAL – Motor Acitivity Log, FMA – Fugl-Meyer-Assessment, WMFT – Wolf Motor Function Test
Ergebnisse (z. B. Effektstärke, Signifikanz, Ereignisrate)		Ergebnisse waren signifikant im Vorteil für CIMT bei 8 von 9 Studien. Gepoolte standardisiert mittlere Differenz konnte kalkuliert werden für 5 Outcome Measures mit mittlerem bis großer Effektgröße, nur eine erreichte statistische Signifikanz. Die Ergebnisse zeigen, dass CIMT die Funktion der OE nach Stroke bei manchen Patienten verbessern könnte im Vergleich zu einer alternativen Therapie oder keiner Therapie.
Zusammenfassung		Evidenz, die die Verwendung von CIMT belegt, nimmt immer weiter zu. Es kann aber nur wenig ausgesagt werden über die Effekte auf Lebensqualität, Unabhängigkeit bei ADLs und Kosten. Es ist auch unklar, ob es ein optimales Protokoll für die CIMT-Therapie gibt. Die Ergebnisse können generalisiert werden auf Patienten mit erhaltenen kognitiven Funktionen, 10° aktive Fingerbewegung, 20° aktive Dorsalextension im Handgelenk. Trotz der Popularität, die CIMT derzeit genießt, ist eine strenge Evaluation der CIMT-Therapie mit gut designten und adäquaten Studien erforderlich, um die Effektivität von unterschiedlichen Protokollen und unterschiedlichen Stroke-Populationen zu evaluieren und die Wirkung auf die Lebensqualität, die Kosten und die Patienten-/Pflegepersonenzufriedenheit zu messen.
Eigene Kommentare		

Tab. 8.13		
RCT **CCT**	**Titel/ Fragestellung**	**Very early constraint-induced movement during Stroke Rehabilitation (VECTORS): A single-center RCT**
Autor		Dromerick AW, Lang CE, Birkenmeier RL, Wagner JM, Miller JP, Videen TO, Powers WJ, Wolf SL, Edwards DF

Tab. 8.13 (Forts.)

RCT CCT	Titel/ Fragestellung	**Very early constraint-induced movement during Stroke Rehabilitation (VECTORS): A single-center RCT**			
Jahr	2009				
Journal	Neurology. 2009 Jul 21;73(3):195–201				
Studientyp	RCT, Single-Center				
Intervention: Details, Intensität, Behandlungsdauer	CIMT-Therapie Hochintensiv – 2 Wochen, 3 Stunden Shaping-Therapie täglich, Handschuh 90 % der wachen Zeit. CIMT-Therapiestandard (mit angepasster Dosierung) – 2 Wochen 2 Stunden Shaping-Therapie täglich, 6 Stunden Handschuh. Beides durchgeführt von ausgebildeten Ergotherapeuten oder angeleiteten Helfern.				
Kontrollintervention	Traditionelle Ergotherapie der oberen Extremität – 2 Wochen, durchgeführt von ausgebildeten Ergotherapeuten oder angeleiteten Helfern. Kompensatorisches ADL-Training, ROM-Erweiterung und Krafttraining waren Inhalte. 1 Stunde ADL-Training und 1 Stunde bilaterales Training von Aktivitäten der UE waren enthalten.				
Patienten: Anzahl, Zeit nach Erkrankung	52 akute, stationäre Stroke-Patienten, 77 % ischämisch. ø 63,9 Jahre alt, ø 9,65 Tage nach Stroke. NIHSS ø 5,3 Punkte, ARAT ø 22,5 Punkte. Inkludiert: ischämischer oder hämorrhagischer Stroke, 28 Tage Kostenzusage Reha, persistierende Hemiparese mit 1–3 Score NIHSS, proximale UE freie Aktivität Score untergleich 3 im MAS, aber Gelenk und Fingerbewegungen waren unmöglich, erhaltene kognitive Funktionen, keine Verletzungen der UE oder Konditionen, die die Benutzung limitieren (außer der Stroke) Exkludiert: Unfähigkeit, in die Studie einzuwilligen, klinisch signifikante Fluktuation im mentalen Status 3 Tage nach Aufnahme, bereits bestehende Abhängigkeit vor dem Stroke, hemispatialer Neglect, sensorische Einschränkungen, Lebenserwartung < 1 Jahr aufgrund einer anderen Erkrankung				
Patienten: spez. Ein- + Ausschlusskriterien		Nein	x	Ja	Wo: S. 195, 196,
Randomisierung		Nein	x	Ja	Wo: S. 195, 196, 197
Gruppenzuordnung verblindet		Nein	x	Ja	Wo: S. 197
Gruppen einander ähnlich		Nein	x	Ja	Wo: S. 197
Patienten geblindet	x	Nein		Ja	Wo:
Therapeuten geblindet	x	Nein		Ja	Wo:
Rater geblindet		Nein	x	Ja	Wo: S. 196
Outcome-Measures Partizipation	FIM – Functional Independence Measure				
Outcome-Measures Aktivität	ARAT – Action Research Arm Test zuletzt 90 Tage nach Stroke, NIH Stroke Scale, Stroke Impact Scale (Unterteil für Handfunktion)				

Tab. 8.13 (Forts.)

RCT CCT — Titel/ Fragestellung	**Very early constraint-induced movement during Stroke Rehabilitation (VECTORS): A single-center RCT**				
Outcome-Measures Körperfunkt. + -struktur	MRI-Scan bei 9 Patienten (Kontrollgruppe: 2, Standardgruppe: 4, Hochintensiv: 3). Schmerzskala (Wong-Baker Faces Scale), Depressions-Skala (Geriatric Depression-15 Scale)				
Ergebnisse (z. B. Effektstärke, Signifikanz, Ereignisrate)	Alle Gruppen wurden im ARAT-Score besser. Patienten der hochintensiven CIMT-Gruppe hatten signifikant weniger Verbesserungen nach 90 Tagen. Keine signifikanten Unterschiede wurden gefunden zwischen der Gruppe mit angepasster Dosierung und hoher Dosierung. MRI von einem Teil der Patienten zeigten keine Anzeichen von aktivitätsabhängigen Läsionserweiterungen.				
Ergebnisse von mehr als 85 % der Patienten		Nein	x	Ja	Wo: S. 197
Intention-to-treat-Analyse		Nein	x	Ja	Wo: S. 197
Ergebnisse statistischer Gruppenvergleiche (z. B. p-Wert)		Nein	x	Ja	Wo: S. 197, 198
Punktmaß: Größe des Behandlungseffektes		Nein	x	Ja	Wo: S. 199
Punkte PEDro-Skala	9 Punkte				
Zusammenfassung	CIMT war genauso, aber nicht überlegen, wirksam wie die gleiche Dosierung von traditioneller Ergotherapie. Höhere Intensität von CIMT resultierte in weniger motorischen Verbesserungen nach 90 Tagen – dies indiziert eine umgekehrte Dosis-Wirkungs-Beziehung, ähnlich wie bei Überdosierung von pharmakologischen Mitteln. Motorische Interventionen sollten die Dosis berücksichtigen und eine höhere Dosis von motorischem Training kann nicht mit mehr Erfolg gleichgesetzt werden, insbesondere in der frühen Phase nach Stroke.				
Eigene Kommentare					

Tab. 8.14

RCT CCT — Titel/ Fragestellung	**What is the long-term benefit of constraint-induced movement therapy? A four-year follow-up**
Autor	Brogårdh C, Flansbjer UB, Lexell J
Jahr	2009
Journal	Clin Rehabil. 2009 May;23(5):418–23
Studientyp	4-year follow-up
Intervention: Details, Intensität, Behandlungsdauer	8 Patienten waren nach der CIMT-Therapie in der Gruppe mit Handschuh 80–90 % der wachen Zeit für weitere 3 Monate zu Hause

Tab. 8.14 (Forts.)						
RCT CCT	**Titel/ Fragestellung**	**What is the long-term benefit of constraint-induced movement therapy? A four-year follow-up**				
Kontrollintervention		6 Patienten waren nach der CIMT-Therapie in der Kontrollgruppe ohne weitere Therapie				
Patienten: Anzahl, Zeit nach Erkrankung		14 Patienten nach Stroke, 6 Frauen, 8 Männer, ø Alter: 59,6 Jahre, mit milden bis moderaten Schädigungen der Handfunktion. Die Patienten haben an der CIMT-Therapie teilgenommen (zwischen 05/2002 und 11/2003). Ursprünglich waren es 16 Patienten: einer war gestorben, der zweite hatte einen weiteren Stroke. Patienten wurden angerufen und über die Studie informiert.				
Patienten: spez. Ein- + Ausschlusskriterien			Nein	x	Ja	Wo: S. 419
Randomisierung		x	Nein		Ja	Wo:
Gruppenzuordnung verblindet		x	Nein		Ja	Wo:
Gruppen einander ähnlich			Nein	x	Ja	Wo: S. 419
Patienten geblindet		x	Nein		Ja	Wo:
Therapeuten geblindet		x	Nein		Ja	Wo:
Rater geblindet			Nein	x	Ja	Wo: S. 419
Outcome-Measures Partizipation						
Outcome-Measures Aktivität		Sollerman Hand Function Test, Motor Activity Log Test um selbst den täglich Gebrauch der Hand einzuschätzen und die Qualität der Bewegung				
Outcome-Measures Körperfunkt. + -struktur						
Ergebnisse (z. B. Effektstärke, Signifikanz, Ereignisrate)		4 Jahre nach CIMT haben die Teilnehmer ihre Handfunktion erhalten. Der „Selbstbericht" über die Benutzung der Hand und die Qualität der Bewegungen der Hand sind gesunken im Vergleich direkt nach der Therapie und im 3-Monats-Follow-Up, waren aber immer noch signifikant höher als vor der Therapie.				
Ergebnisse von mehr als 85 % der Patienten			Nein	x	Ja	Wo: S. 419
Intention-to-treat-Analyse			Nein	x	Ja	Wo: S. 419
Ergebnisse statistischer Gruppenvergleiche (z. B. p-Wert)			Nein	x	Ja	Wo: S. 420
Punktmaß: Größe des Behandlungseffektes			Nein	x	Ja	Wo: S. 420
Punkte PEDro-Skala		7 Punkte				

Tab. 8.14 (Forts.)		
RCT CCT	**Titel/ Frage- stellung**	**What is the long-term benefit of constraint-induced movement therapy? A four-year follow-up**
Zusammenfassung		Es scheint einen zeitlich langen Vorteil der CIMT-Therapie zu geben. Handfunktion wurde erhalten über die Zeit und tägliche Benutzung der Hand hat sich erhöht im Vergleich zu vor der Therapie. Um klinische Leitlinien über den Einsatz von CIMT zu entwickeln, sind größere und kontrollierte Studien notwendig.
Eigene Kommentare		

8.1.4 Ziel- und aufgabenorientierte Aktivitäten mit einer Anpassung des Schwierigkeitsgrads („Shaping")

Tab. 8.15		
Review	**Titel/ Fragestellung**	**Does repetitive task training improve functional activity after stroke? A Cochrane systematic review and meta-analysis**
Autor		French B, Thomas L, Leathley M, Sutton C, McAdam J, Forster A, Langhorne P, Price C, Walker A, Watkins C
Jahr		2010
Journal		J Rehabil Med. 2010 Jan;42(1):9–14
Studientyp		Systematischer Review & Metaanalyse
Datenbanken		Quorum Guideline, The Cochrane Stroke Trials Register, electronic databases of published, unpublished and non-English language papers; conference proceedings, Referenzlisten und die Autoren der Studien. Benutzt wurde Cochrane Collaboration Methods, Resources & Software.
Selektionskriterien/Kontrollinterventionen		Studien, die das repetitive, aufgabenspezifische Training mit einer Kontrollgruppe vergleichen
Datensammlung und Analyse		RCTs, quasi-randomisierte Studien von Erwachsenen mit Stroke, in denen eine aktive motorische Sequenz – zielend auf eine funktionelle Aktivität – sich wiederholend ausgeführt wurde in der Einzeltherapie.
Patienten		659 Patienten

Tab. 8.15 (Forts.)		
Review	**Titel/ Fragestellung**	**Does repetitive task training improve functional activity after stroke? A Cochrane systematic review and meta-analysis**
Outcome-Measures		Barthel-Index, Functional Independence Measure (FIM), Modified Rankin Scale, Global Dependency Scale
		Motor Assessment Scale (MAS) – Upper Limb component, Action Research Arm Test, Frenchay Arm Test, Wolf Motor Function Test, Functional Test of the Hemiparetic Upper Extremity, Box- and Block-Test, Southern Motor Group Assessment, MAS hand, Jebsen Test of Hand Function, Peg Test, Reaching Performance Scale, Functional Reachwalking Distance, Walking Speed, Functional Ambulation, Timed Up and Go Test, Rivermead Motor Assessment (RMA), Sodring Motor Evaluation Scale, Berg Balance Scale, Sitting Equilibrium Index, Standing Equilibrium Index, Functional Reach Motor Assessment Scale, Rivermead Motor Assessment Scale, Sodring Motor Evaluation Scale
		Motricity Index, Fugl-Meyer Assessment, Sodring Motor Evaluation Scale leg and arm subscales, Trunk Control Test, Nottingham Health Profile, SF36, Dartmouth Cooperative Chart
Ergebnisse (z. B. Effektstärke, Signifikanz, Ereignisrate)		14 Studien mit 17 Interventions-Kontrollgruppen waren inkludiert. Primäre Ergebnisse: statistisch signifikant für Gehstrecke, Gehgeschwindigkeit, Sitz zu Stand, ADLs und grenzwertige statistische Signifikanz für funktionelle Gehfähigkeit und globale motorische Funktion. Es gab keine statistisch signifikanten Unterschiede für Hand/ Armfunktionen, funktionelle Aktivitätsskalen der UE oder Sitz-/ Stehbalance/Aktionsradius.
Zusammenfassung		Wiederholtes Aufgabentraining resultiert in mäßigen Verbesserungen in einer ganzen Reihe von Outcome measures der Funktion der UE, aber nicht von Outcome measures der Funktion der OE. Training könnte ausreichend sein, um kleine Auswirkungen auf die ADL-Funktionen zu wirken. Interventionen mit Repetition und aufgabenbezogenem Arbeiten sind vielfältig und schwer zu klassifizieren: die präsentierten Ergebnisse sind spezifisch für Studien, in denen beide Elemente klar innerhalb der Intervention repräsentiert sind, ohne wesentliche Verwechslung mit anderen potenziellen Wirkmechanismen.
Eigene Kommentare		

Tab. 8.16		
Review	**Titel/ Fragestellung**	**A systematic review of repetitive functional task practice with modelling of resource use, costs and effectiveness**
Autor		French B, Leathley M, Sutton C, McAdam J, Thomas L, Forster A, Langhorne P, Price C, Walker A, Watkins C
Jahr		2008
Journal		Health Technol Assess. 2008 Jul;12(30):iii, ix–x, 1–117
Studientyp		Review
Datenbanken		Cochrane Stroke Trials Register, the Cochrane Library, MEDLINE, EMBASE, CINAHL, AMED, SportDiscus, ISI Science Citation Index, Index to Theses, ZETOC, PEDro and OT Seekerbis 4. Septemberwoche 2006, englisch- und nichtenglischsprachige Studien, auch unpublizierte Studien bei MetaRegister, BioMed Central, CRISP, Centerwatch, National Research Register, ReFeR, Stroke Trials Directory, REHABDATA und CIRRIE bis Mai 2006. Weitere Suche: Tagungsprotokolle, Referenzlisten der systematischen Reviews, Zitate, sonstige Veröffentlichungen und Befragung der Autoren von Studien
Selektionskriterien/Kontrollinterventionen		RCTs, quasi-randomisierte Studien von Erwachsenen mit Stroke, die Interventionen enthielten, in denen eine aktive motorische Sequenz – klar abzielend auf eine funktionelle Aktivität – sich wiederholend ausgeführt wurde in der Einzeltherapie und in denen die Anzahl der aufgabenspezifischen Repetition quantifiziert werden konnte. Studien, die mechanische oder Verhaltensstrategien nutzen, um funktionelle, aufgabenorientierte Praxis zu erleichtern oder zu fördern, wurden inkludiert.
Datensammlung und Analyse		2 Autoren screenten unabhängig voneinander die Abstracts, extrahierten Daten und bewerteten die Studien. Beurteilung der methodologischen Qualität: Gruppenzuteilung verborgen, Verblindung, Follow-up/kein Follow-up und die Gleichwertigkeit der Therapien. Zusätzlich wurden Autoren kontaktiert für zusätzliche Informationen. Review-Methoden: standardisierte quantitative systematische Methoden (Cochrane). Die Effektivitätsmessung vom Repetitiven Funktionellen Aufgabenspezifischen Arbeiten (RFTP) von der Datensynthese wurden für die Verwendung eines wirtschaftlichen Modells benutzt. Das Modell nutze einen bereits bestehenden Datensatz, um die potenzielle Auswirkung von RFTP auf die Kosten zu testen.
Patienten		1.078 Patienten
Outcome-Measures		Barthel-Index (BI), Functional Independence Measure (FIM), Modified Rankin Scale, Global Dependency Scale
		Action Research Arm Test (ARAT), Motor Assessment Scale (MAS) – upper limb component, Frenchay Arm Test, Wolf Motor Function Test (WMFT), Functional Test of the Hemiparetic Upper Extremity (FT-HUE), Box- and Block-Test (BBT), Test Evaluant des Membres Supérieurs des Personnes Agées (TEMPA), University of Maryland Arm Questionnaire for Stroke, Motor Activity Log (MAL). MAS hand, Jebsen Test of Hand Function, Peg Test, Purdue Pegboard. Reaching Performance Scale, Functional Reach. Walking Distance, Walking Speed, Functional Ambulation, Sit-to-Stand, Rivermead Mobility Index, Sodring Motor Evaluation Scale (SMES), Step Test. Berg Balance Scale. MAS, Rivermead Motor Assessment (RMA) Scale

Tab. 8.16 (Forts.)		
Review	**Titel/ Fragestellung**	**A systematic review of repetitive functional task practice with modelling of resource use, costs and effectiveness**
Ergebnisse (z. B. Effektstärke, Signifikanz, Ereignisrate)		31 Studien mit 34 Interventions-Kontrollgruppenpaaren wurden inkludiert. Insgesamt stellte sich heraus, dass manche Formen von RFTP Verbesserungen in globalen Funktionen zeigten – sowohl in Arm- als auch Beinfunktionen. Der insgesamt standardisierte mittlere Unterschied der Daten, die geeignet waren für „Pooling" (Zusammenlegung) betrug 0.38 Confidence Interval (CI) für gobale motorische Funktionen, 0.24 CI für Armfunktionen und 0.28 CI für funktionale Gehfähigkeit. Die Ergebnisse legen nahe, dass Training ausreichen könnte, um eine Verbesserung der ADL zu erreichen. Erhaltene Effekte des Trainings blieben über 6 Monate, aber ob sie andauern werden, ist unklar. Insgesamt gab es wenig oder gar keine Beweise, dass die Therapieeffekte sich änderten bezüglich der Dauer seit Stroke oder der Dosierung der aufgabenspezifischen Praxis, aber die Ergebnisse für die Funktion der OE änderten sich nach der Art der Intervention. Bezüglich des ökonomischen Modells lässt annehmen, dass RFTP kostengünstig ist. Bei einem Schwellenwert für die Kosten-Wirkung-Analyse von £ 20.000 von Qualitätsanpassungen pro Lebensjahr (QALY), ist RFTP so lange kostengünstig, wenn die Nettokosten pro Patient weniger als £ 1963 betragen. Dieses Ergebnis zeigt Sensibilitäten bezüglich der Annahmen auf, die für das Modell angestellt wurden. Die Kosten-Wirkungs-Effekte von RFTP tendieren dazu, dass sich relativ geringe Stammkosten ergeben – assoziiert mit RFTP.
Zusammenfassung		Die Evidenz legt nahe, dass manche Formen von RFTP effektiv sein können, um die Funktion der OE zu verbessern, jederzeit nach Stroke, aber die Dauer der Wirkung der Effekte ist unklar. Die Beweise sind noch von unzureichender Qualität, um Empfehlungen auszusprechen für Interventionen für die OE. Wenn aufgabenspezifisches Training angewendet wird, sollten nachteilige Auswirkungen überwacht werden. Wenn auch die Effektivität von RFTP sehr bescheiden ist, so scheint die Intervention doch kostengünstig zu sein. Aufgrund der hohen Anzahl von laufenden Studien sollte dieser Review in 2 Jahren aktualisiert werden und jeder zukünftige Review sollte einen Vergleich zu alternativen Therapien ziehen. Zukünftige Forschung sollte RFTP-Interventionen der OE evaluieren, insbesondere die CIMT-Therapie, ausgerichtet auf die Evaluieren von geeigneten Methoden, um funktionelle Verbesserungen zur erhalten – weiterhin um zu erkennen, ob die RFTP-Interventionen kostengünstig sind.
Eigene Kommentare		

Tab. 8.17		
Review	**Titel/ Fragestellung**	**Repetitive task training for improving functional ability after stroke**
Autor		French B, Thomas LH, Leathley MJ, Sutton CJ, McAdam J, Forster A, Langhorne P, Price CIM, Walker A, Watkins CL
Jahr		2007

Tab. 8.17 (Forts.)		
Review	**Titel/ Fragestellung**	**Repetitive task training for improving functional ability after stroke**
Journal		Cochrane Database of Systematic Reviews 2007, Issue 4. Art. No.: CD006073. DOI: 10.1002/14651858.CD006073.pub2
Studientyp		Review
Datenbanken		Cochrane Stroke Trials Register (October 2006), The Cochrane Library, MEDLINE, EMBASE, CINAHL, AMED, SportDiscus, Science Citation Index, Index to Theses, ZETOC, PEDro, and OT Seeker (to September 2006), and OT search (to March 2006)
Selektionskriterien/Kontroll-interventionen		RCTs, quasi-randomisierte Studien über Erwachsene mit Stroke mit der Intervention einer aktiven motorischen Sequenz, die immer wieder wiederholt wurde, in einer Einzelbehandlung, abzielend auf ein klares, funktionelle Ziel und wo die Anzahl der praktischen Interventionen quantifiziert werden konnte.
Datensammlung und Analyse		2 Autoren screenten unabhängig voneinander die Abstracts, extrahierten Daten und bewerteten die Studien. Beurteilung der methodologischen Qualität: Gruppenzuteilung verborgen, Verblindung, Follow-up/kein Follow-up und die Gleichwertigkeit der Therapien. Zusätzlich wurden Autoren kontaktiert für zusätzliche Informationen.
Patienten		659 Patienten
Outcome-Measures		Barthel-Index, Functional Independence Measure (FIM), Modified Rankin Scale, Global Dependency Scale
		Motor Assessment Scale (MAS) – upper limb component, Action Research Arm Test, Frenchay Arm Test, Wolf Motor Function Test, Functional Test of the Hemiparetic Upper Extremity, Box- and Block-Test, Southern Motor Group Assessment, MAS hand, Jebsen Test of Hand Function, Peg Test, Reaching Performance Scale, Functional Reach-walking distance, walking speed, functional ambulation, Timed Up and Go Test, Rivermead Motor Assessment (RMA), Sodring Motor Evaluation Scale, Berg Balance Scale, Sitting Equilibrium Index, Standing Equilibrium Index, Functional ReachMotor Assessment Scale, RivermeadMotor Assessment Scale, Sodring Motor Evaluation Scale
		Motricity Index, Fugl-Meyer Assessment, Sodring Motor Evaluation Scale leg and arm subscales, Trunk Control Test, Nottingham Health Profile, SF36, Dartmouth Cooperative Chart
Ergebnisse (z. B. Effektstärke, Signifikanz, Ereignisrate)		14 Studien mit 17 Interventions-Kontrollgruppen waren inkludiert. Primäre Ergebnisse: statistisch signifikant für Gehstrecke, Gehgeschwindigkeit, Sitz zu Stand und grenzwertige statistische Signifikanz für funktionelle Gehfähigkeit und globale motorische Funktion. Es gab keine statistisch signifikanten Unterschiede für Hand-/Armfunktionen oder Sitzbalance/Aktionsradius. Sekundäre Ergebnisse: statistisch signifikant für ADLs, aber nicht für die Lebensqualität oder Schadensebene. Es gab keine Evidenz für ungünstige Effekte. Follow-up-Messungen waren nicht signifikant für irgendein Ergebnis nach 6 oder 12 Monaten. Behandlungseffekte waren nicht modifiziert bezüglich der Therapieanzahl oder Timing, aber waren modifiziert bezüglich der Interventionsart für die UE.

Tab. 8.17 (Forts.)		
Review	**Titel/ Fragestellung**	**Repetitive task training for improving functional ability after stroke**
Zusammenfassung		Wiederholtes Aufgabentraining resultiert in mäßigen Verbesserungen der Funktion der UE, aber nicht der Funktion der OE. Training könnte ausreichend sein, um auf die ADL-Funktionen zu wirken. Es gibt jedoch keine Beweise dafür, dass die Verbesserungen nachhaltig sind, wenn die Therapie beendet ist. Der Review untersuchte potenziell eher das aufgabenspezifische Training als das repetitive. Weitere Forschung sollte auf den Typ und die Anzahl des Trainings fokussiert sein und wie man die funktionellen Verbesserungen erhalten kann.
Eigene Kommentare		Es wurde keine Evidenz gefunden für die Effektivität des Repetitiven Task Trainings für die Arm- und Handfunktionen, ebenso nicht für Sitzbalance und Functional Reach. Ergebnisse in späteren Follow-ups waren ebenfalls nicht statistisch signifikant. Eine kleine, moderate Signifikanz wurde gefunden für die Effektitität des Repetitiven Task Trainings für die untere Extremität – für die Aspekte Gehstrecke, Gehgeschwindigkeit und Sitz zu Stand. Es gab keine Evidenz über die Effektivität in Bezug auf die Messverfahren für die untere Extremität (Funktionsbasis) oder für Stehbalance oder Reach. Ebenfalls keine signifikanten Ergebnisse in den entsprechenden Follow-ups. „Comparing mixed task training approaches against whole therapy or single task training showed a moderate effect (p=0,08). However, the sample size (n=63) for single task training was very small."

Tab. 8.18		
RCT **CCT**	**Titel/ Fragestellung**	**Effects of task-specific locomotor and strength training in adults who were ambulatory after stroke: results of the STEPS randomized clinical trial**
Autor		Sullivan KJ, Brown DA, Klassen T, Mulroy S, Ge T, Azen SP, Winstein CJ
Jahr		2007
Journal		Physical Therapy Clinical Research Network (PTClinResNet). Phys Ther. 2007 Dec;87(12):1.580–602
Studientyp		RCT mit 6-Monats-Follow-Up, multizentrisch
Intervention: Details, Intensität, Behandlungsdauer ***Kontrollintervention***		Laufbandtraining mit BWS (BWSTT) Fahrad mit Widerstand (CYCLE) Muskelspezifische, sich steigernde Übungen mit Widerstand (LE-EX). Die Patienten wurden nach der Baseline-Messung eingeteilt in kombinierte Übungsprogramme, die ein Übungspaar enthielten: BWSTT/UE-EX, CYCLE/UE-EX, BWSTT/CYCLE, BWSTT/LE-EX. Übungszeiten: 4× pro Woche 6 Wochen lang (insgesamt 24 Einheiten).

Tab. 8.18 (Forts.)						
RCT CCT	**Titel/ Fragestellung**	**Effects of task-specific locomotor and strength training in adults who were ambulatory after stroke: results of the STEPS randomized clinical trial**				
Patienten: Anzahl, Zeit nach Erkrankung		80 erwachsene Stroke-Patienten in ambulanter Therapie Inkludiert: über 18 Jahre alt, 4 Monate bis 5 Jahre nach Stroke (erster Stroke, einseitig), Gehfähigkeit über 14 Meter mit Hilfsmittel und einer Hilfsperson in selbstgewählter Geschwindigkeit, freiwillige Einwilligung, Genehmigung vom Hausarzt. Exkludiert: Nebenerkrankungen, die die Teilnahme am Übungsprogramm limitieren, ernsthafte gesundheitliche Schwierigkeiten, Bluthochdruck über 180 mmHg/110 mmHg, Puls über 100, orthopädische Probleme der UE, Spastizität, die Botox erforderlich machte < 4 Monate vorher oder Phenol < 12 Monate vorher, Baclofen in den letzen 30 Tagen, Mini-Mental-Status < 24, aktuell im Krafttraining der UE, Behandlung mit Laufbandtraining mit BWS > 4 Wochen Training usw.				
Patienten: spez. Ein- + Ausschlusskriterien			Nein	x	Ja	Wo: S. 1.583
Randomisierung			Nein	x	Ja	Wo: S. 1.586
Gruppenzuordnung verblindet			Nein	x	Ja	Wo: S. 1.583
Gruppen einander ähnlich			Nein	x	Ja	Wo: S. 1.583
Patienten geblindet		x	Nein		Ja	Wo:
Therapeuten geblindet		x	Nein		Ja	Wo:
Rater geblindet			Nein	x	Ja	Wo: S. 1.583
Outcome-Measures Partizipation						
Outcome-Measures Aktivität		Selbstgewählte Gehgeschwindigkeit, schnellste Gehgeschwindigkeit, 6-Minuten Gehstrecke, Berg-Balance-Skala				
Outcome-Measures Körperfunkt. + -struktur		Stroke Impact Scale, SF 36, LE isometric peak torque (Krafttest)				
Ergebnisse (z. B. Effektstärke, Signifikanz, Ereignisrate)		Die BWSTT/UE-EX-Gruppe hatte signifikant mehr Steigerung in der Gehgeschwindigkeit verglichen mit der CYCLE/UE-EX-Gruppe; beide Gruppen verbesserten die Gehstrecke. Alle BWSTT-Gruppen steigerten ihre Gehgeschwindigkeit und die Gestrecke, egal ob BWSTT kombinierte wurde mit LE-Krafttraining oder nicht.				
Ergebnisse von mehr als 85 % der Patienten			Nein	x	Ja	Wo: S. 1.587
Intention-to-treat-Analyse			Nein	x	Ja	Wo: S. 1.587, 1.588
Ergebnisse statistischer Gruppenvergleiche (z. B. p-Wert)			Nein	x	Ja	Wo: S. 1.589–1.594

Tab. 8.18 (Forts.)

RCT CCT	**Titel/ Fragestellung**	**Effects of task-specific locomotor and strength training in adults who were ambulatory after stroke: results of the STEPS randomized clinical trial**				
Punktmaß: Größe des Behandlungseffektes			Nein	x	Ja	Wo: S. 1.589–1.594
Punkte PEDro-Skala		9 Punkte				
Zusammenfassung		Nach chronischem Stroke ist aufgabenspezifisches Training durch Laufbandtraining mit BWS effektiver in Bezug auf Gehgeschwindigkeit und den Erhalt der Verbesserungen bis 6 Monate nach Stroke als Fahrradtraining mit Widerstand alleine. In Übereinstimmung mit der Literatur über Training, LE Krafttraining täglich abwechselnd mit BWSTT hat keinen zusätzlichen Nutzen auf die Outcomes bezüglich des Gehens.				
Eigene Kommentare		In der Literatur wird „Aufgabenspezifisches Training" definiert als Training von Aktivitäten (Gehen, Sitz zu Stand etc.). „Aufgabenspezifisches Training" bezieht sich nicht auf die Partizipationsebene. Hier ist m. E. ein Umdenken notwendig und weitere Forschung.				

Tab. 8.19

RCT CCT	**Titel/ Fragestellung**	**Additional task-related practice improves mobility and upper limb function early after stroke: a randomised controlled trial**
Autor		Blennerhassett J, Dite W
Jahr		2004
Journal		Aust J Physiother 2004; 50: 219–224
Studientyp		Prospective, randomised, single-blind clinical trial, Follow-up 6 Monate
Intervention: Details, Intensität, Behandlungsdauer		Upper-Limb-Gruppe: Aufwärmtraining (Arm-Ergometer), funktionelle Aufgaben um Reich- und Greifbewegungen zu verbessern, Hand-Auge-Koordinationsaktivitäten, Dehnen wenn nötig und Kräftigung wie in der traditionellen Gymnastik. Therapeutisch assistierte Übungen wurden eingetragen für Patienten mit limitierter Arm- oder Handkontrolle. Plus aufgabenbezogene Therapie in Zirkeltrainingformat 1 Stunde täglich, 5 Tage die Woche für 4 Wochen. 10 Minuten pro Station – 4 Station pro Session.
Kontrollintervention		Mobility Gruppe: Aufwärmtraining, Ausdauertraining mit Ergometern und Laufbändern, danach funktionelle Aufgaben wie Sitz zu Stand, Treppe, Hindernislauf, Stehbalance, Dehnen wenn nötig und Kräftigung wie in der traditionellen Gymnastik. Plus aufgabenbezogene Therapie in Zirkeltrainingformat 1 Stunde täglich, 5 Tage die Woche für 4 Wochen. 10 Minuten pro Station – 4 Station pro Session.
Patienten: Anzahl, Zeit nach Erkrankung		30 Patienten nach erstem Stroke, stationär. Inkludiert: Gehfähigkeit 10 Meter mit Supervision und Hilfsmitteln, Fähigkeit, Informationen zu verstehen und zuzustimmen. Exkludiert: sich verschlechternde Erkrankungen, unabhängig gehfähig (Score 6 in der FAC und mehr als 300 Meter Gehfähigkeit im 6-Minuten-Gehtest).

Tab. 8.19 (Forts.)

RCT CCT	Titel/ Fragestellung	**Additional task-related practice improves mobility and upper limb function early after stroke: a randomised controlled trial**				
Patienten: spez. Ein- + Ausschlusskriterien			Nein	x	Ja	Wo: S. 220
Randomisierung			Nein	x	Ja	Wo: S. 220
Gruppenzuordnung verblindet			Nein	x	Ja	Wo: S. 220
Gruppen einander ähnlich			Nein	x	Ja	Wo: S. 220
Patienten geblindet		x	Nein		Ja	Wo:
Therapeuten geblindet		x	Nein		Ja	Wo:
Rater geblindet			Nein	x	Ja	Wo: S. 219
Outcome-Measures Partizipation						
Outcome-Measures Aktivität		Timed Up and Go Test (TUGT), Step Test, Six Minute Walk Test (6MWT)				
Outcome-Measures Körperfunkt. + -struktur		Jebsen Taylor Hand Function Test (JTHFT), 2 Arm Items von der Motor Assessment Scale (MAS),				
Ergebnisse (z. B. Effektstärke, Signifikanz, Ereignisrate)		Beide Gruppen zeigten signifikante Verbesserungen, allerdings nur die Upper-Limb-Gruppe machte signifikante Verbesserungen im JTHFT und MAS Arm Funktionen. Nach 4 Wochen Training hatte die Mobility Gruppe bessere lokomotorische Fähigkeiten als die Upper-Limb-Gruppe. Die JTHFT Geschicklichkeits-Scores in der Upper-Limb-Gruppe waren 6,5 Sekunden schneller als die der Mobility-Gruppe.				
Ergebnisse von mehr als 85 % der Patienten			Nein	x	Ja	Wo: S. 221
Intention-to-treat-Analyse			Nein	x	Ja	Wo: S. 221
Ergebnisse statistischer Gruppenvergleiche (z. B. p-Wert)			Nein	x	Ja	Wo: S. 220, 221,
Punktmaß: Größe des Behandlungseffektes			Nein	x	Ja	Wo: S. 221, 222
Punkte PEDro-Skala		9 Punkte				
Zusammenfassung		Unsere Ergebnisse unterstützen den Gebrauch von zusätzlicher aufgabenbezogener Therapie während der stationären Rehabilitation. Das Zirkeltrainingformat war ein praktikables und effektives Mittel, um supervidierte, zusätzliche Therapie anzubieten, die zu signifikanten Verbesserungen und sinnvollen funktionellen Zielen führt.				
Eigene Kommentare						

8.1.5 Motorisches Training in einer realen Umwelt

Tab. 8.20						
RCT CCT	Titel/ Fragestellung	**Überprüfung der Wirksamkeit der alltagsorientierten Therapie (AOT) bei Patienten mit erworbener Hirnschädigung**				
Autor		Götze R, Pössl J, Ziegler W				
Jahr		2005				
Journal		Neurol Rehabil 2005;11:13–20				
Studientyp		Längsschnittstudie ohne Kontrollgruppendesign mit Follow-up				
Intervention: Details, Intensität, Behandlungsdauer		6× AOT-Training, AOT einmal wöchentlich 3 Stunden außerhalb der Klinik (z. B. Kleidung einkaufen, U-Bahn fahren etc.) mit therapeutischer Begleitung in der Gruppe oder Einzeln				
Kontrollintervention		keine				
Patienten: Anzahl, Zeit nach Erkrankung		9 Patienten über einen Zeitraum von 2 Jahren mit folgenden Kriterien: Inkludiert: Patienten, die schon mindestens 6× an der AOT teilgenommen haben, 6 Monate nach Krankheitsereignis (Apoplex, SHT), Großraum München, Rehaziel: Rückkehr in den früheren häuslichen Alltag Exkludiert: degenerative und fortschreitende Erkrankungen (Demenzen, Tumorerkrankungen), schwere Sprachstörungen				
Patienten: spez. Ein- + Ausschlusskriterien			Nein	x	Ja	Wo: S. 15, 16
Randomisierung		x	Nein		Ja	Wo:
Gruppenzuordnung verblindet		x	Nein		Ja	Wo:
Gruppen einander ähnlich			Nein	x	Ja	Wo: S. 15, 16
Patienten geblindet		x	Nein		Ja	Wo:
Therapeuten geblindet		x	Nein		Ja	Wo:
Rater geblindet			Nein	x	Ja	Wo: S. 16
Outcome-Measures Partizipation		AOT-Fragebogen in Anlehnung an das Canadian Occupational Performance Measure – COPM und ein Auswertungsverfahren in 2 Schritten: Protokoll der AOT mit Beginn und Ende einer Aufgabe (vorher festgelegt). Zwei unabhängige Rater beurteilten die Aufgabenbewältigung mittels einer Rating-Skala (Performance, Exposure, Strategies, Awareness), für deren Gebrauch sie geschult wurden. Sie hatten keine Informationen über die Identität der Patienten und den Zeitpunkt der Protokollerstellung. Analog-Skala von 0–100 zur Lebensqualität. Kurzfragebogen zur Lebenssituation. Follow-up: Interview zum häuslichen Alltag				

Tab. 8.20 (Forts.)						
RCT CCT	**Titel/ Fragestellung**	**Überprüfung der Wirksamkeit der alltagsorientierten Therapie (AOT) bei Patienten mit erworbener Hirnschädigung**				
		Evaluation von 62 protokollierten Alltagssituationen. Gute Übereinstimmung der Rater – Kappawerte zwischen 0,46 und 0,75. Intra-Rater Übereinstimmung: 20 Protokolle wurden zufällig ausgewählt und nach 3 Monaten nochmals bewertet ohne Information der Rater über die Doppelbewertung – signifikante Kappawerte zwischen 0,62 und 0.92. Objektivität der Protokollerstellung: 22 Protokolle wurden zufällig ausgewählt und doppelt, unabhängig voneinander protokolliert und danach von beiden Ratern beurteilt mit zufriedenstellender Übereinstimmung (Kappa 0,35–0,67). Zusammenfassend belegen die dargestellten Ergebnisse laut Autoren die Reliabilität der Messverfahren.				
Ergebnisse (z. B. Effektstärke, Signifikanz, Ereignisrate)		Veränderungen in den trainierten Alltagssituationen: signifikante Verbesserungen in Awareness, Performance, Strategies (Exposure: zu Beginn keine Probleme – also keine Veränderungen zu erwarten) Standardsituationen: signifikanter Unterschied in der Häufigkeit gelöster Teilaufgaben. Lebensqualität und AOT-Fragebogen: Verbesserungen, aber nicht signifikant. Follow-up-Interview: 5 von 9 Patienten führten die erarbeiteten Alltagstätigkeiten weiter aus, 4 von diesen 5 lebten alleine (Selbstversorger). Zwei der vier übrigen Patienten führten die Aktivitäten mit Hilfe des Partners aus. Die zwei letzten Patienten hatten nur einen geringen Anstieg der Aktivitäten.				
Ergebnisse von mehr als 85 % der Patienten			Nein	x	Ja	Wo: S. 18
Intention-to-treat-Analyse			Nein	x	Ja	Wo: S. 18, 19
Ergebnisse statistischer Gruppenvergleiche (z. B. p-Wert)			Nein	x	Ja	Wo: S. 17, 18
Punktmaß: Größe des Behandlungseffektes			Nein	x	Ja	Wo: S. 17, 18
Punkte PEDro-Skala		7 Punkte				
Zusammenfassung		Die Ergebnisse der vorliegenden Studie belegen, dass alle Patienten der Untersuchungsstichprobe nach der Durchführung der Alltagsorientierten Therapie weit besser in der Lage waren, die in der Therapie trainierten Alltagssituationen zu bewältigen. In den Beurteilungsmerkmalen „Performance" und „Strategies" ergaben sich im Verlauf der Studie Veränderungen von 1 bis 2,5 Skalenwerten bei einer 4-stufigen Skalierung von 0–3. Auch sechs Monate nach der Therapie erwies sich das erreichte Leistungsniveau als weitgehend stabil. Als weiteres positives Ergebnis dieser Studie betrachten wir die befriedigende Reliabilität des in der Vorbereitungsphase entwickelten Protokoll- und Ratingverfahrens. Dies belegt, dass die Therapeutinnen die Leistungen ihrer Patienten im außerhäuslichen Alltag sachgemäß beobachten und protokollieren können. Mit diesen Protokollen sind dann externe Therapeutinnen, die eine Schulung erhalten haben, in der Lage, die Fähigkeiten der Patienten reliabel zu beurteilen.				
Eigene Kommentare						

8.1.6 Gerätegestützte Therapie – Gangtrainer, Lokomat

Tab. 8.21	
Review – **Titel/ Fragestellung**	**Electromechanical-assisted training for walking after stroke**
Autor	Mehrholz Jan, Werner Cordula, Kugler Joachim, Pohl Marcus
Jahr	2007
Journal	Cochrane Database of Systematic Reviews: Reviews 2007 Issue 4 John Wiley & Sons, Ltd Chichester, UK DOI: 10.1002/14651858
Studientyp	Intervention review
Datenbanken	Cochrane Stroke Group Trials Register, the Cochrane Central Register of Controlled Trials (CENTRAL) MEDLINE, EMBASE, CINAHL, AMED, SPORTDiscus, the Physiotherapy Evidence Database (PEDro) engineering databases COMPENDEX, INSPEC. Handsuche in Tagungsbänden, Studien und Forschungsregistern, Referenzlisten und Kontakt zu Autoren, um zukünftige Publikationen, unpublizierte Studien und laufende Studien zu identifizieren.
Selektionskriterien/Kontrollinterventionen	RCTs, die elektromechanisch unterstütztes Gehtraining mit Physiotherapie oder anderen Interventionen verglichen. Wichtigster Outcome war der Anteil der Patienten, die unabhängig gehen konnten im Follow-up.
Datensammlung und Analyse	Zwei unabhängige Autoren selektierten die Studien, die inkludiert wurden, bewerteten die Qualität (PEDro-Skala) und extrahierten die Daten.
Patienten	837 Patienten aus 17 Studien
Outcome-Measures	
Ergebnisse (z. B. Effektstärke, Signifikanz, Ereignisrate)	Elektromechanisch unterstütztes Gehtraining in Kombination mit Physiotherapie erhöht die Wahrscheinlichkeit, unabhängig gehen zu können, aber es erhöht nicht die Gehgeschwindigkeit oder Gehkapazität signifikant. Die Ergebnisse müssen mit Vorsicht interpretiert werden, da (1) manche Studien Patienten untersuchten, die bereits unabhängig gehen konnten zu Beginn, (2) Unterschiede zwischen den Studien bestanden in Bezug auf Dauer und Häufigkeit der Therapie, (3) einige Studien die funktionelle elektrische Stimulation mit einbezogen.
Zusammenfassung	Patienten nach Stroke, die elektromechanisch unterstütztes Gehtraining in Kombination mit Physiotherapie erhalten haben, haben eher die unabhängige Gehfähigkeit erreicht als Patienten, die Gehtraining ohne diese Unterstützung erhalten haben. Allerdings ist weitere Forschung notwendig, die sich auf spezifische Fragestellungen (z. B. welche Frequenz oder Dauer der elektromechanischen Unterstützung ist am meisten effektiv und zu welcher Zeit nach Stroke). Follow-up-Studien sind ebenfalls erforderlich um herauszufinden, wie lange der Vorteil anhält.
Eigene Kommentare	Kommentar: Ursprünglich wurden die Maschinen entwickelt, um schwer betroffenen Patienten früher das Gehen zu ermöglichen und so die Therapeuten zu entlasten. Diese Patientengruppe wurde leider bisher noch nicht ausreichend untersucht. Interessant wäre, ob die Maschinen den Patienten früher motorische Fähigkeiten bringen; aber auch Fragen, ob beispielsweise die Vigilanz beeinflusst werden kann oder ob das Mehr an Repetition ggf. Auswirkungen auf die Perzeptionsstörungen hat.

Tab. 8.22						
RCT CCT	Titel/ Fragestellung	**The effectiveness of locomotor therapy using robotic-assisted gait training in subacute stroke patients: a randomized controlled trial**				
Autor		Schwartz I, Sajin A, Fisher I, Neeb M, Shochina M, Katz-Leurer M, Meiner Z				
Jahr		2009				
Journal		PM R. 2009 Jun;1(6):516–23				
Studientyp		RCT, prospective				
Intervention: Details, Intensität, Behandlungsdauer		37 Patienten wurden mit Robotic-Assited Gait Training (RAGT = Lokomat; Hocoma Inc., Zürich, Schweiz) behandelt, 3× pro Woche für 30 Minuten, kombiniert mit regulärer Physiotherapie für 6 Wochen				
Kontrollintervention		30 Patienten erhielten reguläre Physiotherapie, einschließlich der zusätzlichen Zeit der Interventionsgruppe – 4 Stunden pro Wochen Gangtraining. Fokus auf Gangreha, mit Rumpfstabilität und Symmetrie, Schrittinitiierung und Gewichtsverlagerung auf das paretische Bein. In jeder Behandlung ging der Patient ein paar Schritte mit der Hilfe des Therapeuten.				
Patienten: Anzahl, Zeit nach Erkrankung		67 Patienten in den ersten 3 Monaten nach Stroke. Inkludiert: erster Stroke, Unabhängige Gehfähigkeit vor dem Stroke, NIHSS zwischen 6 und 20, kognitive und kooperative Fähigkeiten, um einfache Aufgaben zu befolgen. Exkludiert: 2 oder mehrere Strokes, hämodynamische Instabilität oder andere Nebenerkrankungen, Druckstellen an den Beinen.				
Patienten: spez. Ein- + Ausschlusskriterien			Nein	x	Ja	Wo: S. 517
Randomisierung			Nein	x	Ja	Wo: S. 516, 517
Gruppenzuordnung verblindet			Nein	x	Ja	Wo: S. 517
Gruppen einander ähnlich		x	Nein		Ja	Wo:
Patienten geblindet		x	Nein		Ja	Wo:
Therapeuten geblindet		x	Nein		Ja	Wo:
Rater geblindet		x	Nein		Ja	Wo:
Outcome-Measures Partizipation		FIM				
Outcome-Measures Aktivität		Functional Abulatory Capacity Scale (FAC), Gehparameter wie Geschwindigkeit, Ausdauer und Anzahl der Treppenstufen, Stroke activity Scale (SAS), 10-Meter-Walk-Test, Time Up and Go Test, 2-Minute Walk Test				
Outcome-Measures Körperfunkt. + -struktur		NIHSS, Functional Motor Assessment (FMA)				
Ergebnisse (z. B. Effektstärke, Signifikanz, Ereignisrate)		Die RAGT-Gruppe verbesserte sich in der unabhängigen Gehfähigkeit mehr als die Kontrollgruppe – FAC ($p<.01$) und im neurologischen Status – NIHSS ($p<.01$). Von denen, die unabhängig gehen konnten, zeigten sich nicht signifikante Unterschiede in den sekundären Zielparametern des Gehens mit Ausnahme des Treppensteigens.				

Tab. 8.22 (Forts.)						
RCT CCT	Titel/ Fragestellung	**The effectiveness of locomotor therapy using robotic-assisted gait training in subacute stroke patients: a randomized controlled trial**				
Ergebnisse von mehr als 85 % der Patienten		x	Nein		Ja	Wo:
Intention-to-treat-Analyse			Nein	x	Ja	Wo: S. 516, 517
Ergebnisse statistischer Gruppenvergleiche (z. B. p-Wert)			Nein	x	Ja	Wo: S. 517
Punktmaß: Größe des Behandlungseffektes			Nein	x	Ja	Wo: 519, 520
Punkte PEDro-Skala		6 Punkte				
Zusammenfassung		Am Ende der 6-wöchigen kontrollierten Studie zeigt sich, dass lokomotorische Therapie mit RAGT kombiniert mit regulärer Physiotherapie vielversprechende Effekte hervorbringt in funktionellen und motorischen Verbesserungen bei Patienten nach subakutem Stroke – im Vergleich mit regulärer Physiotherapie alleine.				
Eigene Kommentare		Rater war nicht blind. Hohe Ausfallrate: von 85 Patienten beendeten nur 56 die Studie, 11 Patienten fielen raus, davon 9 aus der RAGT-Gruppe und 3 aus der Kontrollgruppe. Gründe: RAGT-Gruppe: Druckstellen (2), Nicht kooperativ (2), Reinfarkt (1), waren weg (3). Kontrollgruppe: pulmonale Embolie (1), waren weg (2). Die Gruppen waren nicht vergleichbar – in der Interventionsgruppe waren signifikant mehr hämorrhagische Strokes als in der Kontrollgruppe. In manchen Studien wird beschrieben, dass hämorrhagische Patienten bessere Prognosen für die Rehabilitation haben als die ischämischen. Die Verteilung auf die Gruppen ist nicht nachzuvollziehen – schon zu Beginn wurden der Lokomatgruppe 37 Patienten zugeteilt, der Kontrollgruppe nur 30 Patienten – bleibt zu überlegen, ob man bereits mit dem hohen Drop-out gerechnet hat?				

Tab. 8.23		
RCT CCT	Titel/ Fragestellung	**Improved walking ability and reduced therapeutic stress with an electromechanical gait device**
Autor		Freivogel S., Schmalohr D., Mehrholz J
Jahr		2009
Journal		J Rehabil Med. 2009 Sep;41(9):734–9
Studientyp		Randomisierte Cross-Over-Studie

Tab. 8.23 (Forts.)

RCT CCT	Titel/ Fragestellung	**Improved walking ability and reduced therapeutic stress with an electromechanical gait device**			
Intervention: Details, Intensität, Behandlungsdauer	Sequenziell 2 Arten von aufgabenorientiertem Gangtraining: Gruppe A: 20 Therapien (30 Minuten, plus 15 Minuten Vorbereitungszeit) lokomotorisches Training mit elektromechanischer Unterstützung (LokoHelp); Kontrollintervention. 3- bis 5-mal pro Woche – beendet innerhalb von 6 Wochen. Gruppe B: 20 Therapien (30 Minuten, plus 15 Minuten Vorbereitungszeit) lokomotorisches Training mit Laufband oder aufgabenorientiertem Gehtraining auf dem Boden. 3- bis 5-mal pro Woche – beendet innerhalb von 6 Wochen.				
Kontrollintervention					
Patienten: Anzahl, Zeit nach Erkrankung	16 Patienten zwischen 11 und 38 Jahren alt, stationär, nicht gehfähig, nach Stroke oder anderen Gehirn- oder Rückenmarksverletzungen, Hemi- oder Tetraparese im chronischen Stadium. Inkludiert: nicht unabhängig gehfähig (FAC 2 oder tiefer), kann sitzen und an 1 Stunde Physiotherapie teilnehmen, kann Instruktionen verstehen und befolgen. Exkludiert: Knie- oder Hüftkontrakturen und/oder Instabilitäten (Frakturen, Gelenkverletzungen)				
Patienten: spez. Ein- + Ausschlusskriterien		Nein	x	Ja	Wo: S. 735
Randomisierung		Nein	x	Ja	Wo: S. 735
Gruppenzuordnung verblindet		Nein	x	Ja	Wo: S. 735
Gruppen einander ähnlich		Nein	x	Ja	Wo: S. 735
Patienten geblindet	x	Nein		Ja	Wo:
Therapeuten geblindet	x	Nein		Ja	Wo:
Rater geblindet		Nein	x	Ja	Wo: S. 736
Outcome-Measures Partizipation	Wie viele Therapeuten wurden gebraucht? Beschwerden und Aufwand während des Trainings von Patienten und Therapeuten: • es wurde die Anzahl der Beschwerden gezählt von Patienten und Therapeuten während der Intervention • körperlicher Stress von Patienten und Therapeuten wurde kategorisiert und eingeteilt in dichotome Aussagen „anstrengend/hoch" versus „mäßig/gering".				
Outcome-Measures Aktivität	Functional Ambulation Category (FAC), Gehgeschwindigkeit, Rivermead Mobility Index, Berg-Balance-Skala, Gehstrecke während der Therapie				
Outcome-Measures Körperfunkt. + -struktur	Motricity Index, Modified Ashworth Scale				

Tab. 8.23 (Forts.)						
RCT **CCT**	**Titel/ Fragestellung**	**Improved walking ability and reduced therapeutic stress with an electromechanical gait device**				
Ergebnisse (z. B. Effektstärke, Signifikanz, Ereignisrate)		Patienten verbesserten sich alle in Gehfähigkeit und anderen motorische Outcomes, aber ohne signifikante Unterschiede zwischen den beiden Gruppen. In Gruppe A war die Gehstrecke während der Therapie signifikant höher. Beschwerden der Patienten waren in Gruppe A höher, aber nicht signifikant. In Gruppe A war die Anstrengung der Patienten niedriger, jedoch nicht signifikant. Beschwerden und körperliche Anstrengung bei den Therapeuten waren in Gruppe A signifikant weniger. Jedoch wurden in Gruppe A signifikant weniger Therapeuten benötigt und sie hatten weniger Beschwerden und geringeren Aufwand in der Therapie.				
Ergebnisse von mehr als 85 % der Patienten			Nein	x	Ja	Wo: S. 735
Intention-to-treat-Analyse			Nein	x	Ja	Wo: S. 736
Ergebnisse statistischer Gruppenvergleiche (z. B. p-Wert)			Nein	x	Ja	Wo: S. 736, 737
Punktmaß: Größe des Behandlungseffektes			Nein	x	Ja	Wo: S. 736, 737
Punkte PEDro-Skala		9 Punkte				
Zusammenfassung		Training mit Bewegungsapparaten mit oder ohne elektromechanische Unterstützung führt zu einer verbesserten Gehfähigkeit. Die Verwendung des elektromechansichen Gangtrainings erfordert aber weniger therapeutische Hilfe und macht den Therapeuten weniger Beschwerden.				
Eigene Kommentare		Wenige Patienten – und sehr junge Patienten (11–38 Jahre alt). Die Ergebnisse zeigen nicht, welche Intervention besser hilft, da alle Patienten beide Interventionen bekommen haben. Die Studie zeigt lediglich auf, dass Therapeuten weniger Aufwand und Anstrengung haben, wenn die Patienten elektromechanisch „gegangen werden" – zu erwähnen ist allerdings, dass die Patienten sich während der LokoHelp-Intervention mehr beschwerten (nicht signifikant) als auf dem Laufband/Boden. Hier könnte man die Hypothesen aufstellen, dass es zum einen unangenehmer ist, wenn man kaum selbst aktiv sein muss/kann, zum anderen, dass die Patienten sich nur verbessert haben, da sie alle auch die aktive Therapie erhalten haben (Laufband/Boden). Die Patienten beurteilten die Anstrengung bei beidem gleich – daher schließen die Autoren daraus, dass die Muskelaktivierung im LokoHelp nicht weniger ist als auf dem Laufband oder auf dem Boden. Dieser Rückschluss erscheint etwas gewagt und ist nicht belegt – eher im Gegenteil (s. Hornby et al. 2008). Die Messung von Beschwerden und Anstrengung ist nicht wirklich valide und reliabel – es wurden lediglich die Anzahlen von Beschwerden gezählt, aber nicht über die Inhalte berichtet, weiterhin war die Messung zur Anstrengung dichotom, damit also wenig sensibel.				

Tab. 8.23 (Forts.)		
RCT CCT	**Titel/ Fragestellung**	**Improved walking ability and reduced therapeutic stress with an electromechanical gait device**
		Leider muss hier gesagt werden, dass es klar ist, dass der Roboter, der den Patienten geht, für den Therapeuten weniger anstrengend ist als wenn der Therapeut mit dem Patienten auf dem Flur geht. Hier stellt sich wieder die Frage nach dem Transfer in den Alltag – wie viele der Verbesserungen konnten die Patienten im Alltag nutzen? Interessant wäre also ein Follow-up gewesen mit Berücksichtigung der Partizipationsebene und Einschätzung der motorischen Muster, die die Patienten letztendlich benutzen. Denn motorisches Lernen ist ein aktiver Prozess und kann limitiert werden, wenn die Patienten passiv bewegt werden, statt es aktiv selbst zu tun (siehe Schmidt RA, Lee TD. Motor control and learning: A behavioral emphasis. Champaign, IL: Human Kinetics Inc; 1999; Winstein CJ, Pohl PS, Lewthwaite R. Effects of physical guidance and knowledge of results on motor learning: Support for the guidance hypothesis. Res Q Exerc Sport. 1994;65:316–323; Cai LL, Fong AJ, Otoshi CK, Liang Y, Burdick JW, Roy RR, Edgerton VR. Implications of assist-as-needed robotic step training after a complete spinal cord injury on intrinsic strategies of motor learning. J Neurosci.2006; 26:10,564–10,568). Dass weniger Therapeuten benötigt werden, ist sicherlich erfreulich für den Klinikbetreiber. Interessant wäre gewesen, was die Therapeuten selbst für die Patienten als sinnvoller empfinden!

Tab. 8.24		
RCT CCT	**Titel/ Fragestellung**	**Enhanced gait-related improvements after therapist – versus robotic-assisted locomotor training in subjects with chronic stroke: a randomized controlled study**
Autor		Hornby TG, Campbell DD, Kahn JH, Demott T, Moore JL, Roth HR
Jahr		2008
Journal		Stroke. 2008 Jun;39(6):1.786–92. Epub 2008 May 8
Studientyp		RCT
Intervention: Details, Intensität, Behandlungsdauer		Roboterassistierte lokomotorische Therapie (Lokomat), 12 Therapien à 30 Minuten in vergleichbarer Geschwindigkeit mit geführten symmetrischen Bewegungen durch den Roboter, Patient mit Gurt unterstützt
Kontrollintervention		Therapeutisch assistierte lokomotorische Therapie, 12 Therapien à 30 Minuten in vergleichbarer Geschwindigkeit mit manuellen Hilfen von einem Therapeuten, der Hilfe gibt, wenn sie benötigt wird. Patient mit Gurt unterstützt
Patienten: Anzahl, Zeit nach Erkrankung		48 Patienten mit Stroke. Inkludiert: unilateral, supratentorial, ischämisch oder hämorrhagischer Stroke, chronisches Stadium (> 6 Monate), 10 Meter gehfähig ohne Hilfe eines Therapeuten, mit Hilfsmitteln. Exkludiert: signifikante kardiorespiratorische/metabolische Erkrankungen oder andere neurologische oder orthopädische Verletzungen, die die Teilnahme bezüglich der Lokomotion limitieren, Zu groß oder zu schwer für den Tragegurt oder den Roboter, Botoxtherapie der UE in den letzten 6 Monaten, MMSE < 23.

Tab. 8.24 (Forts.)						
RCT CCT	**Titel/ Fragestellung**	**Enhanced gait-related improvements after therapist – versus robotic-assisted locomotor training in subjects with chronic stroke: a randomized controlled study**				
Patienten: spez. Ein- + Ausschlusskriterien			Nein	x	Ja	Wo: S. 1.787
Randomisierung			Nein	x	Ja	Wo: S. 1.787
Gruppenzuordnung verblindet			Nein	x	Ja	Wo: S. 1.787
Gruppen einander ähnlich			Nein	x	Ja	Wo: S. 1.787
Patienten geblindet		x	Nein		Ja	Wo:
Therapeuten geblindet		x	Nein		Ja	Wo:
Rater geblindet		x	Nein		Ja	Wo:
Outcome-Measures Partizipation						
Outcome-Measures Aktivität		Gehgeschwindigkeit auf einer instrumentalisierten Gehplattform, die die zeitlich-räumlichen Gehmuster (wie Einbeinstandphase im Durchschnitt, Schrittlänge und -symmetrie) erfassen kann. Aufträge: selbst gewählte Geschwindigkeit und die schnellst mögliche Geschwindigkeit. 6-Minuten Gehtest, Modified Emory Functional Ambulation Profile (mEFAP), Berg Balance Scale, Frenchay Activity Index				
Outcome-Measures Körperfunkt. + -struktur		Physical SF 36, Modified Ashworth Scale, Epidemiological Studies-Depression Scale				
Ergebnisse (z. B. Effektstärke, Signifikanz, Ereignisrate)		Patienten der Gruppe mit therapeutisch assistierter lokomotorischer Therapie (LT) zeigten größere Verbesserungen in Geschwindigkeit und Dauer der Einbeinstandphase, die Patienten die weniger schwere Gangdefizite hatten zeigten größere Verbesserungen in der Geschwindigkeit. Die wahrgenommenen Auswirkungen von körperlichen Einschränkungen auf die Lebensqualität verbesserten sich nur bei Patienten mit schweren Gangdefiziten, die die therapeutisch assistierte LT erhalten haben.				
Ergebnisse von mehr als 85 % der Patienten		x	Nein		Ja	Wo:
Intention-to-treat-Analyse			Nein	x	Ja	Wo: S. 1.788
Ergebnisse statistischer Gruppenvergleiche (z. B. p-Wert)			Nein	x	Ja	Wo: S. 1.788, 1.789
Punktmaß: Größe des Behandlungseffektes			Nein	x	Ja	Wo: S. 1.788, 1.789
Punkte PEDro-Skala		7 Punkte				

Tab. 8.24 (Forts.)		
RCT CCT	**Titel/ Fragestellung**	**Enhanced gait-related improvements after therapist – versus robotic-assisted locomotor training in subjects with chronic stroke: a randomized controlled study**
Zusammenfassung		Bei chronischen Stroke-Patienten ist die therapeutisch assistierte LT der roboterassistierten LT überlegen. Bezüglich der Kosten und der kontinuierlichen Entwicklung von Rehabilitationsmaschinen ist es unbedingt notwendig, die Patientengruppen zu identifizieren, die von einer roboterassistierten LT profitieren können. Von dieser Studie weiß man nun, dass Patienten im chronischen Stadium, die bereits unabhängig eine kurze Gehstrecke mit langsamer Geschwindigkeit gehen können, mehr von der therapeutisch assistierten Therapie profitieren.
Eigene Kommentare		Nicht verblindeter Rater. Alle anderen Messungen streng standardisiert, valide und reliabel. Hier wird die Aussage des Patienten mit der SF-36 erfasst – Patienten fühlten sich subjektiv besser in der therapeutisch assistierten Gruppe. Eigene Hypothese: in der therapeutisch assistierten Gruppe war ein Shaping-Prozess möglich (Hilfe wurde immer mehr abgebaut) in der roboterassistierten Gruppe nicht. Daher profitierten die Patienten der therapeutisch assistierten Gruppe mehr und fühlten sich subjektiv auch besser, da sie selbst etwas geschafft haben.

Tab. 8.25						
RCT CCT	**Titel/ Fragestellung**	**Prospective, blinded, randomized crossover study of gait rehabilitation in stroke patients using the Lokomat gait orthosis**				
Autor		Mayr A, Kofler M, Quirbach E, Matzak H, Fröhlich K, Saltuari L				
Jahr		2007				
Journal		Neurorehabil Neural Repair. 2007 Jul-Aug;21(4):307–14				
Studientyp		Prospective, blinded, randomized crossover study				
Intervention: Details, Intensität, Behandlungsdauer / ***Kontrollintervention***		ABA (n=8) oder BAB (n=8) A=3 Wochen Lokomat, B=3 Wochen konventionelle Physiotherapie, insgesamt 9 Wochen Therapie. Konventionelle PT basierte auf Bobath und Perfetti, mit bilateralen und dreidimensionalen Bewegungen wie drehen, rollen, knien, sitzen, stehen und so weiter; Fazilitation von selektiver Bewegung auf der paretischen Seite, Integration der selektiven Bewegungen in funktionale Aktivitäten, Übungen für das GG und so weiter. Gehen war integraler Teil der Therapie, aber mit Fokus auf Qualität – nicht auf Gehstrecke (Equilibrium, Stabilität der Standbeinphase, Spurbreite, Positionierung des Fußes, Fersenkontakt, Schwerpunktverlagerung)				
Patienten: Anzahl, Zeit nach Erkrankung		16 Patienten nach Stroke innerhalb der ersten 3 Monate nach Stroke. Inkludiert: ischämischer oder hämorrhagischer Stroke, unfähig, ohne Hilfe zu gehen, können ihre Zustimmung geben. Exkludiert: nicht erwähnt. Patienten wurden in 2 Gruppen geteilt – basierend auf einer Zufallsliste.				
Patienten: spez. Ein- + Ausschlusskriterien		x	Nein		Ja	Wo:
Randomisierung			Nein	x	Ja	Wo: S. 308

Tab. 8.25 (Forts.)

RCT CCT	Titel/ Fragestellung	Prospective, blinded, randomized crossover study of gait rehabilitation in stroke patients using the Lokomat gait orthosis				
Gruppenzuordnung verblindet		x	Nein		Ja	Wo:
Gruppen einander ähnlich			Nein	x	Ja	Wo: S. 308
Patienten geblindet		x	Nein		Ja	Wo:
Therapeuten geblindet		x	Nein		Ja	Wo:
Rater geblindet			Nein	x	Ja	Wo: S. 309
Outcome-Measures Partizipation						
Outcome-Measures Aktivität		EU-Walking Scale, Rivermead Motor Assessment Scale, 6-minute timed walking distance				
Outcome-Measures Körperfunkt. + -struktur		Medical Research Council Scale, Ashworth Scale				
Ergebnisse (z. B. Effektstärke, Signifikanz, Ereignisrate)		Signifikant mehr Verbesserungen während der Lokomat Training Phase als während der Physiotherapiephase in jedem 3-wöchigem Intervall				
Ergebnisse von mehr als 85 % der Patienten			Nein	x	Ja	Wo: S. 310
Intention-to-treat-Analyse			Nein	x	Ja	Wo: S. 310
Ergebnisse statistischer Gruppenvergleiche (z. B. p-Wert)			Nein	x	Ja	Wo: S. 310
Punktmaß: Größe des Behandlungseffektes			Nein	x	Ja	Wo: S. 311
Punkte PEDro-Skala		7 Punkte				
Zusammenfassung		Trotz der kleinen Patientengruppe zeigen die vorliegenden Daten, dass der Lokomat innovative Möglichkeiten für das Gangtraining in der Stroke-Rehabilitation bietet, da längere, nicht ergonomische repetitive Bewegungen als Teil der physiotherapeutischen Behandlung eliminiert werden. Das elektromechanisch unterstützte Training kann die konventionelle Therapie nicht ersetzen, aber als Zusatz dienen – insbesondere in der frühen Phase oder bei Patienten, die kaum gehen können. Betriebstechnisch kann der Lokomat von 1 Therapeuten bedient werden, ohne anstrengende und nicht ergonomische Arbeitsbelastung – das ist ein wertvoller Vorteil gegenüber der Laufbandtherapie. Nachteile des Lokomats zeigen sich in der späteren Rehabilitationsphase. Bewegungen für funktionelles Gehen hängen von der Interaktion zwischen Perzeption und motorischen Fähigkeiten ab, weiter von der Interaktion zwischen Individuum, Umwelt und Aufgabe. Der Lokomat kann nicht die variablen Umweltbedingungen und Bewegungsmuster bieten, die für die Adaptation des täglichen Lebens notwendig sind.				

Tab. 8.25 (Forts.)		
RCT CCT	Titel/ Fragestellung	**Prospective, blinded, randomized crossover study of gait rehabilitation in stroke patients using the Lokomat gait orthosis**
Eigene Kommentare		Kleine Gruppengröße erlaubt keine Generalisation. In Gruppe II (BAB) verbesserten sich die Patienten in jeder Phase signifikant – also auch in den Phasen der konventionellen Therapie. Es scheint daran zu liegen, womit man beginnt ... Therapeuten: zwei „erfahrene Therapeuten" machten beides – Lokomat und konventionelle Therapie. Dies ist fraglich. Wenn Patienten beides erhalten, kann die Erwartungshaltung auf die Maschine groß sein – High Tech steht immer hoch im Kurs ...

Tab. 8.26						
RCT CCT	Titel/ Fragestellung	**Repetitive locomotor training and physiotherapy improve walking and basic activities of daily living after stroke: a single-blind, randomised multi-centre trial (Deutsche Gangtrainerstudie, DEGAS)**				
Autor		Pohl M, Werner C, Holzgraefe M, Kroczek G, Mehrholz J, Wingendorf I, Hölig G, Koch R, Hesse S				
Jahr		2007				
Journal		Clin Rehabil 2007;21:17–27				
Studientyp		RCT, single-blind, multizentrisch (4 deutsche Rehabilitationszentren), 6-Monats-Follow-up				
Intervention: Details, Intensität, Behandlungsdauer		Gruppe A: 20 Min. lokomotorische Therapie (Gangtrainer) und 25 Min. Physiotherapie über 4 Wochen täglich				
Kontrollintervention		Gruppe B: 45 Minuten Physiotherapie über 4 Wochen täglich				
Patienten: Anzahl, Zeit nach Erkrankung		150 stationäre Patienten. Inkludiert: erster Stroke vor weniger als 60 Tagen, ischämisch oder hämorrhagisch, sitzfähig ohne Unterstützung auf der Bettkante, Füße auf dem Boden, nicht gehfähig ohne Hilfe, können Instruktionen befolgen und ihre Zustimmung zur Studie geben. Exkludiert: instabile kardiovaskuläre Situation, passive Bewegungseinschränkungen im Bein, andere neurologische oder orthopädische Erkrankungen, die das Gehen betreffen.				
Patienten: spez. Ein- + Ausschlusskriterien			Nein	x	Ja	Wo: S. 18
Randomisierung			Nein	x	Ja	Wo: S. 18
Gruppenzuordnung verblindet			Nein	x	Ja	Wo: S. 18
Gruppen einander ähnlich			Nein	x	Ja	Wo: S. 18, 23
Patienten geblindet		x	Nein		Ja	Wo:
Therapeuten geblindet		x	Nein		Ja	Wo:
Rater geblindet		x	Nein		Ja	Wo:

Tab. 8.26 (Forts.)					
RCT CCT	**Titel/ Fragestellung**	**Repetitive locomotor training and physiotherapy improve walking and basic activities of daily living after stroke: a single-blind, randomised multi-centre trial (Deutsche Gangtrainerstudie, DEGAS)**			
Outcome-Measures Partizipation		Barthel-Index			
Outcome-Measures Aktivität		FAC, Ganggeschwindigkeit, Rivermead Mobility Index, 10-Meter-Walk, 6-Minute Walking Test			
Outcome-Measures Körperfunkt. + -struktur		Gangausdauer, Mobilität und Motricity Index			
Ergebnisse (z. B. Effektstärke, Signifikanz, Ereignisrate)		Patienten der Gruppe A konnten signifikant mehr unabhängig gehen am Behandlungsende ($p<0.0001$) und erreichten einen Barthel-Index ≥ 75 ($p<0.0001$). Nach 6 Monaten war die Gehfähigkeit in Gruppe A noch signifikant erhalten ($p<0.0001$), jedoch die Werte im Barthel-Index waren nicht mehr unterschiedlich. In allen sekundären Messwerten waren die Patienten der Gruppe A signifikant besser ($p<0.0001$) während der Behandlung, aber nicht mehr im Follow-up.			
Ergebnisse von mehr als 85 % der Patienten			Nein	x	Ja	Wo: S. 20, 21
Intention-to-treat-Analyse			Nein	x	Ja	Wo: S. 20, 21
Ergebnisse statistischer Gruppenvergleiche (z. B. p-Wert)			Nein	x	Ja	Wo: S. 20
Punktmaß: Größe des Behandlungseffektes			Nein	x	Ja	Wo: S. 20, 21, 22,
Punkte PEDro-Skala		8 Punkte			
Zusammenfassung		Intensives lokomotorisches Training plus Physiotherapie resultiert in einer signifikant besseren Gehfähigkeit und Alltagskompetenz bei subakuten Stroke-Patienten als Physiotherapie alleine.			
Eigene Kommentare					

8.1.7 Gerätegestützte Therapie – Armtrainer, MIT-Manus, Bi-Manu-Track

Tab. 8.27		
Review	**Titel/Fragestellung**	**Electromechanical and robot-assisted arm training for improving arm function and activities of daily living after stroke**
Autor		Mehrholz Jan, Platz Thomas, Kugler Joachim, Pohl Marcus
Jahr		2008
Journal		Cochrane Database of Systematic Reviews: Reviews 2008 Issue 4 John Wiley & Sons, Ltd Chichester, UK, DOI: 10.1002/14651858

Tab. 8.27 (Forts.)		
Review	**Titel/Fragestellung**	**Electromechanical and robot-assisted arm training for improving arm function and activities of daily living after stroke**
Studientyp		Review
Datenbanken		Cochrane Stroke Group Trials Register, Cochrane Central Register of Controlled Trials, MEDLINE, EMBASE, CINAHL, AMED, SPORTDiscus, PEDro, COMPENDEX, INSPEC. Handsuche in Tagungsbänden, Studien und Forschungsregistern, Referenzlisten und Kontakt zu Autoren, Experten und Wissenschaftlern in unserem Thema und zu Herstellern der kommerziellen Geräte.
Selektionskriterien/Kontrollinterventionen		RCTs, die elektromechanisches und robotergestütztes Armtraining für die Wiederherstellung der Armfunktion vergleichen mit anderen rehabilitativen Interventionen oder keiner Therapie für Patienten nach Stroke.
Datensammlung und Analyse		Zwei unabhängige Autoren selektierten die Studien, die inkludiert wurden, bewerteten die Qualität und extrahierten die Daten. Für zusätzliche Informationen wurden die Autoren kontaktiert. Die Ergebnisse wurden mit der „standardised mean differences (SMDs)" analysiert für kontinuierliche Variablen und mit der „relative risk difference (RD)" für dichotome Variablen.
Patienten		328 Patienten in 11 Studien
Outcome-Measures		Barthel-Index, Functional Independence Measure
		Fugl-Meyer-Score, Motricity Index Score
Ergebnisse (z. B. Effektstärke, Signifikanz, Ereignisrate)		11 Studien wurden inkludiert. Elektromechanisches und roboterassistiertes Armtraining verbessert nicht die Aktivitäten des täglichen Lebens. Motorische Armfunktion und Armkraft verbessern sich. Elektromechanisches und roboterassistiertes Armtraining steigert nicht das Risiko des Drop-outs und Nebenwirkungen waren selten.
Zusammenfassung		Patienten nach Stroke, die elektromechanisches und roboterassistiertes Armtraining erhalten haben verbesserten ihre Aktivitäten des täglichen Lebens nicht; jedoch die motorischen Funktionen und die Kraft des paretischen Arms kann sich verbessern. Allerdings müssen die Ergebnisse mit Vorsicht interpretiert werden, denn es gab Unterschiede zwischen den einzelnen Studien bezüglich Dauer, Umfang und Art der Therapie und der Patientenkriterien.
Eigene Kommentare		

Tab. 8.28		
RCT **CCT**	**Titel/ Fragestellung**	**A new electromechanical trainer for sensorimotor rehabilitation of paralysed fingers: A case series in chronic and acute stroke patients**
Autor		Hesse S, Kuhlmann H, Wilk J, Tomelleri C, Kirker SGB
Jahr		2008
Journal		Journal of NeuroEngineering and Rehabilitation 2008; 5: 21

Tab. 8.28 (Forts.)

RCT CCT	Titel/ Fragestellung	**A new electromechanical trainer for sensorimotor rehabilitation of paralysed fingers: A case series in chronic and acute stroke patients**				
Studientyp		Case-Serie				
Intervention: Details, Intensität, Behandlungsdauer		Zusätzliche Therapie mit dem Fingertrainer (Reha-Digit) für 20 Minuten an jedem Werktag für 4 Wochen. Dazu konventionelle Therapie, von der 15 % auf den Arm bezogen ist: Schultermobilisation, den gelähmten Arm extendiert halten im Liegen, Gewichtsübernahme auf den voll extendierten Arm und bilaterale Manöver wie ein Staubtuch über einen Tisch wischen.				
Kontrollintervention		Bimanuelle Gruppentherapie für 20 Minuten an jedem Werktag für 4 Wochen – der Patient hat ein Staubtuch in der betroffenen Hand und wischt mit der nicht betroffenen Hand über den Tisch. Dazu konventionelle Therapie – wie oben beschrieben (Interventionsgruppe).				
Patienten: Anzahl, Zeit nach Erkrankung		10 Patienten, 2 chronisch – 8 subakut nach Stroke. Exkludiert: Arthritis der Fingergelenke, Gewebeschmerz, geschwollene Hand				
Patienten: spez. Ein- + Ausschlusskriterien			Nein	x	Ja	Wo: S. 3/6
Randomisierung			Nein	x	Ja	Wo: S. 4/6
Gruppenzuordnung verblindet		x	Nein		Ja	Wo:
Gruppen einander ähnlich		x	Nein		Ja	Wo:
Patienten geblindet		x	Nein		Ja	Wo:
Therapeuten geblindet		x	Nein		Ja	Wo:
Rater geblindet			Nein	x	Ja	Wo: Seite 4/6
Outcome-Measures Partizipation						
Outcome-Measures Aktivität		Box- & Block-Test				
Outcome-Measures Körperfunkt. + -struktur		Fugl-Meyer-Test, Krafttest basieren auf dem MRC, Tonustest basierend auf der modifizierten Ashworth-Skala				
Ergebnisse (z. B. Effektstärke, Signifikanz, Ereignisrate)		Bei den chronischen Patienten zeigte sich eine lang anhaltende Reduktion der Finger- und Handgelenksspastizität, aber es gab keine Fortschritte in der aktiven Bewegung. Bei den subakuten Patienten, verbesserte sich der durchschnittliche distale Fugl-Meyer-Test in der Kontrollgruppe von 1,25 zu 2,75 und von 0.75 zu 6.75 in der Experimentalgruppe ($p<0.05$). Der durchschnittliche Wert in der Ashworth-Skala verbesserte sich von 0/5 zu 2/5 in der Kontrollgruppe, aber nicht in der Experimentalgruppe (0 zu 0). Nur ein Patient in der Experimentalgruppe bekam Funktionen in der betroffenen Hand. Nebenwirkungen traten nicht auf.				

Tab. 8.28 (Forts.)						
RCT CCT	Titel/ Fragestellung	**A new electromechanical trainer for sensorimotor rehabilitation of paralysed fingers: A case series in chronic and acute stroke patients**				
Ergebnisse von mehr als 85 % der Patienten		x	Nein		Ja	Wo:
Intention-to-treat-Analyse		x	Nein		Ja	Wo:
Ergebnisse statistischer Gruppenvergleiche (z. B. p-Wert)			Nein	x	Ja	Wo: S. 4/6
Punktmaß: Größe des Behandlungseffektes			Nein	x	Ja	Wo: S. 4/6
Punkte PEDro-Skala		5 Punkte				
Zusammenfassung		Behandlungen mit dem Fingertrainer wurden gut toleriert von subakuten und chronischen Stroke-Patienten, der abnormale Muskeltonus verbesserte sich. Bei subakuten Stroke-Patienten zeigte sich in der Fingertrainergruppe eine kleine Verbesserung von aktiver Bewegung und in der Kontrollgruppe wurde die Tonuserhöhung vermieden. Diese Serie war zu klein um irgendeinen Effekt im funktionellen Outcome – welchem auch immer – zu demonstrieren.				
Eigene Kommentare		Randomisierung fraglich, da lediglich Lose aus einem Umschlag gezogen wurden. Gruppengröße zu klein. Nur 5 Punkte in der PEDro-Skala. Die Firma, die das Gerät entwickelt hat, gehört der Ehefrau des Erstautors, der Erstautor war an der Entwicklung und Grundidee des Gerätes beteiligt. Der Entwickler des Gerätes ist der Zweitautor, der vierte Autor hat es designed.				

Tab. 8.29		
RCT CCT	Titel/ Fragestellung	**Intensive sensorimotor arm training mediated by therapist or robot improves hemiparesis in patients with chronic stroke**
Autor		Volpe BT, Lynch D, Rykman-Berland A, Ferraro M, Galgano M, Hogan N, Krebs HI
Jahr		2008
Journal		Neurorehabil Neural Repair. 2008 May–Jun;22(3):305–10
Studientyp		RCT
Intervention: Details, Intensität, Behandlungsdauer		N=11, Bewegungstherapie mit dem Roboter MIT-MANUS, InMotion2 Roboter

Tab. 8.29 (Forts.)

RCT CCT / **Titel/ Fragestellung**	**Intensive sensorimotor arm training mediated by therapist or robot improves hemiparesis in patients with chronic stroke**				
Kontrollintervention	N=10, Intensiv Movement Protocol – Bewegungstherapie durch einen Therapeuten mit mindestens einjähriger Berufserfahrung und Advanced Training Credentials. Inhalte: statisches Dehnen, systematische Variationslevel von aktiv-assistiven Armübungen, zielgerichtete Greifübungen, basierend auf Carr&Shepperd-Prinzipien, die von Therapeuten adaptiert wurden, die Bobath NDT-Techniken verwenden, spezifisch förderten die Therapeuten die Tonushemmung, wenn der Rumpf geeignet und aufrecht positioniert war. Am anpassungsfähigen Tisch (Monark Rehab Trainer) für bilaterales Armtraining in verschiedenen Ausgangsstellungen wurden verschiedene Muskelgruppen statisch, isometrisch gedehnt und bewegt, konzentrische und isometische Übungen gemacht.				
Patienten: Anzahl, Zeit nach Erkrankung	21 Patienten, 6 Monate oder länger nach Stroke. Inkludiert: einfachen Instruktionen folgen können, FM Schulter/EB über 33. Exkludiert: neurochirurgische Intervention, zweiter Stroke, fixierte Kontraktur.				
Patienten: spez. Ein- + Ausschlusskriterien		Nein	X	Ja	Wo: S. 306
Randomisierung		Nein	X	Ja	Wo: S. 305
Gruppenzuordnung verblindet	x	Nein		Ja	Wo:
Gruppen einander ähnlich		Nein	X	Ja	Wo: S. 307/308
Patienten geblindet	x	Nein		Ja	Wo:
Therapeuten geblindet	x	Nein		Ja	Wo:
Rater geblindet		Nein	X	Ja	Wo: S. 306
Outcome-Measures Partizipation					
Outcome-Measures Aktivität					
Outcome-Measures Körperfunkt. + -struktur	Fugl-Meyer-Score für Schulter/Ellbogen, Handgelelenk/Hand, Motor Power Scale Schulter/Ellbogen, Modified Ashworth Scale, passive Beweglichkeit 0–5, Stroke Impact Scale, Action Research Arm Test, Shoulder dislocation in cm, Schmerzskala vom Fugl-Meyer-Test, Beck Depression Scale, NIH Stroke Scale				
Ergebnisse (z. B. Effektstärke, Signifikanz, Ereignisrate)	Beides führt zu signifikanten und vergleichbaren Verbesserungen auf Impairmentebene. Die motorischen Verbesserungen zeigten sich auch noch nach 3 Monaten.				
Ergebnisse von mehr als 85 % der Patienten	x	Nein		Ja	Wo:
Intention-to-treat-Analyse	x	Nein		Ja	Wo:

Tab. 8.29 (Forts.)						
RCT **CCT**	**Titel/ Fragestellung**	**Intensive sensorimotor arm training mediated by therapist or robot improves hemiparesis in patients with chronic stroke**				
Ergebnisse statistischer Gruppenvergleiche (z. B. p-Wert)			Nein	x	Ja	Wo: S. 308, 309
Punktmaß: Größe des Behandlungseffektes			Nein	x	Ja	Wo: S. 308, 309
Punkte PEDro-Skala		6 Punkte				
Zusammenfassung						
Eigene Kommentare		Die Art der Intervention unterschied sich nicht wirklich: in der einen Gruppe bewegte der Roboter den Schultergürtel des Patienten, in der anderen Gruppe bewegte der Therapeut (sehr standardisiert) den Schultergürtel des Patienten. Dass es dann nicht großartige Unterschiede gibt, es absehbar. Es wird nicht das tägliche therapeutische Tun eines Neurotherapeuten dargestellt – hier werden lediglich Muskelgruppen gedehnt und isometrisch konzentrisch gefordert. Neurorehabilitation läuft aber therapeutisch nicht standardisiert ab, sondern es ist ein dauernder Aktions-Reaktions-Prozess, der zur Problemlösung auf Partizipationsebene führen soll. Dies wurde hier ebenfalls nicht gemessen – alle Tests bewegen sich auf Körperfunktions- und -struktur-Ebene, maximal auf Aktivitätsebene, aber nicht auf Partizipationsebene.				

Tab. 8.30		
RCT **CCT**	**Titel/ Fragestellung**	**ARMOR: an electromechanical robot for upper limb training following stroke. A prospective randomised controlled pilot study**
Autor		Mayr A, Kofler M, Saltuari L
Jahr		2008
Journal		Handchir Mikrochir Plast Chir. 2008 Feb;40(1):66–73
Studientyp		Explorative, prospektive, kontrollierte, randomisierte Untersuchung mit einem AB-BA Cross-Over-Design über 6 Wochen
Intervention: Details, Intensität, Behandlungsdauer		Zwei Wochen ARMOR-Training – Zwei Wochen Pause – Zwei Wochen EMG-getriggerte neuromuskuläre Elektrostimulation. Intervention an 5 Tagen der Woche, in den 2 Wochen Pause keine Therapie.
Kontrollintervention		Zwei Wochen EMG-getriggerte neuromuskuläre Elektrostimulation – Zwei Wochen Pause – Zwei Wochen ARMOR-Training Intervention an 5 Tagen der Woche, in den 2 Wochen Pause keine Therapie.
Patienten: Anzahl, Zeit nach Erkrankung		8 Patienten, 2,4 Monate nach Stroke mit linksseitiger Hemiparese unterschiedlicher Ätiologie. Alle Patienten konnten Anweisungen befolgen, verstanden die gestellten Aufgaben und unterzeichneten die Einwilligungserklärung. Keine orthopädischen oder akut-internistischen Defizite.

Tab. 8.30 (Forts.)							
RCT CCT	Titel/ Fragestellung	**ARMOR: an electromechanical robot for upper limb training following stroke. A prospective randomised controlled pilot study**					
Patienten: spez. Ein- + Ausschlusskriterien		x	Nein		Ja	Wo:	
Randomisierung			Nein	x	Ja	Wo: S. 67	
Gruppenzuordnung verblindet		x	Nein		Ja	Wo:	
Gruppen einander ähnlich		x	Nein		Ja	Wo:	
Patienten geblindet		x	Nein		Ja	Wo:	
Therapeuten geblindet		x	Nein		Ja	Wo:	
Rater geblindet		x	Nein		Ja	Wo:	
Outcome-Measures Partizipation							
Outcome-Measures Aktivität		Functional-Dexterity-Test					
Outcome-Measures Körperfunkt. + -struktur		Chedoke-McMaster Stroke Assessment-Bogen, modifizierte Ashworth-Skala, ROM nach Neutral-Null-Methode, Dynamometrie					
Ergebnisse (z. B. Effektstärke, Signifikanz, Ereignisrate)		Das ARMOR-Training manifestierte sich in einer stärkeren Verbesserung von Muskeltonus (p=0,004), Gelenkbeweglichkeit (p=0,005) und Feinmotorik, aber in einer geringeren Verbesserung der Kraft im Vergleich zur EMGNMES. Der Chedoke-McMaster Stroke Assessment-Bogen zeigte durch das ARMOR-Training eine Verbesserung von mindestens einem Punkt im Bereich Schulterschmerz, Arm- und Handaktivität bei gleichbleibenden Werten unter EMGNMES. Die Verbesserungen unter ARMOR-Training waren bei früherer Anwendung (A1) ausgeprägter als bei späterer Anwendung (A2).					
Ergebnisse von mehr als 85 % der Patienten			Nein	x	Ja	Wo: S. 69	
Intention-to-treat-Analyse			Nein	x	Ja	Wo: S. 69	
Ergebnisse statistischer Gruppenvergleiche (z. B. p-Wert)			Nein	x	Ja	Wo: S. 69	
Punktmaß: Größe des Behandlungseffektes		x	Nein		Ja	Wo:	
Punkte PEDro-Skala		4 Punkte					

Tab. 8.30 (Forts.)		
RCT CCT	**Titel/ Fragestellung**	**ARMOR: an electromechanical robot for upper limb training following stroke. A prospective randomised controlled pilot study**
Zusammenfassung		Das robotergestützte Training in der Neurorehabilitation ist in der Lage, die Intensität der Therapie zu erhöhen und die Wiederholgenauigkeit der Bewegungsausführung zu optimieren. Als zusätzliches Hilfsmittel für den Therapeuten kann der ARMOR zu positiven Ergebnissen führen. Die Weiterentwicklung der Orthese wird das Handling von Roboter und Patient um einiges vereinfachen und die Therapie in der Neurorehabilitation weiter verbessern. Die gleichzeitige Behandlung mehrerer Patienten durch einen Therapeuten wird in Zukunft ebenso denkbar sein wie eine unter Anleitung weitgehend selbstständige Behandlung des Patienten durch sich selbst. Optimale Trainingsstrategien und individuell angepasste Trainingsformen sind erforderlich, um die mannigfaltigen Defizite bei einer zentralen Läsion bei Patienten mit Schlaganfall abzufangen. Dazu sind große randomisierte klinische Studien von Nöten, die die Effektivität des ARMOR-Trainings objektivieren und den Vorteil gegenüber anderen Therapiestrategien beweisen.
Eigene Kommentare		Messungen nur auf Körperfunktions-/Körperstrukturebene und -aktivität, Chedoke hat nur eine geringe Reliabilität (Interrater), Feinmotoriktest und ROM nicht valide. Sehr kleine Gruppengröße. Randomisierung nicht beschrieben.

Tab. 8.31								
RCT CCT	**Titel/ Fragestellung**	**Robotic-assisted rehabilitation of the upper limb after acute stroke**						
Autor		Masiero S, Celia A, Rosati G, Armani M						
Jahr		2007						
Journal		Arch Phys Med Rehabil. 2007 Feb;88(2):142–9						
Studientyp		RCT, single-blind, 8-Monats-Follow-up						
Intervention: Details, Intensität, Behandlungsdauer		N=17, sensorisch-motorisches Robotertraining (NeReBot), 2× täglich, 4 Stunden pro Woche für 5 Wochen (25 Behandlungen)						
Kontrollintervention		N=18, Roboter zweimal 30 Minuten pro Woche an der nicht betroffenen oberen Extremität						
Patienten: Anzahl, Zeit nach Erkrankung		35 Stroke-Patienten ≤ 1 Woche, unilateraler, ischämischer, embolischer oder thrombotischer Infarkt. Exkludiert: Neurologische oder kardiovaskuläre Instabilität, frühe starke Spastizität, multiple zerebrovaskuläre Läsionen, schwere neuropsychologische Schädigungen (globale Aphasie, schweres Aufmerksamkeitsdefizit oder Neglect).						
Patienten: spez. Ein- + Ausschlusskriterien			Nein	x	Ja	Wo: S. 144		
Randomisierung			Nein	x	Ja	Wo: S. 144		
Gruppenzuordnung verblindet		x	Nein		Ja	Wo:		

Tab. 8.31 (Forts.)

RCT CCT	Titel/ Fragestellung				
	Robotic-assisted rehabilitation of the upper limb after acute stroke				
Gruppen einander ähnlich	x	Nein		Ja	Wo:
Patienten geblindet	x	Nein		Ja	Wo:
Therapeuten geblindet	x	Nein		Ja	Wo:
Rater geblindet		Nein	x	Ja	Wo: S. 145
Outcome-Measures Partizipation	FIM				
Outcome-Measures Aktivität	Trunk Control Test				
Outcome-Measures Körperfunkt. + -struktur	Fugl-Meyer-Test Schulter-Ellbogen-Hand, MRC, Modified Ashworth Scale				
Ergebnisse (z. B. Effektstärke, Signifikanz, Ereignisrate)	Die Experimentalgruppe zeigt signifikante Verbesserungen der motorischen Schädigungen und funktionelle Wiederherstellung der OE nach der Robotertherapie, gemessen am MRC Delta, Bizeps ($p<0.05$), FMA für die proximale OE ($p<0.05$), und FIM ($p<0.01$) – diese Verbesserungen zeigten sich auch noch 3 und 8 Monate später im Follow-up. FMA und MRC Handgelenk zeigten keinen statistischen Unterschied – weder am Ende des Trainings noch im Follow-up. Keine signifikanten Unterschiede im MAS und TCT in beiden Gruppen.				
Ergebnisse von mehr als 85 % der Patienten		Nein	x	Ja	Wo: S. 146
Intention-to-treat-Analyse		Nein	x	Ja	Wo: S. 146
Ergebnisse statistischer Gruppenvergleiche (z. B. p-Wert)		Nein	x	Ja	Wo: S. 146/147
Punktmaß: Größe des Behandlungseffektes		Nein	x	Ja	Wo: S. 146/147
Punkte PEDro-Skala	7 Punkte				
Zusammenfassung	Patienten, die Robotertherapie zusätzlich zur konventionellen Therapie erhalten, zeigen höhere Reduktionen in der motorischen Schädigung und Verbesserungen der funktionellen Fähigkeiten. Robotertherapie kann daher effektiver, ergänzender Standard von Anbeginn der Rehabilitation sein, zur Bereitstellung von therapeutischer Unterstützung für Patienten mit Plegie und Parese der OE nach Stroke.				
Eigene Kommentare	Die Experimentalgruppe erhielt mehr Therapie als die Kontrollgruppe (15× 30 Minuten mehr). Die Gruppen waren nur bedingt vergleichbar: die Experimentalgruppe war in allen Parametern zu Beginn schon besser als die Kontrollgruppe und im Durchschnitt 5 Jahre jünger. Die Randomisierung wurde nicht beschrieben. Von 35 Patienten beendeten nur 30 die Studie (85,7 %). Die distalen Parameter veränderten sich nicht. Die Intervention der Kontrollgruppe (Robotertherapie am nicht betroffenen Arm) wirft Fragen auf und es kann nicht beantwortet werden, ob die Therapie mit diesem Gerät konventioneller Therapie oder keiner Therapie überlegen ist.				

8.1.8 Funktionelle Elektrostimulation (FES)

Tab. 8.32		
Review	**Titel/ Fragestellung**	**Electrostimulation for promoting recovery of movement or functional ability after stroke**
Autor		Pomeroy V, King L, Pollock A, Baily-Hallam A, Langhorne P
Jahr		2006
Journal		Cochrane Database Syst Rev 2006;2:CD 003241
Studientyp		Cochrane Review
Datenbanken		Cochrane Stroke Group Trials Register (last searched August 2005), the Cochrane Central Register of Controlled Trials (CENTRAL) (The Cochrane Library Issue 1, 2004), MEDLINE (1966 to January 2004), EMBASE (1980 to January 2004), CINAHL (1982 to January 2004), AMED – Allied and Complementary Medicine Database (1985 to January 2004), Physiotherapy Evidence Database (PEDro), REHABDATA and the ISI Science Citation Index (1981 to 2003). Anfrage an die Physio Email Diskussionsliste, Kontakt zu Autoren von relevanten Studien, ob sie unpublizierte oder laufende Studien haben, Suche in den Referenzlisten der inkludierten Studien und Kontakt zu Forschern.
Selektionskriterien/Kontrollinterventionen		RCTs über Elektrostimulation die auf das periphere neuromuskuläre System abzielt. Designed für die Verbesserung von freier eigenständiger Bewegungskontrolle, funktioneller motorischer Fähigkeiten und Aktivitäten des täglichen Lebens.
Datensammlung und Analyse		2 Review-Autoren selektierten unabhängig Studien, die inkludiert wurden, untersuchten die Qualität und extrahierten die Daten.
Patienten		
Outcome-Measures		Barthel-Index, Functional Independent Measure (FIM)
		Rivermead Mobility Index, Walking Endurance, Timed Up and Go test, Box- and Blocks-Test, Upper Extremity Drawing Test, Action Research ArmTest, Nine-Hole Peg Test
		Motor Assessment Scale, Jebsen Hand Function Test, Tonustests, ROM-Tests
Ergebnisse (z. B. Effektstärke, Signifikanz, Ereignisrate)		24 Studien wurden inkludiert. FES verglichen mit keiner Therapie: FES verbessert manche Aspekte von motorischen Fähigkeiten und manche Aspekte der motorischen Schädigung und Normaler Bewegung. Zusammengefasst ergab sich ein signifikanter Unterschied zugunsten von keiner Therapie im Vergleich mit FES für einen Aspekt von funktionellen motorischen Fähigkeiten. FES verglichen mit Placebo: FES verbessert einen Aspekt der funktionellen motorischen Fähigkeiten. FES verglichen mit Physikalischer Therapie: FES verbessert einen Aspekt der motorischen Beeinträchtigung. Es gibt keine statistisch signifikanten Unterschiede zwischen FES und anderen Behandlungen in der Kontrollgruppe für alle anderen Ergebnisse. Allerdings müssen diese Ergebnisse wie folgt interpretiert werden: Die Mehrheit der Analysen erhielt nur eine Studie. Es gab viele Variationen in Bezug auf die Zeit nach Stroke, Level des funktionalen Defizits nach Stroke und der Dosierung der FES. Möglichkeit der Selektion und von Verzerrungsfehlern bei der Mehrzahl der Studien

Tab. 8.32 (Forts.)		
Review	**Titel/ Fragestellung**	**Electrostimulation for promoting recovery of movement or functional ability after stroke**
Zusammenfassung		Aktuell gibt es nur schwache Daten für den klinischen Nutzen von FES für neuromuskuläres Wiedererlernen. Forschung ist nötig, um spezifische Fragen zu klären: Welcher Typ von FES ist wahrscheinlich der Effektivste, welche Dosierung und welcher Zeitraum nach Stroke.
Eigene Kommentare		

Tab. 8.33		
Review	**Titel/ Fragestellung**	**The orthotic effect of functional electrical stimulation on the improvement of walking in stroke patients with a dropped foot: a systematic review**
Autor		Kottink AI, Oostendorp LJ, Buurke JH, Nene AV, Hermens HJ, IJzerman MJ
Jahr		2004
Journal		Artif Organs. 2004 Jun;28(6):577–86
Studientyp		Systematic Review
Datenbanken		PubMed, Database of Abstracts of Reviews of Effectiveness (DARE), Cochrane database, NHS Economic Evaluation Database (NHS EED), and the Health Technology Assessment Database (HTA) from the NHS Centre for Reviews and Dissemination of the University of York, U. K.
Selektionskriterien/Kontroll-interventionen		Kontollierte und nicht kontrollierte Studien (1 RCT, 2 Cross-Over, 5 Within-subject Comparison) mit folgenden Kriterien: FES von peripheren Nerven angewandt bei Stroke-Patienten mit Fußheberschwäche um das Gehen zu verbessern, Transkutane oder implantierte Stimulatoren, komparatives Studiendesign, das FES mit anderen Therapien vergleicht, Studien, die den orthetischen oder therapeutischen Effekt untersuchen, Artikel in voller Länge in englischer oder niederländischer Sprache, publiziert zwischen 1966 und 2003.
Datensammlung und Analyse		2 Review-Autoren selektierten unabhängig Studien, die inkludiert wurden, untersuchten die Qualität und extrahierten die Daten. Bei Unstimmigkeit wurde ein 3. Rater konsultiert.
Patienten		Insgesamt 203 Patienten nach Stroke, akut, subakut und chronisch
Outcome-Measures		
Ergebnisse (z. B. Effektstärke, Signifikanz, Ereignisrate)		33 Artikel wurden identifiziert, 25 Studien wurden exkludiert, 8 Studien erfüllten die Kriterien und wurden inkludiert. Die durchschnittliche Verbesserung der Gehgeschwindigkeit betrug 0.13 m/s (0.07–0.2) oder 38 % (22.18–53.8).
Zusammenfassung		Der vorliegende Review zeigt einen positiven orthetischen Effekt von FES auf die Schrittgeschwindigkeit.
Eigene Kommentare		

Tab. 8.34		
Review	**Titel/ Fragestellung**	**Therapeutic electrical stimulation to improve motor control and functional abilities of the upper extremity after stroke: a systematic review**
Autor		De Kroon JR, van der Lee JH, IJzerman MJ, Lankhorst GJ
Jahr		2002
Journal		Clin Rehabil 2002;16:350–360
Studientyp		Systematic Review
Datenbanken		MEDLINE, EMBASE, CINAHL, and the database of the Cochrane Field Rehabilitation and Related Therapies
Selektionskriterien/Kontrollinterventionen		Inkludiert wurden 6 RCTs, die den Effekt von TES auf motorische Kontrolle und funktionelle Fähigkeiten untersucht haben. TES angewandt am Arm der betroffenen Seite, Applikation der Stimulation mit Oberflächenelektroden, relevante Outcome-Measures, die auf motorische Kontrolle und funktionelle Fähigkeiten abzielen, RCTs, volle Länge wurde publiziert in englisch, deutsch, französisch oder holländisch. TES-Variationen: neuromuskuläre elektrische Stimulation, EMG-getriggerte Stimulation, Positions-Feedback-Stimulation, transkutane elektrische Stimulation
Datensammlung und Analyse		2 Untersucher beurteilten unabhängig voneinander die methodologische Qualität der Studien systematisch. Gab es Unstimmigkeiten, wurden diese diskutiert – wenn nötig, wurde ein dritter Untersucher konsultiert. Die berichteten Ergebnisse wurden untersucht, um den Effekt von TES zu beurteilen und um eine mögliche Beziehrung zwischen Patientencharakteristika, Methoden der Stimulation und der methodologischen Qualität zu identifizieren. Wenn möglich, wurden die Effektgrößen kalkuliert (Hedges g).
Patienten		Die Anzahl der teilnehmenden Patienten reichte von 11 bis 60, insgesamt 207 Patienten in 6 Studien. Inkludiert wurden akute Patienten nach Stroke (3 Studien), subakute Patienten (1 Studie), chronisches Stadium (2 Studien).
Outcome-Measures		Action Research Arm test, 9-Hole Peg Test, Box- & Block-Test
		Aktives Bewegungsausmaß (ROM range of motion), isometrische Kraft, Greifkraft, Fugl-Meyer Motor Assessment (Arm-Teil), Motor Assessment Scale
Ergebnisse (z. B. Effektstärke, Signifikanz, Ereignisrate)		6 RCTs. Der methodologische Score reichte von 7 bis 16 (Maximum: 19). Alle Studien untersuchten den Effekt auf motorische Kontrolle und 4 berichteten einen positiven Effekt. Effektgrößen-Kalkulation in 3 Studien reichte von 0.55 bis 1.46. Nur 2 Studien untersuchten den Effekt auf funktionelle Fähigkeiten, eine berichtete über einen positiven Effekt. Subgruppen-Analysen in 2 Studien deuteten auf bessere Erfolge hin, wenn weniger stark betroffene Patienten stimuliert werden. Abgesehen davon konnte keine Beziehung hergestellt werden zwischen dem Effekt und Patientencharakteristika, Methode der Stimulation oder methodologischer Qualität.
Zusammenfassung		Die aktuelle Review deutet darauf hin, dass es einen positiven Effekt auf motorische Kontrolle durch elektrische Stimulation gibt. Es gibt keine Evidenz, dass eine Methode von TES besser ist als eine andere. Es gibt keine Evidenz für einen positiven Effekt auf funktionelle Fähigkeiten.
Eigene Kommentare		

Tab. 8.35						
RCT CCT	Titel/ Fragestellung	**Functional electrical stimulation to dorsiflexors and plantar flexors during gait to improve walking in adults with chronic hemiplegia**				
Autor		Embrey DG, Holtz SL, Alon G, Brandsma BA, McCoy SW				
Jahr		2010				
Journal		Arch Phys Med Rehabil. 2010 May;91(5):687–96				
Studientyp		Randomized crossover trial				
Intervention: Details, Intensität, Behandlungsdauer ***Kontrollintervention***		Gruppe A: 3 Monate Tragen des FES-Systems, welches automatisch sich während dem Gehen aktiviert für 6–8 Stunden am Tag, 7 Tage die Woche plus Gehen für 1 Stunde am Tag, 6 Tage die Woche. Gruppe B: 3 Monate lang Gehen für 1 Stunde am Tag, 6 Tage die Woche ohne FES. Von den 28 Patienten, die die Studie beendet haben, wurden 15 randomisiert zu Gruppe A–B zugeordnet, 13 zu Gruppe B–A. Crossover wurde nach 3 Monaten durchgeführt. Gemessen wurde vor der Therapie, nach 3 und 6 Monaten.				
Patienten: Anzahl, Zeit nach Erkrankung		Ambulante Rehabilitationsklinik, 28 erwachsene Patienten mit Hemiplegie, Durchschnittsalter 60 (±10.9), und durchschnittlich 4.9 (± 3.8) Jahre nach Ereignis. Inkludiert: Gehfähigkeit für 15 Minuten 4× täglich, schon mindestens 6 Monate vor Beginn der Studie, medizinisch stabil, fähig, die FES Hilfsmittel unabhängig oder mit ihren Pflegern anzulegen und die Fähigkeit, Instruktionen für Tests und Behandlungen zu folgen. Exkludiert: Typische sEMG-Pattern im Gang der Dorsalflexoren (loading response, terminal stance, swing) und Plantarflexoren (midstance and terminal stance), basierend auf der Inspektionsanalyse des Hauptuntersuchers, orthopädische Operationen, tonusreduzierende Maßnahmen (Botox, Baclofen, Phenolblocker etc.) 1 Jahr vor der Studie, Tragen von festen Fußgelenk-Orthesen oder weniger als 10° passive Dorsalflexion and Plantarflexion.				
Patienten: spez. Ein- + Ausschlusskriterien			Nein	x	Ja	Wo: S. 689
Randomisierung			Nein	x	Ja	Wo: S. 687
Gruppenzuordnung verblindet		x	Nein		Ja	Wo:
Gruppen einander ähnlich			Nein	x	Ja	Wo: S. 690
Patienten geblindet		x	Nein		Ja	Wo:
Therapeuten geblindet		x	Nein		Ja	Wo:
Rater geblindet		x	Nein		Ja	Wo:
Outcome-Measures Partizipation		Stroke Impact Scale				
Outcome-Measures Aktivität		6-minute Walk Test, Emory Functional Ambulatory Profile				
Outcome-Measures Körperfunkt. + -struktur		Muskelkraft, Spastizität				

Tab. 8.35 (Forts.)						
RCT CCT	**Titel/ Fragestellung**	**Functional electrical stimulation to dorsiflexors and plantar flexors during gait to improve walking in adults with chronic hemiplegia**				
Ergebnisse (z. B. Effektstärke, Signifikanz, Ereignisrate)		In Phase 1 zeigten die Patienten der Gruppe A (A-B-Gruppe) Verbesserungen, verglichen mit den Patienten von Gruppe B (B-A-Gruppe) im 6-Minuten-Gehtest (p=.02), Emory Functional Ambulatory Profile (p=.08) und Stroke Impact Scale (p=.03). In Phase 2 erhielt Gruppe A die Verbesserungen aufrecht in allen 3 primären Outcomes, auch ohne FES. Beide Gruppen verbesserten sich signifikant in allen primären Outcomes, verglichen wurde die initiale Messung mit der Messung nach 6 Monaten (p≤.05).				
Ergebnisse von mehr als 85 % der Patienten		x	Nein		Ja	Wo:
Intention-to-treat-Analyse			Nein	x	Ja	Wo: S. 689
Ergebnisse statistischer Gruppenvergleiche (z. B. p-Wert)			Nein	x	Ja	Wo: S. 693
Punktmaß: Größe des Behandlungseffektes			Nein	x	Ja	Wo: S. 693
Punkte PEDro-Skala		6 Punkte				
Zusammenfassung		Ein FES-System, das die Dorsalflexoren und Plantarflexoren ähnlich wie im Timing des typischen erwachsenen Gangs stimuliert, kombiniert mit täglichem Gehen, kann die Gehfähigkeit von Erwachsenen mit Hemiplegie verbessern.				
Eigene Kommentare		Randomisierung mittels Münzwurf erscheint mir fraglich. Auch täglich 1 Stunde Gehen führt zu Verbesserungen in funktioneller Mobilität und Partizipation (Repetition). Niedrige Fallzahl, niedrige PEDro-Skala. Follow-up nach 3 Monaten – Langzeitauswirkungen wären interessant. Untersucher nicht blind. Positiv: Messung auf Partizipationsebene				

8.1.9 EMG initiierte funktionelle Elektrostimulation

Tab. 8.36		
Review	**Titel/ Fragestellung**	**Impact of EMG-triggered neuromuscular stimulation of the wrist and finger extensors of the paretic hand after stroke: a systematic review of the literature**
Autor		Meilink A, Hemmen B, Seelen HAM, Kwakkel G
Jahr		2008
Journal		Clinical Rehabilitation 2008; 22:291–305
Studientyp		Systematic Review
Datenbanken		Pubmed (MEDLINE), Cochrane Central register of Controlled Trials, CINAHL, DARE, PEDro, EMBASE, DocOnline and HighWire press

Tab. 8.36 (Forts.)		
Review	**Titel/ Fragestellung**	**Impact of EMG-triggered neuromuscular stimulation of the wrist and finger extensors of the paretic hand after stroke: a systematic review of the literature**
Selektionskriterien/Kontrollinterventionen		Inkludiert: Stroke (WHO), Studien, die EMG-triggerred neuromuscular electrical stimulation (EMG-NMES) mit Oberflächenelektroden der oberen Extremität mit normaler Therapie vergleichen, abgezielt auf die Extensormuskulatur des Unterarms, RCTs, englisch, deutsch oder holländisch, EMG-NMES musste in der Experimentalgruppe sein, nicht in der Kontrollgruppe.
Datensammlung und Analyse		2 Autoren bewerteten unabhängig voneinander die methodologische Qualität – diese wurde mit der PEDro-Skala eingeschätzt. Unstimmigkeiten wurden per Diskussion geklärt. Das Hedges-g-Modell wurde benutzt, um die Gesamteffektgröße zu kalkulieren, verwendet wurden feste oder zufällige Modelle, abhängig von der Heterogenität.
Patienten		157 Patienten in 8 Studien
Outcome-Measures		ARAT (Action Research Arm test), Box- & Block-Manipulation Test
		Fugl-Meyer Motor Assessment Scale, Reaktionszeit der Handgelenks- und Fingerextensormuskeln (isometrisch), ausdauernde Kontraktion der vorgenannten Muskeln für 5 Sekunden
Ergebnisse (z. B. Effektstärke, Signifikanz, Ereignisrate)		8 Studien, ausgewählt aus 192 Studien, die 157 Patienten betreffen und präsentieren, wurden in die qualitative und quantitative Analyse inkludiert. Die methodologische Qualität reichte von 2 bis 6 Punkte. Die Metaanalyse enthüllt keine signifikante Effektgröße zugunsten von EMG-NMES für Reaktionszeit, ausdauernde Kontraktion, Geschicklichkeit, Synergismen, manuelle Geschicklichkeit
Zusammenfassung		Es wurde keine statistisch signifikante Differenz gefunden zwischen den Effekten von EMG-NMES und normaler Therapie. Die meisten Studien hatten eine geringe methodologische Qualität, niedrige statistische Power und schwache Therapieunterschiede zwischen der Experimental- und Kontrollgruppe. Darüber hinaus untersuchten alle Studien – mit Ausnahme von zwei – die Auswirkungen der EMGNMES in der chronischen Phase nach einem Stroke, während die Literatur zeigt, dass ein früher Start innerhalb eines Zeitfensters, in dem das funktionelle Ergebnis der OE nicht vollständig definiert ist, besser geeignet ist.
Eigene Kommentare		Es ist nicht gewährleistet, dass die beiden Rater unabhängig voneinander sind, da Rater 1 (AM) der Student ist und Rater 2 (GK) an der gleichen Universität arbeitet (Prof.). Unstimmigkeiten wurden nur über Diskussion geklärt – es gab keinen 3. Reviewer.

Tab. 8.37		
Review	**Titel/ Fragestellung**	**Electromyogram-triggered neuromuscular stimulation and stroke motor recovery of arm/hand functions: a meta-analysis**
Autor		Bolton DA, Cauraugh JH, Hausenblas HA
Jahr		2004

Tab. 8.37 (Forts.)

Review	**Titel/ Fragestellung**	**Electromyogram-triggered neuromuscular stimulation and stroke motor recovery of arm/hand functions: a meta-analysis**
Journal		J Neurol Sci 2004;223:121–127
Studientyp		Metaanalyse
Datenbanken		Pubmed, Cochran Collaboration Library Database of Systematic Reviews und controlled Trials Register, Handsuche in Referenzlisten
Selektionskriterien/Kontrollinterventionen		Effekt von EMG-getriggerter neuromuskulärer Stimulation auf Arm und Handfunktionen. Qualität wurde eingeschätzt bezüglich Randomisierung, Doppelverblindung und Nebenwirkungen/Drop-outs. Inkludiert: Motorische Erholung der oberen Extremität nach Stroke, EMG-getriggerte neuromuskukäre elektrische Stimulation (aktiv) mit Oberflächenelektroden, die die Muskelaktivität aufzeichnen und die elektrische Stimulation abgeben, englischsprachige Publikation in einen Peer-reviewed-Jounal
Datensammlung und Analyse		2 Autoren indentifizierten die relevanten Artikel.
Patienten		Gesamtzahl in den Experimentalgruppen: 47, in den Kontrollgruppen: 39. Zustand nach Stroke, 84 % in der chronischen Phase, 16 % in der akuten/subakuten Phase
Outcome-Measures		Rivermead Motor Assessment Scale
		Fugl-Meyer Upper Extremity Test, Box- and Block-timed Manipulation Task
Ergebnisse (z. B. Effektstärke, Signifikanz, Ereignisrate)		5 Studien wurden in die Analyse inkludiert. Rehabilitationsbehandlungen in jeder Studie fokussierten auf Handgelenksextension. Die Metaanalyse enthüllt eine insgesamt signifikant deutliche Effektstärke 0.82 (S. D. =0,59) mit einem 95 % Confidence Interval von 0.10–1.55. Ein Homogenitätstest zeigte, dass die gepoolten standardisierten Effektstärken schätzungsweise den gleichen Behandlungseffekt ergeben. Diese verbesserten motorischen Fähigkeiten in der Handgelenksextension unterstützen, dass die EMG-getriggerte neuromuskuläre Stimulation ein effektives Behandlungstool für Post-Stroke-Patienten ist.
Zusammenfassung		Die Metaanalyse zeigt, dass EMG-getriggerte neuromuskuläre Stimulation Verbesserungen der Arm-/Handfunktionen bringt in der akuten, subakuten und chronischen Phase der Erholung. Das aktuelle kumulierte Wissen über die aktive Stimulation zeigt eine effektive und effiziente Intervention, um Fortschritte in den motorischen Fähigkeiten zu erreichen. Darüber hinaus untermauern die präsentierten Ergebnisse die Bedeutung der zumindest minimalen muskulären Kontrolle, um die neuromuskuläre elektrische Stimulation aktivieren zu können. Therapeuten in der Stroke-Rehabilitation sind aufgefordert, die aktuellen Ergebnisse sinnvoll zu nutzen und überlegt zu urteilen, um effektive Verbesserungen in Arm-und Handfähigkeiten zu erreichen.
Eigene Kommentare		Nur 5 Studien inkludiert. Patientenzahl sehr gering

Tab. 8.38						
RCT CCT	**Titel/ Fragestellung**	**Electrical stimulation of the upper extremity in stroke: cyclic versus EMG-triggered stimulation**				
Autor		de Kroon JR, IJzerman MJ				
Jahr		2008				
Journal		Clin Rehabil. 2008 Aug;22(8):690–7				
Studientyp		RCT				
Intervention: Details, Intensität, Behandlungsdauer		EMG-getriggerte elektrische Stimulation (Automove AM800, Danmeter a/s, Edense, Denmark) auf die Handgelenks- und Fingerextensoren für eine 6-wöchige Periode (n=11)				
Kontrollintervention		Zyklische, elektrische Stimulation (Automove AM800, Danmeter a/s, Edense, Denmark) auf die Handgelenks- und Fingerextensoren für eine 6-wöchige Periode (n=11)				
Patienten: Anzahl, Zeit nach Erkrankung		22 Patienten nach Stroke, chronisches Stadium, aus ambulanter Klinik im Rehabilitationszentrum. Inkludiert: Länger als 6 Monate nach einseitigen, supratentorialem Stroke, zwischen 18 und 80 Jahre alt, geschädigte Funktion der oberen Extremität durch Spastik/Parese, willkürliche Extension des Handgelenks (10° aus der Ruheposition), stabiler Gesundheitsstatus, unterschriebene Einwilligung. Exkludiert: Herzschrittmacher, epileptischer Anfall in den letzten 6 Monaten vor dem Start der Stimulation, Metallimplantate im betroffenen Arm, vorbestehende funktionelle Einschränkungen des betroffenen Arms, schwere Kontrakturen von Schulter, Ellbogen oder Handgelenk, schwere kognitive Einschränkungen oder schwere Aphasie, die dazu führt, dass die Studie nicht verstanden wird, Hautprobleme unter den Elektroden, inadäquate motorische Antwort auf den Teststimulus, nicht genügend willkürliche Muskelkontraktion der Handgelenksextensoren, um die Stimulation zu triggern, keine Toleranz der Oberflächenstimulation.				
Patienten: spez. Ein- + Ausschlusskriterien			Nein	x	Ja	Wo: S. 691
Randomisierung			Nein	x	Ja	Wo: S. 691
Gruppenzuordnung verblindet			Nein	x	Ja	Wo: S. 691
Gruppen einander ähnlich			Nein	x	Ja	Wo: S. 691, 694
Patienten geblindet		x	Nein		Ja	Wo:
Therapeuten geblindet		x	Nein		Ja	Wo:
Rater geblindet			Nein	x	Ja	Wo: S. 692
Outcome-Measures Partizipation						
Outcome-Measures Aktivität		Action Research Arm Test (ARAT)				
Outcome-Measures Körperfunkt. + -struktur		Greifkraft mit Baseline Hydraulic Hand Dynamometer, Fugl-Meyer Motor Assessment, Motricity Index				

Tab. 8.38 (Forts.)						
RCT CCT	Titel/ Fragestellung	**Electrical stimulation of the upper extremity in stroke: cyclic versus EMG-triggered stimulation**				
Ergebnisse (z. B. Effektstärke, Signifikanz, Ereignisrate)		Gemessen wurde zu Beginn, 4, 6 und 12 Wochen später. Beide Gruppen verbesserten sich im ARAT. Die Gruppe, die die zyklische Stimulation erhalten hatte, verbesserte sich um 2.3 Punkte, die Gruppe mit EMG-getriggerter Stimulation verbesserte sich um 4.2 Punkte. Die Unterschiede im funktionellen Gewinn waren nicht statistisch signifikant, genauso die Unterschiede in den anderen Messverfahren. 95 % Konfidenzintervall für den Unterschied im funktionellen Gewinn (-6.48 zu 4.64).				
Ergebnisse von mehr als 85 % der Patienten			Nein	x	Ja	Wo: 694
Intention-to-treat-Analyse			Nein	x	Ja	Wo: 693, 694
Ergebnisse statistischer Gruppenvergleiche (z. B. p-Wert)			Nein	x	Ja	Wo: 694, 695
Punktmaß: Größe des Behandlungseffektes			Nein	x	Ja	Wo: 694, 695
Punkte PEDro-Skala		9 Punkte				
Zusammenfassung		Die vorliegende Studie zeigt keine signifikanten Unterschiede zwischen EMG-getriggerter und zyklischer elektrischer Stimulation in Bezug auf die Verbesserungen der motorischen Funktion im betroffenen Arm bei chronischen Stroke-Patienten. Beide Methoden resultieren in funktionellem Gewinn bei chronischen Stroke-Patienten; Charakteristika der Patienten, die profitieren können, konnten nicht identifiziert werden.				
Eigene Kommentare		Mögliche Bias: in der zyklischen Gruppe konnte die willkürliche Bewegung der Patienten während der Stimulation nicht ausgeschlossen werden. Patientengruppe klein				

Tab. 8.39		
RCT CCT	Titel/ Fragestellung	**Cortical effect and functional recovery by the electromyography-triggered neuromuscular stimulation in chronic stroke patients**
Autor		Shin HK, Cho SH, Jeon HS, Lee YH, Song JC, Jang SH, Lee CH, Kwon YH
Jahr		2008
Journal		Neurosci Lett. 2008 Sep 19;442(3):174–9
Studientyp		RCT
Intervention: Details, Intensität, Behandlungsdauer		EMG-getriggerte neuromuskuläre elektrische Stimulation (Walking man II EMG FES 3.000, Cybermedic, Korea) auf den Handgelenksextensoren (M. extensor digitorum communis), 2× täglich für 30 Minuten, 5× die Woche für 10 Wochen. n=7. Zusätzliche niedrig dosierte physikalische Aktivitäten

Tab. 8.39 (Forts.)					
RCT CCT	**Titel/ Fragestellung**	**Cortical effect and functional recovery by the electromyography-triggered neuromuscular stimulation in chronic stroke patients**			
Kontrollintervention		Keine Therapie. Zusätzliche niedrig dosierte physikalische Aktivitäten.			
Patienten: Anzahl, Zeit nach Erkrankung		14 Stroke-Patienten. Inkludiert/Exkludiert: ≥ 1 Jahr nach Stroke, Plateau in der maximalen motorischen Wiederherstellung nach konventioneller Neurorehabilitation, Fähigkeit, > 20° gegen die Schwerkraft willkürlich von einer 90° flektierten Position anzuheben, < Grad 2 in der Ashworth Scale, keine visuellen Probleme und schwere kognitive Störungen. Alle Patienten verstanden die Gründe für die Studie und unterschrieben ihre Einwilligung.			
Patienten: spez. Ein- + Ausschlusskriterien			Nein	x	Ja	Wo: S. 174
Randomisierung			Nein	x	Ja	Wo: S. 174
Gruppenzuordnung verblindet		x	Nein		Ja	Wo:
Gruppen einander ähnlich			Nein	x	Ja	Wo: S. 176
Patienten geblindet		x	Nein		Ja	Wo:
Therapeuten geblindet		x	Nein		Ja	Wo:
Rater geblindet		x	Nein		Ja	Wo:
Outcome-Measures Partizipation						
Outcome-Measures Aktivität						
Outcome-Measures Körperfunkt. + -struktur		Box- and Block-Test, Krafttest, Accuracy Index, On/offset time of muscle contraction, functional MRI (fMRI)-Messung 1.5T parallel mit zeitlichen Fingerflexions-Extensions-Bewegungen in festgelegter Rate			
Ergebnisse (z. B. Effektstärke, Signifikanz, Ereignisrate)		Gemessen wurde vor und nach der Behandlung. Nach der Behandlung zeigte die EMG-Stimulationsgruppe eine signifikante Verbesserung in allen Messverfahren. Die meiste kortikale Aktivierungsveränderung mit solchen funktionellen Verbesserungen verschob sich vom ipsilateralen sensomotorischen Kortex (SMC) zum kontralateralen SMC.			
Ergebnisse von mehr als 85 % der Patienten		x	Nein		Ja	Wo:
Intention-to-treat-Analyse		x	Nein		Ja	Wo:
Ergebnisse statistischer Gruppenvergleiche (z. B. p-Wert)			Nein	x	Ja	Wo: S. 176, 178
Punktmaß: Größe des Behandlungseffektes			Nein	x	Ja	Wo: S. 176, 178
Punkte PEDro-Skala		5 Punkte				

Tab. 8.39 (Forts.)		
RCT **CCT**	**Titel/ Fragestellung**	**Cortical effect and functional recovery by the electromyography-triggered neuromuscular stimulation in chronic stroke patients**
Zusammenfassung		Wir demonstrierten, dass eine 10-wöchige EMG-Stimulation funktionelle Verbesserungen induzieren und die kortikalen Aktivierungs-Pattern verändern kann – in der hemiparetischen Hand von chronischen Stroke-Patienten.
Eigene Kommentare		Kleine Gruppengröße, niedrige PEDro-Skala. Über die Kontrollgruppe wird nicht berichtet – es heißt lediglich: „Kontroll-Patienten – in Kontrast – zeigten diese Verbesserungen nicht". Die Kontrollgruppe erhielt auch keine Ersatztherapie, somit ist der zeitliche Faktor nicht berücksichtigt.

8.1.10 EMG-Biofeedback

Tab. 8.40		
Review	**Titel/ Fragestellung**	**EMG biofeedback for the recovery of motor function after stroke**
Autor		Woodford H, Price C
Jahr		2007
Journal		Cochrane Database Syst Rev. 2007 Apr 18;(2): DOI:10.1002/14651858.CD004585. ISSN 1464–780X
Studientyp		Cochrane Review
Datenbanken		Cochrane Stroke Group Trials Register, Cochrane Central Register of Controlled Trials (CENTRAL), MEDLINE, EMBASE, CINAHL, PsycINFO, First Search, Referenzlisten wurden gesichtet, Autoren und Verlage wurden kontaktiert.
Selektionskriterien/Kontrollinterventionen		Randomisierte und quasi-randomisierte Studien, die EMG-BFB mit Kontrollgruppen vergleichen, für motorische funktionelle Wiederherstellung bei Stroke-Patienten
Datensammlung und Analyse		2 Review-Autoren untersuchten unabhängig die Studien-Qualität und extrahierten die Daten. Wenn möglich, wurden die Autoren der Studien kontaktiert für weitere Informationen. Alle berichteten, unerwünschten Wirkungen wurden festgehalten.
Patienten		Insgesamt 269 Patienten, jedes Alter, jedes Geschlecht nach Stroke
Outcome-Measures		ROM-Messungen, Schrittlänge, Gehgeschwindigkeit, Veränderungen in funktionellen Fähigkeiten, Veränderungen in der EMG-Aktivität, Anteil der Patienten mit Muskelschwäche durch Stroke in Behandlungs- und Kontrollgruppen

Tab. 8.40 (Forts.)		
Review	**Titel/ Fragestellung**	**EMG biofeedback for the recovery of motor function after stroke**
Ergebnisse (z. B. Effektstärke, Signifikanz, Ereignisrate)		13 Studien wurden inkludiert, alle verglichen EMG-BFB plus Standard-Physiotherapie mit Standard-Physiotherapie alleine oder mit Schein-EMG-BFB. EMG-BFB hat keine signifikanten Vorteile in der Verbesserung des Bewegungsausmaßes (ROM) im Fußgelenk, Knie oder Handgelenk. Allein eine Studie zeigte eine Verbesserung im ROM der Schulter. Veränderungen der Schrittlänge oder der Gehgeschwindigkeit wurden nicht verbessert durch EMG-BFB. Zwei Studien benutzen andere Assessment Scores um die Gang-Qualität zu quantifizieren. Eine von diesen zeigte einen vorteiligen Effekt von EMG-BFB. Die meisten Studien untersuchten die funktionellen Outcomes und nutzten unterschiedliche Assessment Scales – dies machte eine Metaanalyse unmöglich. Zwei Studien, die die gleichen Skalen benutzten, zeigten einen vorteiligen Effekt.
Zusammenfassung		Wenn man alle verfügbaren Daten kombiniert, hat EMG-BFB offenbar keinen positiven Nutzen für die Erholung nach Schlaganfall. Es kann als eine Routinebehandlung nicht empfohlen werden. Trotz der Evidenz von einer kleinen Anzahl von individuellen Studien, die zeigen, dass EMG-BFB plus Standard-Physiotherapie Verbesserungen erzeugt in motorischer Kraft, funktioneller Wiederherstellung und Gang-Qualität – verglichen mit Standard-Physiotherapie alleine – die Kombination aller identifizierten Studien zeigte keinen Vorteil durch die Therapie. Insgesamt sind die Ergebnisse limitiert, da die Studien klein waren, generell schlecht designed und unterschiedliche Messverfahren genutzt wurden. Da keine negativen Auswirkungen berichtet wurden, scheint es zumutbar, EMG-BFB als einen vorsichtigen Behandlungsansatz in Betracht zu ziehen für Individuen mit Umständen, die den Einschlusskriterien der Studien entsprechen.
Eigene Kommentare		

Tab. 8.41		
RCT CCT	**Titel/ Fragestellung**	**Effects of movement imagery and electromyography-triggered feedback on arm hand function in stroke patients in the subacute phase**
Autor		Hemmen B, Seelen HAM
Jahr		2007
Journal		Clin Rehabil. 2007 Jul;21(7):587–94
Studientyp		Single-blind, longitudinal, multicentre randomized controlled trial, 3 Monate nach dem Training und 12 Monate nach der Baseline
Intervention: Details, Intensität, Behandlungsdauer		Arm-Handfunktionstraining, basierend auf EMG-getriggertem Feedback Danmeter Automove AM800 (Danmeter A/S, Odense, Denmark) kombiniert mit Bewegungsvorstellung. 3 Monate, 5 Tage die Woche, 30 Minuten am Tag – zusätzlich zur täglichen gewohnten Therapie. n=14
Kontrollintervention		Konventionelle Elektrostimulation Danmeter Automove AM800 (Danmeter A/S, Odense, Denmark – ohne EMG-triggered feedback). 3 Monate, 5 Tage die Woche, 30 Minuten am Tag – zusätzlich zur täglichen gewohnten Therapie. n=13

Tab. 8.41 (Forts.)

RCT CCT — Titel/ Fragestellung	**Effects of movement imagery and electromyography-triggered feedback on arm hand function in stroke patients in the subacute phase**				
Patienten: Anzahl, Zeit nach Erkrankung	27 Patienten mit erstem, ischämischem, subakutem Stroke (ausgewählt aus 295 Patienten). Inkludiert/Exkludiert: Zentrale Parese von Arm/Hand nach erstem Stroke > 3 Wochen nach Stroke, aktive Handgelenks-Muskelstärke zwischen Grad 2 und 3 MRC, kognitives Level MMESS ≥ 24, keine zusätzlichen rheumatischen, neurologischen oder orthopädischen Probleme vor dem Stroke, kein Herzschrittmacher oder schwere kardiopulmonale Komplikationen, keine Epilepsiegeschichte.				
Patienten: spez. Ein- + Ausschlusskriterien		Nein	x	Ja	Wo: S. 588
Randomisierung		Nein	x	Ja	Wo: S. 588
Gruppenzuordnung verblindet		Nein	x	Ja	Wo: S. 588
Gruppen einander ähnlich		Nein	x	Ja	Wo: S. 589
Patienten geblindet	x	Nein		Ja	Wo:
Therapeuten geblindet	x	Nein		Ja	Wo:
Rater geblindet		Nein	x	Ja	Wo: S. 589
Outcome-Measures Partizipation					
Outcome-Measures Aktivität	Action Research Arm test				
Outcome-Measures Körperfunkt. + -struktur	Brunnstrom Fugl-Meyer test				
Ergebnisse (z. B. Effektstärke, Signifikanz, Ereignisrate)	Während des Trainings, verbesserte sich der Brunnstrom Fugl-Meyer-Score um 8.7 Punkte und der ARAT um 19.4 Punte (p<0.0001) in beiden Gruppen relativ zu den Baseline-Ergebnissen, aufsteigend zu 13.3 und 28.4 Punkten respektive zu 1-Jahres-Follow-up (p<0.0001). Zu keiner Zeit wurden Unterschiede zwischen den Gruppen gefunden.				
Ergebnisse von mehr als 85 % der Patienten	x	Nein		Ja	Wo:
Intention-to-treat-Analyse		Nein	x	Ja	Wo: S. 590
Ergebnisse statistischer Gruppenvergleiche (z. B. p-Wert)		Nein	x	Ja	Wo: S. 589, 590
Punktmaß: Größe des Behandlungseffektes		Nein	x	Ja	Wo: S. 590, 591
Punkte PEDro-Skala	8 Punkte				

Tab. 8.41 (Forts.)		
RCT CCT	Titel/ Fragestellung	**Effects of movement imagery and electromyography-triggered feedback on arm hand function in stroke patients in the subacute phase**
Zusammenfassung		EMG-getriggerte Feedback Stimulation führt nicht zu mehr Verbesserungen der Arm-Hand-Funktion relativ zu konventioneller Elektrostimulation. Jedoch im Gegensatz zu vielen klinischen Berichten war eine signifikante Verbesserung noch 9 Monate nach Beendigung der Therapie in beiden Gruppen zu sehen.
Eigene Kommentare		Aufwändige Therapie, an der nur wenige Patienten teilnehmen können (siehe In-und Exklusionskriterien).

Tab. 8.42						
RCT CCT	Titel/ Fragestellung	**Electromyographic biofeedback in the treatment of the hemiplegic hand: a placebo-controlled study**				
Autor		Armagan O, Tascioglu F, Oner C				
Jahr		2003				
Journal		Am J Phys Med Rehabil 2003; 82: 856–861				
Studientyp		Clinical, prospective, randomized, placebo-controlled study				
Intervention: Details, Intensität, Behandlungsdauer		EMG-Biofeeback, 2-kanalig, 5× pro Woche à 20 Minuten für eine Periode von 20 Tagen. Zusätzlich erhielten die Patienten ein Übungsprogramm nach dem Brunnstrom-Neurophysiologic-Approach. n=14				
Kontrollintervention		Placebo EMG-Biofeedback, 2-kanalig – wie oben auf Muskeln angelegt, aber die Maschine wurde umgedreht, so dass der Patient kein visuelles oder auditives Feedback bekam, 5× pro Woche à 20 Minuten für eine Periode von 20 Tagen. Zusätzlich erhielten die Patienten ein Übungsprogramm nach dem Brunnstrom-Neurophysiologic-Approach. n=13				
Patienten: Anzahl, Zeit nach Erkrankung		27 Patienten mit Hemiparese vaskulärer (A. cerebri media) Ursache, Durchschnittsalter 57.44, 3–6 Monate nach Stroke. Inkludiert: Fähigkeit zur Kommunikation, volles Verständnis, kein visueller oder auditiver Defekt, signifikante Motivation, stabiler Gesundheitsstatus und Stadium 2 oder 3 in der Hemiparese-Brunnstrom-Skala Hand. Exkludiert: Spastizität höher als Grad 3 modified Ashworth Scale, früherer Stroke, schlaffe Hemiparese (Brunnstrom 1), Demenz, Defomitäten der OE durch entzündliche Arthrose wie rheumatoide Arthritis, vorhergehende physikalische Therapie oder EMG-Biofeedback-Training.				
Patienten: spez. Ein- + Ausschlusskriterien			Nein	x	Ja	Wo: S. 857
Randomisierung			Nein	x	Ja	Wo: S. 857
Gruppenzuordnung verblindet			Nein	x	Ja	Wo: S. 857
Gruppen einander ähnlich			Nein	x	Ja	Wo:
Patienten geblindet		x	Nein		Ja	Wo:
Therapeuten geblindet		x	Nein		Ja	Wo:
Rater geblindet			Nein	x	Ja	Wo: S. 858

Tab. 8.42 (Forts.)		
RCT CCT	Titel/ Fragestellung	**Electromyographic biofeedback in the treatment of the hemiplegic hand: a placebo-controlled study**
Outcome-Measures Partizipation		
Outcome-Measures Aktivität		Skala zur Beurteilung des Trinkens aus einem Glas
Outcome-Measures Körperfunkt. + -struktur		Geniometrische Messung für die Handgelenksextension (Aktiver ROM), Brunnstroms Stadien für die Wiederherstellung der Handfunktion, Oberflächen-EMG-Ableitung
Ergebnisse (z. B. Effektstärke, Signifikanz, Ereignisrate)		Messung vor der Therapie und nach den 20 Therapien. Die Ergebnisse zeigen statistisch signifikante Verbesserungen in allen Variablen in beiden Gruppen, aber die Verbesserungen im aktiven ROM und im Oberflächen-EMG waren signifikant höher in der EMG-Biofeedback-Gruppe am Ende der Therapien.

		Nein	x	Ja	Wo
Ergebnisse von mehr als 85 % der Patienten		Nein	x	Ja	Wo: S. 858
Intention-to-treat-Analyse		Nein	x	Ja	Wo: S. 858
Ergebnisse statistischer Gruppenvergleiche (z. B. p-Wert)		Nein	x	Ja	Wo: S. 858, 859
Punktmaß: Größe des Behandlungseffektes		Nein	x	Ja	Wo: S. 859
Punkte PEDro-Skala	9 Punkte				
Zusammenfassung	Unsere Studie demonstriert die potenziellen Vorteile vom EMG-Biofeedback in Verbindung mit neurophysiologischen Rehabilitationstechniken, um die Handfunktion von Hemiplegie-Patienten zu maximieren.				
Eigene Kommentare	Kleine Gruppe, Messverfahren wenig reliabel und valide, keine Einschätzung der Langzeitauswirkungen				

8.1.11 Transkranielle Magnetstimulation (TMS)

Tab. 8.43		
RCT CCT	Titel/ Fragestellung	**Long-term effect of repetitive transcranial magnetic stimulation on motor function recovery after acute ischemic stroke**
Autor		Khedr EM, Etraby AE, Hemeda M, Nasef AM, Razek AA
Jahr		2010
Journal		Acta Neurol Scand. 2010 Jan;121(1):30–7
Studientyp		RCT

Tab. 8.43 (Forts.)					
RCT **CCT** — **Titel/ Fragestellung**	**Long-term effect of repetitive transcranial magnetic stimulation on motor function recovery after acute ischemic stroke**				
Intervention: Details, Intensität, Behandlungsdauer ***Kontrollintervention***	Gruppe 1: rTMS über Motorkortex (3 Hz) auf der betroffenen Seite, täglich an 5 aufeinander folgenden Tagen Gruppe 2: rTMS über Motorkortex (10 Hz) auf der betroffenen Seite, täglich an 5 aufeinander folgenden Tagen Gruppe 3: Scheinstimulation auf der betroffenen Seite, täglich an 5 aufeinander folgenden Tagen				
Patienten: Anzahl, Zeit nach Erkrankung	48 Patienten mit akutem ischämischen Stroke (Stroke Unit). Inkludiert: akute Hemiplegie mit einfachem, thromoembolischem nicht hämorrhagischem Infarkt – dokumentiert im CT im Bereich der A. cerebri media, 5–15 Tage nach Stroke. Exkludiert: Ausgeprägter Infarkt, schwere schlaffe Hemiplegie, Kopfverletzung oder neurologische Erkrankungen außerhalb vom Stroke, instabile kardiale Arrhythmien, Epilepsie, vorherige Einnahme von Tranquilizern und Patienten, die ihre Zustimmung nicht geben konnten aufgrund von Aphasie, Anosognosie oder kognitiven Defiziten. Patienten mit intrakraniellen metallischen oder magnetischen Stücken, Herzschrittmachern oder anderen Hilfsmitteln wurden ebenfalls exkludiert.				
Patienten: spez. Ein- + Ausschlusskriterien		Nein	x	Ja	Wo: S. 31
Randomisierung		Nein	x	Ja	Wo: S. 32
Gruppenzuordnung verblindet		Nein	x	Ja	Wo: S. 32
Gruppen einander ähnlich		Nein	x	Ja	Wo: S. 31, 33
Patienten geblindet		Nein	x	Ja	Wo: S. 32
Therapeuten geblindet	x	Nein		Ja	Wo:
Rater geblindet		Nein	x	Ja	Wo: S. 32
Outcome-Measures Partizipation					
Outcome-Measures Aktivität					
Outcome-Measures Körperfunkt. + -struktur	Kortikale Erregbarkeit und EEG wurden gemessen (beide Hemisphären) vor und nach der zweiten und fünften Therapie. National Institutes of Health Stroke Scale (NIHSS), Modified Rankin Scale (mRS)				
Ergebnisse (z. B. Effektstärke, Signifikanz, Ereignisrate)	Gemessen wurde vor der Therapie, nach der Therapie, nach 1,2,3 und 12 Monaten. Eine signifikante rTMS × Zeit Interaktion enthielt die Angabe, dass reale und Schein-rTMS unterschiedliche Effekte auf den Messskalen hatten. Reales rTMS zeigte größere Verbesserungen als Schein-rTMS – auch bewiesen im 1-Jahres-Follow-up. Diese Verbesserungen waren assoziiert mit Veränderungen in der kortikalen Erregbarkeit über die Behandlungsperiode.				
Ergebnisse von mehr als 85 % der Patienten	x	Nein		Ja	Wo:

Tab. 8.43 (Forts.)						
RCT CCT	Titel/ Fragestellung	**Long-term effect of repetitive transcranial magnetic stimulation on motor function recovery after acute ischemic stroke**				
Intention-to-treat-Analyse			Nein	x	Ja	Wo: S. 32
Ergebnisse statistischer Gruppenvergleiche (z. B. p-Wert)			Nein	x	Ja	Wo: S. 32, 33, 34, 35
Punktmaß: Größe des Behandlungseffektes			Nein	x	Ja	Wo: S. 33, 34, 35,
Punkte PEDro-Skala		9 Punkte				
Zusammenfassung		Diese Ergebnisse bestätigen, das reales rTMS über dem motorischen Kortex die funktionelle Erholung erhalten und verbessern kann und es könnte ein nützliches, zusätzliches Plus in der Therapie von akuten Stroke-Patienten sein. Bezüglich der Intensität (3 versus 10 Hz) gab es keine signifikanten Unterschiede.				
Eigene Kommentare		Leider wurde nur auf Körperfunktions- und Körperstrukturebene gemessen, die Studie gibt keine Aussage darüber, ob sich die Veränderungen der kortikalen Erregbarkeit auch in Aktivitäten oder in Alltagshandlungen zeigten.				

Tab. 8.44		
RCT CCT	Titel/ Fragestellung	**Role of 1 and 3 Hz repetitive transcranial magnetic stimulation on motor function recovery after acute ischaemic stroke**
Autor		Khedr EM, Abdel-Fadeil MR, Farghali A, Qaid M
Jahr		2009
Journal		Eur J Neurol. 2009 Dec;16(12):1.323–30
Studientyp		RCT
Intervention: Details, Intensität, Behandlungsdauer		• Gruppe 1: rTMS, 1 Hz • Gruppe 2: rTMS, 3 Hz • Gruppe 3: Scheinstimulation, alle täglich für die Dauer von 5 Tagen
Kontrollintervention		
Patienten: Anzahl, Zeit nach Erkrankung		36 Patienten mit akutem, ischämischem Stroke. Inkludiert: akute Hemiparese mit einfachem, thromboembolischem, nichthämorrhagischen Infarkt (CT) im A.-cerebri-media-Gebiet, 7–20 Tage nach Stroke. Exkludiert: ausgeprägte Infarkte (alle Gebiete der A. cerebri media), schwere schlaffe Hemiparese, Kopfverletzung en oder andere neurologische Erkrankungen außerhalb vom Stroke, instabile kardiale Arrhythmien, Epilepsie, vorherige Einnahme von Tranquilizern und Patienten, die ihre Zustimmung nicht geben konnten aufgrund von Aphasie, Asognosie oder kognitiven Defiziten. Patienten mit intrakraniellen metallischen oder magnetischen Stücken, Herzschrittmachern oder anderen Hilfsmitteln wurden ebenfalls exkludiert.

Tab. 8.44 (Forts.)						
RCT **CCT**	**Titel/ Fragestellung**	**Role of 1 and 3 Hz repetitive transcranial magnetic stimulation on motor function recovery after acute ischaemic stroke**				
Patienten: spez. Ein- + Ausschlusskriterien			Nein	x	Ja	Wo: S. 1.324
Randomisierung			Nein	x	Ja	Wo: S. 1.325
Gruppenzuordnung verblindet			Nein	x	Ja	Wo: S. 1.325
Gruppen einander ähnlich			Nein	x	Ja	Wo: S. 1.324, 1.325
Patienten geblindet			Nein	x	Ja	Wo: S. 1.325
Therapeuten geblindet		x	Nein		Ja	Wo:
Rater geblindet			Nein	x	Ja	Wo: S. 1.325
Outcome-Measures Partizipation		Barthel Index Scale (BI)				
Outcome-Measures Aktivität		Keyboard Tapping, Pegboard Task				
Outcome-Measures Körperfunkt. + -struktur		Greifkraft (MRC), kortikale Erregbarkeit (Pause und aktive motorische Schwelle [AMT] und motorisch evozierte Potenziale [MEPs]), National Institutes of Health Stroke Scale (NIHSS),				
Ergebnisse (z. B. Effektstärke, Signifikanz, Ereignisrate)		Gemessen wurde vor der Therapie und nach der letzten Therapie, dann nach 1, 2 und 3 Monaten. Kortikale Erregbarkeit wurde gemessen vor und nach der 2. und 5. Therapie. 11 Patienten zeigten neurophysiologisch keine Reaktion (4 Patienten der 1 Hz-, 3 Patienten der 3 Hz- und 4 Patienten der Scheingruppe). Diese Patienten wurden von den neurophysiologischen Daten exkludiert. Keine signifikanten Differenzen wurden gefunden in klinischen Rating-Skalen zwischen den 3 Gruppen. Nach den 3 Monaten hatten die Gruppen 1&2 sich in den unterschiedlichen Skalen signifikant mehr verbessert als Gruppe 3; zusätzlich war die Gruppe 1 besser als die Gruppe 2. Die Messung der kortikalen Erregbarkeit sofort nach der letzten Therapie zeigte, dass Gruppe 1 reduzierte Erregbarkeit der nicht betroffenen Hemisphäre aufwies und erhöhte Erregbarkeit der betroffenen Hemisphäre, wogegen die Gruppe 2 lediglich eine erhöhte Erregbarkeit der betroffenen Hemisphäre aufwies.				
Ergebnisse von mehr als 85 % der Patienten		x	Nein		Ja	Wo:
Intention-to-treat-Analyse			Nein	x	Ja	Wo: S. 1.326
Ergebnisse statistischer Gruppenvergleiche (z. B. p-Wert)			Nein	x	Ja	Wo: S. 1.326, 1.327, 1.328

Tab. 8.44 (Forts.)						
RCT CCT	Titel/ Fragestellung	**Role of 1 and 3 Hz repetitive transcranial magnetic stimulation on motor function recovery after acute ischaemic stroke**				
Punktmaß: Größe des Behandlungseffektes			Nein	x	Ja	Wo: S. 1.326, 1.327, 1.328
Punkte PEDro-Skala		9 Punkte				
Zusammenfassung		Die Ergebnisse bestätigen, dass 5 tägliche Therapien mit rTMS über dem motorischen Kortex entweder mit 1 Hz über der nicht betroffenen Hemisphäre oder mit 3 Hz über der betroffenen Hemisphäre, die Wiederherstellung verbessern kann. Nach 3 Monaten waren die Verbesserungen in der 1 Hz-Gruppe noch ausgeprägter.				
Eigene Kommentare		11 von 36 Patienten zeigten neurophysiologisch keine Reaktion – das ist fast ⅓, das exkludiert wurde.				

Tab. 8.45						
RCT CCT	Titel/ Fragestellung	**Repetitive transcranial magnetic stimulation over bilateral hemispheres enhances motor function and training effect of paretic hand in patients after stroke**				
Autor		Takeuchi N, Tada T, Toshima M, Matsuo Y, Ikoma K				
Jahr		2009				
Journal		J Rehabil Med. 2009 Nov;41(13):1.049–54				
Studientyp		Doppelblindstudie, randomisiert				
Intervention: Details, Intensität, Behandlungsdauer *Kontrollintervention*		• Gruppe 1: 1 Hz rTMS über die nicht betroffene Hemisphäre, • Gruppe 2: 10 Hz rTMS über die betroffene Hemisphäre oder • Gruppe 3: Bilaterale rTMS bestehend aus beidem, 1 Hz und 10 Hz rT-MSAlle Patienten erhielten motorisches Training nach der rTMS				
Patienten: Anzahl, Zeit nach Erkrankung		30 Patienten mit chronischem, subkortikalem Stroke. Inkludiert: erster Stroke vor mehr als 6 Monaten, nur subkortikale Läsionen (MRI), motorische Defizite der OE – Patienten können Kneifaufgaben, normaler MMSE. Exkludiert: schwere internale Carotis-Stenose, Anfälle, intrakranielle metallische Implantate.				
Patienten: spez. Ein-+ Ausschlusskriterien			Nein	x	Ja	Wo: S. 1.050
Randomisierung			Nein	x	Ja	Wo: S. 1.050
Gruppenzuordnung verblindet		x	Nein		Ja	Wo:
Gruppen einander ähnlich			Nein	x	Ja	Wo: S. 1.050, 1.051
Patienten geblindet			Nein	x	Ja	Wo: S. 1.050
Therapeuten geblindet		x	Nein		Ja	Wo:

Tab. 8.45 (Forts.)						
RCT CCT	Titel/ Fragestellung	**Repetitive transcranial magnetic stimulation over bilateral hemispheres enhances motor function and training effect of paretic hand in patients after stroke**				
Rater geblindet			Nein	x	Ja	Wo: S. 1.050
Outcome-Measures Partizipation						
Outcome-Measures Aktivität						
Outcome-Measures Körperfunkt. + -struktur		Geschwindigkeit, Kneifkraft, Amplitude of contralesional MEPs, Amplitude of ipsilesional MEPs, ICI: Intracortical Inhibition; MEPs: Motor Evoked Potentials; rMT: resting Motor Threshold: SD: Standard Deviation				
Ergebnisse (z. B. Effektstärke, Signifikanz, Ereignisrate)		Gruppe 3 und 1 zeigten sofort Verbesserungen in der Beschleunigung der betroffenen Hand. Vergleicht man Gruppe 1 und 3, so vermindert die bilaterale rTMS die inhibitorische Funktion des betroffenen Motorkortex und verstärkte den Effekt des motorischen Trainings auf die Kneifkraft. Außerdem blieb der Effekt des motorischen Trainings für die Dauer von 1 Woche. Auf der anderen Seite, 10 Hz rTMS hatte keinen Effekt auf motorische Funktion.				
Ergebnisse von mehr als 85 % der Patienten		x	Nein		Ja	Wo:
Intention-to-treat-Analyse		x	Nein		Ja	Wo:
Ergebnisse statistischer Gruppenvergleiche (z. B. p-Wert)			Nein	x	Ja	Wo: 1.050
Punktmaß: Größe des Behandlungseffektes			Nein	x	Ja	Wo: 1.050, 1.051
Punkte PEDro-Skala		7 Punkte				
Zusammenfassung		Bilaterale rTMS erhöht den Effekt des motorischen Trainings der paretischen Hand bei Patienten mit Stroke mehr als unilaterale Stimulation in der Kneifkraft; dies könnte eine neue neurorehabilitative Strategie für Stroke sein.				
Eigene Kommentare		Es wird nicht berichtet, ob alle Patienten die Studie beendet haben oder ob es Drop-outs gab. Die Messverfahren sind lediglich auf Körperstruktur- und Funktionsebene, insbesondere bei chronischen Patienten wäre Aktivitäts- und Partizipationsebene höchst interessant gewesen.				

Tab. 8.46		
RCT CCT	Titel/ Fragestellung	**Inhibition of the unaffected motor cortex by 1 Hz repetitive transcranial magnetic stimulation enhances motor performance and training effect of the paretic hand in patients with chronic stroke**
Autor		Takeuchi N, Tada T, Toshima M, Chuma T, Matsuo Y, Ikoma K
Jahr		2008

Tab. 8.46 (Forts.)					
RCT CCT	**Titel/ Fragestellung**	**Inhibition of the unaffected motor cortex by 1 Hz repetitive transcranial magnetic stimulation enhances motor performance and training effect of the paretic hand in patients with chronic stroke**			
Journal		J Rehabil Med 2008; 40: 298–303			
Studientyp		Doppelblindstudie, randomisiert			
Intervention: Details, Intensität, Behandlungsdauer		Unterschwellige rTMS über der nicht betroffenen Hemisphäre (1 Hz 25 Minuten), danach eine Kneifaufgabe			
Kontrollintervention		Scheinstimulation, danach eine Kneifaufgabe			
Patienten: Anzahl, Zeit nach Erkrankung		20 Patienten mit chronichem, subkortikalem Stroke. Inkludiert: erster Stroke vor mehr als 6 Monaten, nur subkortikale Läsionen (MRI), motorische Defizite der OE – Patienten können Kneifaufgaben, normaler MMSE. Exkludiert: schwere internale Karotisstenose, Anfälle, intrakranielle metallische Implantate			
Patienten: spez. Ein- + Ausschlusskriterien			Nein	x	Ja	Wo: S. 299
Randomisierung			Nein	x	Ja	Wo: S. 299
Gruppenzuordnung verblindet		x	Nein		Ja	Wo:
Gruppen einander ähnlich			Nein	x	Ja	Wo: S. 298, 299
Patienten geblindet			Nein	x	Ja	Wo: S. 299, 300
Therapeuten geblindet		x	Nein		Ja	Wo:
Rater geblindet			Nein	x	Ja	Wo: S. 300
Outcome-Measures Partizipation						
Outcome-Measures Aktivität						
Outcome-Measures Körperfunkt. + -struktur		Kneifkraft und -geschwindigkeit				
Ergebnisse (z. B. Effektstärke, Signifikanz, Ereignisrate)		Evaluiert wurde die motorische Funktion der betroffenen Hand und die Erregbarkeit und inhibitorische Funktion des betroffenen Motorkortex durch TMS. Verglichen mit Schein-Stimultation, rTMS induziert eine Erhöhung der Erregbarkeit des betroffenen Motorkortex ($p<0.001$) und eine Verbesserung der Geschwindigkeit der betroffenen Hand ($p<0.006$). Außerdem wurde der Effekt des motorischen Trainings auf die Kneifkraft verbessert ($p<0.001$). Diese Verbesserungen der motorischen Funktionen hielten eine Woche nach rTMS und motorischem Training an.				
Ergebnisse von mehr als 85 % der Patienten		x	Nein		Ja	Wo:

Tab. 8.46 (Forts.)						
RCT CCT	Titel/ Fragestellung	**Inhibition of the unaffected motor cortex by 1 Hz repetitive transcranial magnetic stimulation enhances motor performance and training effect of the paretic hand in patients with chronic stroke**				
Intention-to-treat-Analyse			Nein	x	Ja	Wo: S. 300
Ergebnisse statistischer Gruppenvergleiche (z. B. p-Wert)			Nein	x	Ja	Wo: S. 300, 301
Punktmaß: Größe des Behandlungseffektes			Nein	x	Ja	Wo: S. 300, 301
Punkte PEDro-Skala		8 Punkte				
Zusammenfassung		rTMS verbessert motorisches Lernen der betroffenen Hand bei Patienten nach Stroke; daher kann es als eine neue Strategie in der Rehabilitation von Stroke-Patienten angewendet werden.				
Eigene Kommentare		Wieder nur Messungen auf Körperfunktions-/Körperstrukturebene, Aktivität und Partizipation fehlen. Es wurde nicht über alle Patienten berichtet, es wurden Patienten exkludiert, die kein Display eines MEP auf der betroffenen Hemisphäre von der ipsiläsionalen TMS Studien-Sektion hatten, z. B. Patienten, bei denen ein MEP nicht induziert wurde, sogar bei 100 % Stimulator-Output (4 Patienten der rTMS-Gruppe, 5 Patienten der Scheingruppe) – siehe S. 300. Somit ergibt sich eine noch kleinere Gruppengröße.				

Tab. 8.47						
RCT CCT	Titel/ Fragestellung	**Improvement of dexterity by single session low-frequency repetitive transcranial magnetic stimulation over the contralesional motor cortex in acute stroke: a double-blind placebo-controlled crossover trial**				
Autor		Liepert J, Zittel S, Weiller C				
Jahr		2007				
Journal		Restor Neurol Neurosci. 2007;25(5–6):461–5				
Studientyp		Doppelblindstudie, placebo-controlled, Cross-Over-Design				
Intervention: Details, Intensität, Behandlungsdauer *Kontrollintervention*		rTMS, 1.200 Stimuli, unterschwellig (90 % der motorischen Schwelle in Ruhe) und Placebo-TMS wurde am selben Tag durchgeführt. Gesamtdauer ca. 3 Std. Grund: es soll vermieden werden, dass die Gründe für die Veränderungen der motorischen Fähigkeiten in der Spontan-Remission liegen.				
Patienten: Anzahl, Zeit nach Erkrankung		12 Patienten, Inkludiert: erster subkortikaler Stroke, akute Phase (weniger als 14 Tage nach Stroke). Kraftgrad in der Hemi-Hand: MRC 4. Exkludiert: Demenz, Aphasie, andere neurologische Erkrankungen neben dem Stroke, Medikamente, die die Erregbarkeit des Gehirns beeinflussen, Schwangerschaft, Herzschrittmacher und metallische Implantate im Gehirn.				
Patienten: spez. Ein- + Ausschlusskriterien			Nein	x	Ja	Wo: S. 462

Tab. 8.47 (Forts.)

RCT CCT – Titel/Fragestellung	**Improvement of dexterity by single session low-frequency repetitive transcranial magnetic stimulation over the contralesional motor cortex in acute stroke: a double-blind placebo-controlled crossover trial**				
Randomisierung	x	Nein		Ja	Wo:
Gruppenzuordnung verblindet	x	Nein		Ja	Wo:
Gruppen einander ähnlich		Nein	x	Ja	Wo: S. 462
Patienten geblindet		Nein	x	Ja	Wo: S. 462
Therapeuten geblindet	x	Nein		Ja	Wo:
Rater geblindet		Nein	x	Ja	Wo: S. 462
Outcome-Measures Partizipation					
Outcome-Measures Aktivität					
Outcome-Measures Körperfunkt. + -struktur	Greifkraft mit mechanischem Dynamometer, Geschicklichkeit mit Nine-Hole Peg Test (NHPT)				
Ergebnisse (z. B. Effektstärke, Signifikanz, Ereignisrate)	Gemessen wurde vor und nach jeder rTMS-Session. Verglichen mit dem Placebo hatte die rTMS-Gruppe Verbesserungen im NHPT, aber nicht in der Greifkraft der betroffenen Hand. Keine Veränderungen der Fähigkeiten zeigten sich in der nicht betroffenen Hand. NHPT Baseline-Wiederholungen in einer Subgruppe von Patienten indizierten stabile motorische Leistungen vor den rTMS-Sessions.				
Ergebnisse von mehr als 85 % der Patienten	x	Nein		Ja	Wo:
Intention-to-treat-Analyse	x	Nein		Ja	Wo:
Ergebnisse statistischer Gruppenvergleiche (z. B. p-Wert)		Nein	x	Ja	Wo: S. 463, 464
Punktmaß: Größe des Behandlungseffektes		Nein	x	Ja	Wo: S. 464
Punkte PEDro-Skala	6 Punkte				
Zusammenfassung	Die Studie lässt vermuten, dass therapeutische rTMS-Applikationen über der kontraläsionalen Hemisphäre bei akuten Stroke-Patienten geeignet sind und kann vorübergehend die Geschicklichkeit der betroffenen Hand verbessern. rTMS kann ein zusätzliches Instrument für die frühe Neurorehabilitation werden.				
Eigene Kommentare	MRC 4 als Kraftgrad in der betroffenen Hand ist schon sehr hoch als Eingangs-Befund – insbesondere in der frühen Phase! Kleine Gruppengröße, niedrige PEDro-Skala duch Drop-outs, fehlende Intention-to-treat-Analyse, fehlende Randomisierung und nicht verblindete Gruppenzuordnung.				

8.1.12 Sensorimotor Coupling

Tab. 8.48		
Review	**Titel/ Fragestellung**	**Interventions for sensory impairment in the upper limb after stroke**
Autor		Doyle SD, Bennett S, Fasoli SE, McKenna KT
Jahr		2010
Journal		The Cochrane Library 2010, Issue 6, Art. No.: CD006331. DOI: 10.1002/14651858.CD006331.pub2
Studientyp		Review
Datenbanken		Cochrane Stroke Group Trials Register, Cochrane Central Register of Controlled Trials (CENTRAL), MEDLINE, EMBASE und 6 weitere elektronische Datenbanken. Handsuche in relevanten Journalen, Autoren wurden kontaktiert, Suche in der Datenbank der Doktor-Arbeiten, Referenzlisten wurden gesichtet und Zitate verfolgt
Selektionskriterien/Kontrollinterventionen		RCTs und CCTs, die die Interventionen für sensorische Schädigungen nach Stroke mit keiner Behandlung, konventioneller Therapie, Placebo oder mit anderen Therapien für sensorische Schädigungen vergleichen.
Datensammlung und Analyse		2 Review-Autoren selektierten die Studien, prüften die Qualität und extrahierten die Daten. Wir analysierten die Studien-Daten, die mittlere Differenzen und Odds-Ratios als angemessen verwendeten. Die primären Outcomes waren sensorische Funktionen und sekundäre Outcomes untersuchten die inkludierte Funktion der OE, Aktivitäten des täglichen Lebens, Auswirkungen des Strokes und Lebensqualität sowie unerwünschte Nebenwirkungen.
Patienten		13 Studien mit insgesamt 467 Patienten mit Stroke
Outcome-Measures		Barthel-Index, Functional Independence Measure usw.
		Chedoke, Motor Activity Log, Frenchay Activites Index usw.
		1. light touch; 2. mechanical sensation; 3. temperature detection; 4. two-point discrimination; 5. depth sense; 6. vibration sense; 7. sustained pressure; 8. kinesthesia; 9. position sense; 10. stereognosis; 11. graphesthesia; 12. pain (pressure pain, temperature pain, pain intensity); 13. combined sensory modality assessment. Motor Assessment Scale, Fugl-Meyer-Test, Jebsen Taylor Hand Function Test, Stroke Impact Scale usw.
Ergebnisse (z. B. Effektstärke, Signifikanz, Ereignisrate)		13 Studien wurden inkludiert, die eine Reihe von verschiedenen Interventionen testen. Outcome Measures inkludierten 36 Messungen des sensorischen Schadens und 13 Messungen der Funktion der OE. Alle außer 2 Studien hatten Unklarheiten oder ein hohes Fehlerrisiko. Zwar gibt es nur schwache Evidenz, um zu einer Zusammenfassung zu kommen über die Effekte der Interventionen, die in diesem Review inkludiert waren. 3 Studien liefern vorläufige Evidenz für die Effekte von einigen spezifischen Interventionen (Spiegeltherapie für die Verbesserung der Wahrnehmung von leichter Berührung, Druck, Temperatur und Schmerz; eine thermische Stimulations-Intervention für die Verbesserung der Wiederherstellung von Sensorik; und intermittierende Luftkompression für die Verbesserung von taktiver und kinästhetischer Sensorik). Keine Metaanalyse, da es einen hohen Grad von klinischer Heterogenität in beidem gab – Interventionen und Outcomes.

Tab. 8.48 (Forts.)		
Review	**Titel/ Fragestellung**	**Interventions for sensory impairment in the upper limb after stroke**
Zusammenfassung		Viele Interventionen für die sensorische Schädigung der OE sind beschrieben, aber es gibt nur schwache Evidenz, um ihre Effektivität zu unterstützen oder zu widerlegen in Bezug auf die Verbesserung der sensorischen Schädigung, die Funktion der OE oder funktionellem Status der Teilnehmenden oder der Partizipation. Es besteht die Notwendigkeit für mehr gut designte, besser berichtete Studien in der sensorischen Rehabilitation.
Eigene Kommentare		

Tab. 8.49							
RCT CCT	**Titel/ Fragestellung**	**Functional outcomes can vary by dose: learning-based sensorimotor training for patients stable poststroke**					
Autor		Byl NN, Pitsch EA, Abrams GM					
Jahr		2008					
Journal		Neurorehabil Neural Repair. 2008 Sep-Oct;22(5):494–504					
Studientyp		RCT					
Intervention: Details, Intensität, Behandlungsdauer		LBSMT – Learning-based sensorimotor training • Gruppe 1: n=18, 1× pro Woche, 1,5 Stunden pro Einheit • Gruppe 2: n=19, 3× pro Woche, 0,75 Stunden pro Einheit • Gruppe 3: n=8, 4× pro Woche, 3 Stunden pro Einheit Alle Patienten verfestigten das Training mit einem Heimprogramm.					
Kontrollintervention							
Patienten: Anzahl, Zeit nach Erkrankung		45 Patienten nach Stroke, stabil. Inkludiert: Stroke in den letzten 6 Monaten, Bescheinigung vom Arzt, dass sie teilnehmen können, englischsprachig, werden zur Therapie gebracht und abgeholt, Zusage, dass sie zu allen Terminen kommen werden, fähig, 100 Fuß zu gehen ohne Hilfe, teilweise die betroffene Hand öffnen und schließen können, Arm 45° heben können, Ellbogen 90° flektieren können. Exkludiert: degenerative, neuromuskuläre Erkrankungen, SHT, sonstige medizinische Probleme, die eine Teilnahme nicht möglich machen.					
Patienten: spez. Ein- + Ausschlusskriterien			Nein	x	Ja	Wo: S. 494	
Randomisierung			Nein	x	Ja	Wo: S. 495	
Gruppenzuordnung verblindet		x	Nein		Ja	Wo:	
Gruppen einander ähnlich			Nein	x	Ja	Wo: S. 495, 496	
Patienten geblindet		x	Nein		Ja	Wo:	
Therapeuten geblindet		x	Nein		Ja	Wo:	
Rater geblindet			Nein	x	Ja	Wo: S. 495	
Outcome-Measures Partizipation		California Functional Evaluation (CAFE 40)					

Tab. 8.49 (Forts.)						
RCT CCT	Titel/ Fragestellung	**Functional outcomes can vary by dose: learning-based sensorimotor training for patients stable poststroke**				
Outcome-Measures Aktivität		Wolf Motor Function Test (WMFT), 20-Meter-Gehtest				
Outcome-Measures Körperfunkt. + -struktur		Kraft (Dynamometer), Sensorik – Diskrimination, Feinmotorik Digital Reaction Test				
Ergebnisse (z. B. Effektstärke, Signifikanz, Ereignisrate)		Bei allen individuellen Patienten wurden signifikanten Veränderungen gemessen (Ranking von 9.0 bis 38.9 %, p<0.001). Gruppe 3 machte größere Fortschritte als Gruppe 1 und 2 im FIM, Sensorik und Feinmotorik, mit einem signifikanten linearem Trend der Intensität für funktionelle Unabhägigkeit (p<0.001). Nur jeweils 2–3 Patienten in Gruppe 1 und 2 müssten mit der hohen Dosierung von Gruppe 3 behandelt werden, um für einen weiteren Patienten > 50 % Gewinn in der funktionellen Unabhängigkeit zu erreichen.				
Ergebnisse von mehr als 85 % der Patienten			Nein	x	Ja	Wo: S. 498
Intention-to-treat-Analyse			Nein	x	Ja	Wo: S. 498
Ergebnisse statistischer Gruppenvergleiche (z. B. p-Wert)			Nein	x	Ja	Wo: S. 497–503
Punktmaß: Größe des Behandlungseffektes			Nein	x	Ja	Wo: S. 497–503
Punkte PEDro-Skala		8 Punkte				
Zusammenfassung		Lernbasiertes, sensomotorisches Training basierend den Prinzipien der Neuroplastizität war assoziiert mit verbesserten Funktionen bei Patienten, die nach Stroke stabil waren. Die Erfolge waren dosisabhängig, die größten Veränderungen wurden bei den Patienten gemessen, die an der hochintensiven Therapie teilgenommen haben.				
Eigene Kommentare						

Tab. 8.50		
RCT CCT	Titel/ Fragestellung	**Rehabilitation of balance after stroke with multisensorial training: a single-blind randomized controlled study**
Autor		Yelnik AP, Le Breton F, Colle FM, Bonan IV, Hugeron C, Egal V, Lebomin E, Regnaux JP, Pérennou D, Vicaut E
Jahr		2008
Journal		Neurorehabil Neural Repair. 2008 Sep-Oct;22(5):468–76
Studientyp		RCT, single-blind, multizentrisch
Intervention: Details, Intensität, Behandlungsdauer		Multisensorischer Ansatz, basierend auf höher intensivierten Balanceaufgaben und -übungen ohne visuelle Kontrolle, damit das Gehirn mehr das vestibuläre und somatosensorische System ansteuert. Es wurde die Anforderung, Dauer und Intensität der Übungen favorisiert, statt der Qualität der Bewegung. 20 Behandlungen in 4 Wochen.

Tab. 8.50 (Forts.)

RCT CCT	Titel/ Fragestellung	Rehabilitation of balance after stroke with multisensorial training: a single-blind randomized controlled study			
Kontrollintervention	Konventionelle Neuro-Entwicklungs-Mental-Theoretisch basierte Behandlung (NDT/Bobath), die einen generellen Ansatz für sensomotorische Rehabilitation nutzt. Zielt mehr auf die Kontrolle der Gewichtsübernahme und -verlagerung im aufrechten Stand und auf die Gangqualität ab, weniger auf die Reaktion auf die Destabilisierung. 20 Behandlungen in 4 Wochen.				
Patienten: Anzahl, Zeit nach Erkrankung	68 Patienten, Inkludiert: mit einer Hilfsperson gehfähig, 3–15 Monate nach erstem Stroke, nach Stroke nicht gehfähig für mindestens 2 Wochen, aber nicht mehr als 3 Monate. Gehen wurde definiert als die Fähigkeit, mindestens 50 Meter zu gehen mit einem Hilfsmittel oder einem Stock, aber ohne Hilfsperson, unter 80 Jahre alt, ambulant, zu Hause lebend. Exkludiert: Vorgeschichte mit Gangstörungen, kognitive Einschränkungen, die die Teilnahme am Rehaprogramm verhindern und vestibuläre Störungen in der Vorgeschichte.				
Patienten: spez. Ein- + Ausschlusskriterien		Nein	x	Ja	Wo: S. 469
Randomisierung		Nein	x	Ja	Wo: S. 469
Gruppenzuordnung verblindet		Nein	x	Ja	Wo: S. 469
Gruppen einander ähnlich		Nein	x	Ja	Wo: S. 469, 470, 471
Patienten geblindet	x	Nein		Ja	Wo:
Therapeuten geblindet	x	Nein		Ja	Wo:
Rater geblindet		Nein	x	Ja	Wo: S. 468, 469
Outcome-Measures Partizipation	Functional Independence Measure				
Outcome-Measures Aktivität	Berg Balance Scale (BBS)				
Outcome-Measures Körperfunkt. + -struktur	Posturographie, Gangparameter (Geschwindigkeit, Zweibeinstandphase, 10 Stufen Treppen steigen, Gehstrecke pro Tag), Nottingham Health Profile				
Ergebnisse (z. B. Effektstärke, Signifikanz, Ereignisrate)	Gemessen wurde Baseline, 30. und 90. Tag. Alle Patienten verbesserten sich signifikant in Gleichgewicht und Gangparametern. Bezüglich der Hauptvariablen (BBS am 30. Tag) fand sich kein Unterschied zwischen den Gruppen. Bei der Analyse der sekundären Outcomes fand sich ein kleiner Unterschied zugunsten der Experimentalgruppe, aber die Unterschiede sind nicht klinisch relevant.				
Ergebnisse von mehr als 85 % der Patienten		Nein	x	Ja	Wo: S. 470
Intention-to-treat-Analyse		Nein	x	Ja	Wo: S. 470

Tab. 8.50 (Forts.)						
RCT CCT	Titel/ Fragestellung	**Rehabilitation of balance after stroke with multisensorial training: a single-blind randomized controlled study**				
Ergebnisse statistischer Gruppenvergleiche (z. B. p-Wert)			Nein	x	Ja	Wo: S. 470–473
Punktmaß: Größe des Behandlungseffektes			Nein	x	Ja	Wo: S. 470–473
Punkte PEDro-Skala		9 Punkte				
Zusammenfassung		Es wurde keine Evidenz für die Überlegenheit eines multisensorischen Rehabilitationsprogramms gefunden bei ambulanten Patienten mit Schädigungen seit der stationären Therapie. Weitere Studien sind notwendig.				
Eigene Kommentare						

Tab. 8.51						
RCT CCT	Titel/ Fragestellung	**Influence of combined afferent stimulation and task-specific training following stroke: a pilot randomized controlled trial**				
Autor		McDonnell MN, Hillier SL, Miles TS, Thompson PD, Ridding MC				
Jahr		2007				
Journal		Neurorehabil Neural Repair 2007; 21: 435–443				
Studientyp		Pilot-RCT, Follow-up nach 3 Monaten				
Intervention: Details, Intensität, Behandlungsdauer		Passende, afferente Stimulation (elektrische Stimulation am motorischen Punkt von 2 Handmuskeln, dorsale Interossei, M. abductor pollicis brevis) vor der Therapie mit aufgabenspezifischem Arbeiten. 9 Behandlungen (3× pro Woche) über 3 Wochen				
Kontrollintervention		Scheinstimulation (Patienten wurden informiert, dass sie diese ggf. nicht – oder doch – spüren würden) vor der Therapie mit aufgabenspezifischem Arbeiten. 9 Behandlungen (3× pro Woche) über 3 Wochen				
Patienten: Anzahl, Zeit nach Erkrankung		20 Stroke-Patienten. Inkludiert: erster ischämischer Stroke vor 1–8 Monaten, aktives ROM der betroffenen Seite 60° Schulterelevation, 10° Handgelenksextension, passives ROM der betroffenen Seite mindestens 75 % vom Normalen in Schulter, Ellbogen und Hand ohne oder mit wenig Schmerzen, entlassen aus der Rehabilitation. Exkludiert: Herzschrittmacher, Metallimplantate intrakranial, Epilepsie, vollständiger Ausfall der Sensorik der Hand, Sprachdefizite, die die Kooperation innerhalb der Studie stören.				
Patienten: spez. Ein- + Ausschlusskriterien			Nein	x	Ja	Wo: S. 436
Randomisierung			Nein	x	Ja	Wo: S. 436
Gruppenzuordnung verblindet			Nein	x	Ja	Wo: S. 436
Gruppen einander ähnlich			Nein	x	Ja	Wo: S. 436, 437

Tab. 8.51 (Forts.)							
RCT CCT	Titel/ Fragestellung	**Influence of combined afferent stimulation and task-specific training following stroke: a pilot randomized controlled trial**					
Patienten geblindet			Nein	x	Ja	Wo: S. 436	
Therapeuten geblindet		x	Nein		Ja	Wo:	
Rater geblindet			Nein	x	Ja	Wo: S. 439	
Outcome-Measures Partizipation							
Outcome-Measures Aktivität		Action Research Arm Test (ARAT), motor activity log					
Outcome-Measures Körperfunkt. + -struktur		Greif- und Hochhebtest, kortikospinale Erregbarkeit mit TMS, Fugl-Meyer Assessment (FMA), Pinzettengriff maximale Kraft, maximale Tapping-Geschwindigkeit					
Ergebnisse (z. B. Effektstärke, Signifikanz, Ereignisrate)		Beide Gruppen zeigten vergleichbare Verbesserungen in der funktionellen Messung der Funktion der OE. Von den 20 Patienten konnten nur 14 die Greif-Hochheb-Aufgabe bewältigen, die eine objektive Messung der Geschicklichkeit ist. Die Patienten der Interventionsgruppe zeigten signifikant mehr Verbesserungen in dieser Aufgabe als die Kontrollgruppe. Es gab keine signifikanten Veränderungen in der kortikospinalen Erregbarkeit.					
Ergebnisse von mehr als 85 % der Patienten			Nein	x	Ja	Wo: S. 439	
Intention-to-treat-Analyse			Nein	x	Ja	Wo: S. 439	
Ergebnisse statistischer Gruppenvergleiche (z. B. p-Wert)			Nein	x	Ja	Wo: S. 438–441	
Punktmaß: Größe des Behandlungseffektes			Nein	x	Ja	Wo: S. 438–441	
Punkte PEDro-Skala							
Zusammenfassung		Die vorläufigen Daten dieser Pilotstudie weisen darauf hin, dass gezielte afferente Stimulation die Ergebnisse der konventionellen Rehabilitation verbessern kann bei Patienten mit Hemiparese nach Stroke. Die Messergebnisse müssen in weiteren, größeren Studien bestätigt werden.					
Eigene Kommentare		Lediglich bei der Greif-Hochheb-Aufgabe zeigten sich die Verbesserungen, alle anderen Messverfahren – sowohl auf Aktivitäts- als auch auf Körperfunktions-und Körperstrukturebene – zeigten keine Unterschiede. Wenig Patienten, wenig Behandlungen					

8.1.13 Motor Imagery/Repeated Mental Practice

Tab. 8.52		
Review	**Titel/ Fragestellung**	**Mental practice for treating upper extremity deficits in individuals with hemiparesis after stroke**
Autor		Barclay-Goddard Ruth E, Stevenson Ted J, Poluha William, Thalman Leyda
Jahr		2010
Journal		Cochrane Database of Systematic Reviews: Protocols 2010 Issue 1 John Wiley & Sons, Ltd Chichester, UK DOI: 10.1002/14651858.CD005950
Studientyp		Lediglich nur Protokoll (2006 und 2010)
Ergebnisse:		Ergebnisse bleiben abzuwarten

Tab. 8.53		
Review	**Titel/ Fragestellung**	**Efficacy of motor imagery in post-stroke rehabilitation: a systematic review**
Autor		Zimmermann-Schlatter A, Schuster C, Puhan MA, Siekierka E, Steurer J
Jahr		2008
Journal		Journal of Neuroengineering and Rehabilitation, 2008
Studientyp		Systematic Review
Datenbanken		Elektronische Suche in 7 Datenbanken: Ovid MEDLINE, PEDRO, PsycINFO, Psyndexplus, CINAHL, Cochrane Central Register of Controlled Trials, Scopus. Handsuche in den Bibliographien der Studien, die für den Review ausgesucht wurden
Selektionskriterien/Kontrollinterventionen		RCTs, die die Effekte von konventioneller Therapie plus Motor Imagery mit nur konventioneller Therapie bei Stroke-Patienten verglichen. Exkludiert wurden Mental Practice, die auf computeranimierten Techniken beruhte, da dies nicht in allen Rehabiliations-Settings verfügbar ist.
Datensammlung und Analyse		2 Reviewer, unabhängig voneinander, sichteten und screenten alle RCTs (2116) und schätzten die Qualität ein. Im Falle der Unstimmigkeit wurde ein 3. Reviewer eingeschaltet.
Outcome Measures		Action Research Arm Test upper extremity score (ARAT)
		Fugl-Meyer Stroke Assessment upper extremity score, Motor Activity Log Quality of Movement
Patienten		Patienten nach erstem Stroke
Ergebnisse (z. B. Effektstärke, Signifikanz, Ereignisrate)		Es wurden 4 RCTs aus Asien und Nordamerika identifiziert. Die Qualität der inkludierten Studien war schlecht bis moderat. Zwei unterschiedliche Motor-Imagery-Techniken wurden genutzt (3 Studien nutzen Audiotapes und eine Studie hatte Ergotherapeuten, die die Anwendung applizierten). Zwei Studien fanden signifikante Effekte durch Motor Imagery im Fugl-Meyer-Score: Differenzen zwischen den Gruppen lagen bei 11.0 (1.0 bis 21.0) und respektive 3.2 (-4 bis 10.3) und im ARAT 6.1 (-6.2 bis 18.4) und respektive 15.8 (0.5 bis 31.0). Eine Studie fand keinen signifikanten Effekt im Fugl-Meyer-Score und Color Trail Test ($p=0.28$) aber in den aufgabenbezogenen Outcomes ($p>0.001$).

Tab. 8.53 (Forts.)		
Review	**Titel/ Fragestellung**	**Efficacy of motor imagery in post-stroke rehabilitation: a systematic review**
Zusammenfassung		Aktuelle Evidenz deutet darauf hin, dass Motor Imagery zusätzliche Vorteile zur konventionellen Physio- oder Ergotherapie bieten kann. Jedoch sollten größere und methodologisch sauberere Studien durchgeführt werden, um die Vorteile von Motor Imagery zu untersuchen. Aufgrund der hohen Variabilität von Outcome Measures war es nicht möglich, die Daten für eine Metaanalyse statistisch zu poolen.
Eigene Kommentare		

Tab. 8.54		
Review	**Titel/ Fragestellung**	**The effects of mental practice in stroke rehabilitation: a systematic review**
Autor		Braun SM, Beurskens AJ, Borm PJ, Schack T, Wade DT
Jahr		2006
Journal		Arch Phys Med Rehabil 2006;87:842–852
Studientyp		Systematic Review
Datenbanken		Cochrane Database of Systematic Reviews, PubMed/Medline, PsycINFO, PEDro, Rehadat, RehabTrials. Zitate wurden gesichtet, Autoren kontaktiert
Selektionskriterien/Kontrollinterventionen		Von 255 Artikeln wurden inkludiert: 4 RCTs, 1 CCT, 2 Patientenserien, 3 Fall-Reports, die sich mit dem Effekt von Mental Praxis Intervention in der Wiederherstellung nach Stroke beschäftigten. Sprachen: englisch, deutsch, französisch, holländisch
Datensammlung und Analyse		2 Reviewer suchten unabhängig voneinander die Literatur und schätzten die Qualität mit einer methodologischen Qualitäts-Rating-Skala (AMCL) ein. Wichtige Charakteristika und Outcomes wurden extrahiert und gesammelt. Ergebnisse und Charakteristika der Patientenserien und Fall-Reports wurden nur berücksichtigt, wenn sie zusätzliche Informationen lieferten.
Patienten		Patienten nach Stroke
Outcome-Measures		ARAT, Action Research Arm Test
		CTT, Color Trail Test; FLP, Functional Limitations Profile; FMA, Fugl-Meyer Assessment; HADS, Hospital Anxiety and Depression Scale; MAL, Motor Activity Log; RLOC, Recovery Locus of Control Scale; TOEA, Test of Everyday Attention; MIS, Motricity Index Score; ROM, range of motion; STREAM, STroke REhabilitation Assessment of Movement

Tab. 8.54 (Forts.)		
Review	**Titel/ Fragestellung**	**The effects of mental practice in stroke rehabilitation: a systematic review**
Ergebnisse (z. B. Effektstärke, Signifikanz, Ereignisrate)		Die inkludierten Studien differierten deutlich voneinander in Bezug auf die Patientencharakteristika, Interventionsprotokollen, Outcome-Measures. Vier unterschiedliche Mental Practice Strategien wurden genutzt. Die meisten Aufgaben involvierten Mentally-Rehearsal-Bewegungen für den Arm. Interventionsperioden variierten von 2 bis 6 Wochen, Frequenzen von mehreren Sessions am Tag bis hin zu 3× die Woche. Studien waren in der Größe limitiert. Da die Studien nicht vergleichbar waren, konnte die Power nicht gesteigert werden durch Pooling oder Metaanalyse. Drei der vier RCTs waren von angemessener methodologischer Qualität. Hier gab es etwas Evidenz, dass Mental Practice als eine zusätzliche therapeutische Intervention positive Effekte auf Recovery von Armfunktionen nach Stroke hat. Zwei Mental Practice Techniken schienen effektiv zu sein – Tape Instruction und Self-Regulation. Ergebnisse der Einzelfallstudien indizieren, das Mental Practice auch vielversprechend ist für die Funktion der unteren Extremität.
Zusammenfassung		Es können keine definitiven Rückschlüsse gezogen werden, außer dass weitere Forschung, mit klaren Definitionen über den Inhalt der Mental Practice und standardisierten Messverfahren notwendig sind.
Eigene Kommentare		

Tab. 8.55						
RCT CCT	**Titel/ Fragestellung**	**Mental practice is effective in upper limb recovery after stroke: a randomized single-blind cross-over study**				
Autor		Riccio I, Iolascon G, Barillari MR, Gimigliano R, Gimigliano F				
Jahr		2010				
Journal		Eur J Phys Rehabil Med. 2010 Mar;46(1):19–25				
Studientyp		Randomisierte, einfachblinde Cross-Over-Studie				
Intervention: Details, Intensität, Behandlungsdauer		Gruppe A: 3 Wochen konventionelles Neuro-Rehaprogramm, 3 Stunden am Tag, 5 Tage die Woche, dann 3 Wochen lang zusätzlich 60 Minuten (2× täglich) Mental Practice (MP) Training				
Kontrollintervention		Gruppe B: 3 Wochen konventionelles Neuro-Rehaprogramm, 3 Stunden am Tag, 5 Tage die Woche pus MP-Training, dann 3 Wochen konventionelles Neuro-Rehaprogramm (s. o.) ohne MP				
Patienten: Anzahl, Zeit nach Erkrankung		36 Patienten mit Stroke. Inkludiert: Erster unilateraler ischämischer Stroke mit Parese der OE, 1–3 Monate nach Ereignis, MI der OE ≥ 30; Fähigkeit, Instruktionen zu verstehen, gutes kognitives Level (MMSE ≥ 24), 18–75 Jahre alt				
Patienten: spez. Ein- + Ausschlusskriterien			Nein	x	Ja	Wo: S. 20
Randomisierung			Nein	x	Ja	Wo: S. 20

Tab. 8.55 (Forts.)					
RCT CCT	**Titel/ Fragestellung**	**Mental practice is effective in upper limb recovery after stroke: a randomized single-blind cross-over study**			
Gruppenzuordnung verblindet		Nein	x	Ja	Wo: S. 20
Gruppen einander ähnlich		Nein	x	Ja	Wo: S. 20, 21
Patienten geblindet	x	Nein		Ja	Wo:
Therapeuten geblindet	x	Nein		Ja	Wo:
Rater geblindet		Nein	x	Ja	Wo: S. 21
Outcome-Measures Partizipation					
Outcome-Measures Aktivität	Arm Functional Test				
Outcome-Measures Körperfunkt. + struktur	Motricity Index				
Ergebnisse (z. B. Effektstärke, Signifikanz, Ereignisrate)	Gemessen wurde: Baseline, 3 Wochen, 6 Wochen. Anfänglich gab es keine signifikanten Unterschiede im MI und AFT zwischen den beiden Gruppen. Nach 3 Wochen waren die Unterschiede zwischen den beiden Gruppen signifikant, nach 6 Wochen waren die Unterschiede wieder minimal.				
Ergebnisse von mehr als 85 % der Patienten	x	Nein		Ja	Wo:
Intention-to-treat-Analyse	x	Nein		Ja	Wo:
Ergebnisse statistischer Gruppenvergleiche (z. B. p-Wert)		Nein	x	Ja	Wo: S. 21, 22
Punktmaß: Größe des Behandlungseffektes		Nein	x	Ja	Wo: S. 21, 22
Punkte PEDro-Skala	7 Punkte				
Zusammenfassung	Die Ergebnisse lassen vermuten, das MP als eine Komplettementierung des normalen Neuro-Rehaprogramms genutzt werden kann, in der Regel vorgeschrieben für die neuromotorische Erholung Post-Stroke. Jedoch gibt es noch viel zu testen und zu diskutieren, um festzustellen, welche Rolle MP in der Behandlung von neurologischen Patienten spielen kann.				
Eigene Kommentare	Kein Follow-up, keine Langzeiteffekt. Cross-Over-Design. Es wird nicht klar, wie oft das MP angewendet wird: 60 Minuten täglich? Wöchentlich? 2× täglich?				

8.1.14 Spiegeltherapie

Tab. 8.56		
Review	**Titel/ Fragestellung**	**Mirror therapy for improving motor function after stroke**
Autor		Thieme Holm, Mehrholz Jan, Pohl Marcus, Dohle Christian
Jahr		2010
Journal		Cochrane Database of Systematic Reviews: Protocols 2010 Issue 4 John Wiley & Sons, Ltd Chichester, UK DOI: 10.1002/14651858. CD008449
Studientyp		Lediglich nur Protokoll (2006 und 2010)
Ergebnisse		Ergebnisse bleiben abzuwarten

Tab. 8.57						
RCT CCT	**Titel/ Fragestellung**	**Mirror therapy in complex regional pain syndrome type 1 of the upper limb in stroke patients**				
Autor		Cacchio A, De Blasis E, De Blasis V, Santilli V, Spacca G				
Jahr		2009				
Journal		Neurorehabil Neural Repair. 2009 Oct;23(8):792–9				
Studientyp		RCT, 6-month follow-up				
Intervention: Details, Intensität, Behandlungsdauer		Spiegeltherapie, 4 Wochen lang, 5× wöchentlich, ½ Stunde täglich in den ersten 2 Wochen, 1 Stunde täglich in den letzten 2 Wochen, plus konventionelle Rehabilitation				
Kontrollintervention		Placebo – genau so wie die Interventionsgruppe, aber der Spiegel war mit Papier abgedeckt.				
Patienten: Anzahl, Zeit nach Erkrankung		48 Patienten unilateralem Stroke mit CRPS. Inkludiert: Erster unilat. Stroke in den letzten 6 Monaten, CRPS diagnostiziert nach Kriterien von Bruehl et al., VAS Schmerz > 4. Exkludiert: Intraartikuläre Injektion in das Schultergelenk in den letzten 6 Monaten oder systemische kortikosteroide Medikamente in den letzten 4 Monaten, andere Ursache für den Schmerz (Fraktur etc.), Operationen im Schulter-Nacken-Bereich, unkontrollierte medikamentöse Konditionen, globale Aphasie, kognitive Beeinträchtigungen, visuelle Schädigungen, Alkohol- oder Medikamentenabhängigkeit, schwere Depression				
Patienten: spez. Ein- + Ausschlusskriterien			Nein	x	Ja	Wo: S. 793
Randomisierung			Nein	x	Ja	Wo: S. 793
Gruppenzuordnung verblindet		x	Nein		Ja	Wo:
Gruppen einander ähnlich			Nein	x	Ja	Wo: S. 793
Patienten geblindet		x	Nein		Ja	Wo:
Therapeuten geblindet		x	Nein		Ja	Wo:
Rater geblindet			Nein	x	Ja	Wo:

Tab. 8.57 (Forts.)					
RCT CCT	Titel/ Fragestellung	**Mirror therapy in complex regional pain syndrome type 1 of the upper limb in stroke patients**			
Outcome-Measures Partizipation					
Outcome-Measures Aktivität	Wolf Motor Function Test				
Outcome-Measures Körperfunkt. + -struktur	Visual Analogue Scale für Schmerz in Ruhe, in Bewegung und bei Kontakt mit einer Bürste, Motor Activity Log				
Ergebnisse (z. B. Effektstärke, Signifikanz, Ereignisrate)	Alle Scores zeigten signifikante Verbesserungen in der Spiegelgruppe ($p<0.001$). Kein statistisch singnifikante Verbesserung konnte in allen Messungen der Kontrollgruppe festgestellt werden ($p<0.001$). Darüber hinaus gab es statistisch signifikante Veränderungen nach der Therapie und im 6-Monats-Follow-up zwischen den beiden Gruppen.				
Ergebnisse von mehr als 85 % der Patienten		Nein	x	Ja	Wo: S. 793
Intention-to-treat-Analyse		Nein	x	Ja	Wo: S. 793
Ergebnisse statistischer Gruppenvergleiche (z. B. p-Wert)		Nein	x	Ja	Wo: S. 794, 795, 796, 797
Punktmaß: Größe des Behandlungseffektes		Nein	x	Ja	Wo: S. 794, 795, 796, 797
Punkte PEDro-Skala	8 Punkte				
Zusammenfassung	Die Ergebnisse zeigen, dass Spiegeltherapie Schmerz effektiv reduziert und motorische Funktionen der OE verbessert, bei Stroke-Patienten mit CRPS der oberen Extremität.				
Eigene Kommentare					

Tab. 8.58		
RCT CCT	Titel/ Fragestellung	**Mirror therapy promotes recovery from severe hemiparesis: a randomized controlled trial**
Autor	Dohle C, Püllen J, Nakaten A, Küst J, Rietz C, Karbe H	
Jahr	2009	
Journal	Neurorehabil Neural Repair. 2009 Mar–Apr;23(3):209–17	
Studientyp	RCT	
Intervention: Details, Intensität, Behandlungsdauer	„MT" – Spiegel Therapie: 6 Wochen lang zusätzliche Therapie, 30 Minuten, 5× wöchentlich	
Kontrollintervention	„CT" – Äquivalente Therapie – wie oben, aber ohne Spiegel, die Patienten schauten auf den betroffenen Arm	

Tab. 8.58 (Forts.)

RCT CCT	Titel/ Fragestellung	**Mirror therapy promotes recovery from severe hemiparesis: a randomized controlled trial**				
Patienten: Anzahl, Zeit nach Erkrankung		36 Patienten mit Stroke, stationär im Rehabilitationszentrum Godeshöhe. Inkludiert: schwere Hemiparese nach erstem ischämischen Stroke im Gebiet der A. cerebri media, nicht mehr als 8 Wochen nach Stroke, zwischen 25 und 80 Jahren alt, fähig, Instruktionen zu befolgen und an einer 30-minütigen täglichen Therapie teilzunehmen. Exkludiert: Z. n. mehreren Strokes, schwere Blutveränderungen, erhöhter intrakranialer Druck, Hemikraniotomie oder orthopädisch, rheumatologische oder andere Krankheiten, die Sitzen oder Bewegen der OE beeinflussen.				
Patienten: spez. Ein- + Ausschlusskriterien			Nein	x	Ja	Wo: S. 208
Randomisierung			Nein	x	Ja	Wo: S. 210, 211
Gruppenzuordnung verblindet		x	Nein		Ja	Wo:
Gruppen einander ähnlich			Nein	x	Ja	Wo: S. 208, 212
Patienten geblindet			Nein	x	Ja	Wo: S. 210
Therapeuten geblindet		x	Nein		Ja	Wo:
Rater geblindet			Nein	x	Ja	Wo: S. 209, 211
Outcome-Measures Partizipation						
Outcome-Measures Aktivität		Action Research Arm test19				
Outcome-Measures Körperfunkt. + -struktur		Fugl-Meyer-Score Functional Independence Measure (FIM) – motorischer Teil, Behavioral Inattention Test für Neglect (BIT), Tests of Attentional Performance (TAP)				
Ergebnisse (z. B. Effektstärke, Signifikanz, Ereignisrate)		In der Subgruppe von 25 Patienten mit distaler Plegie am Beginn der Therapie, MT-Patienten bekamen mehr distale Funktionen als die Patienten der CT-Gruppe. Darüber hinaus verbesserte sich bei allen Patienten der MT-Gruppe die Oberflächensensibilität. Keiner dieser Effekte zeigte sich auf der Seite der lädierten Hemisphäre. MT stimuliert die Erholung vom Hemineglect.				
Ergebnisse von mehr als 85 % der Patienten		x	Nein		Ja	Wo:
Intention-to-treat-Analyse		x	Nein		Ja	Wo:
Ergebnisse statistischer Gruppenvergleiche (z. B. p-Wert)			Nein	x	Ja	Wo: 212–214
Punktmaß: Größe des Behandlungseffektes			Nein	x	Ja	Wo: 212–214

Tab. 8.58 (Forts.)					
RCT CCT	Titel/ Fragestellung	**Mirror therapy promotes recovery from severe hemiparesis: a randomized controlled trial**			
Punkte PEDro-Skala		7 Punkte			
Zusammenfassung		Spiegeltherapie früh nach Stroke ist eine vielversprechende Methode, um die Sensorik und andere zusätzliche Defizite zu verbessern und unterstützt die motorische Erholung in einer distal betroffenen plegischen Extremität.			
Eigene Kommentare		Erfolge vor allem distal – man geht davon aus, dass proximale Muskeln eher beidhemisphärisch repräsentiert sind, während die distalen Muskeln strikt unilateral sind. Die Autoren gehen davon aus, dass Bewegungsspiegelung vor allem die lateralisierten motorischen Repräsentationen der distalen Extremität stimuliert.			

Tab. 8.59						
RCT CCT	Titel/ Fragestellung	**Mirror therapy improves hand function in subacute stroke: a randomized controlled trial**				
Autor		Yavuzer G, Selles R, Sezer N, Sütbeyaz S, Bussmann JB, Köseoğlu F, Atay MB, Stam HJ				
Jahr		2008				
Journal		Arch Phys Med Rehabil. 2008 Mar;89(3):393–398				
Studientyp		RCT, single-blind, follow-up 6 month				
Intervention: Details, Intensität, Behandlungsdauer		Spiegeltherapie: 30 Minuten täglich mit Handgelenks- und Fingerflexion und -extension, 4 Wochen lang, zusätzlich zum konventionellen Strokeprogramm, 5 Tage die Woche, 2–5 Stunden am Tag				
Kontrollintervention		Scheintherapie: genau wie oben, aber der Spiegel war mit Papier abgedeckt				
Patienten: Anzahl, Zeit nach Erkrankung		40 stationäre Patienten nach Stroke. Inkludiert: erster unilateraler Stroke in den letzten 12 Monaten, Brunnstrom Score zwischen I und IV der OE, fähig zu verstehen und einfache Instruktionen zu befolgen, keine schweren kognitiven Schäden, MMSE > 24.				
Patienten: spez. Ein- + Ausschlusskriterien			Nein	x	Ja	Wo: S. 394
Randomisierung			Nein	x	Ja	Wo: S. 394
Gruppenzuordnung verblindet			Nein	x	Ja	Wo: S. 394
Gruppen einander ähnlich			Nein	x	Ja	Wo: S. 394, 396
Patienten geblindet		x	Nein		Ja	Wo:
Therapeuten geblindet		x	Nein		Ja	Wo:
Rater geblindet			Nein	x	Ja	Wo: S. 394
Outcome-Measures Partizipation		Self-care items of the FIM instrument				

Tab. 8.59 (Forts.)						
RCT CCT	Titel/ Fragestellung	**Mirror therapy improves hand function in subacute stroke: a randomized controlled trial**				
Outcome-Measures Aktivität		Brunnstrom stages of motor recovery				
Outcome-Measures Körperfunkt. + -struktur		Modified Ashworth Scale (MAS)				
Ergebnisse (z. B. Effektstärke, Signifikanz, Ereignisrate)		Die Scores in der Brunnstrom-Skala für die Hand und die OE und im FIM verbesserten sich in der Spiegelgruppe mehr als in der Kontrollgruppe (<0.01). und im 6-Monats-Follow-up (p<0.05). Keine signifikanten Unterschiede zwischen den Gruppen wurden im Tonus (MAS) gefunden.				
Ergebnisse von mehr als 85 % der Patienten			Nein	x	Ja	Wo: S. 394
Intention-to-treat-Analyse			Nein	x	Ja	Wo: S. 394
Ergebnisse statistischer Gruppenvergleiche (z. B. p-Wert)			Nein	x	Ja	Wo: S. 396, 397
Punktmaß: Größe des Behandlungseffektes			Nein	x	Ja	Wo: S. 396, 397
Punkte PEDro-Skala		9 Punkte				
Zusammenfassung		In unserer Gruppe der subakuten Stroke-Patienten hat sich die Handfunktion nach Spiegeltherapie und einem konventionellen Rehabilitationsprogramm mehr verbessert als in einer Kontrolltherapie – sofort nach den 4 Wochen Therapie als auch im 6-Monats-Follow-up. Spiegeltherapie hatte keinen Einfluss auf die Spastizität.				
Eigene Kommentare						

Tab. 8.60		
RCT CCT	Titel/ Fragestellung	**Spiegeltherapie in der Neurologischen Rehabilitation: Effektivität in Bezug auf die Arm-und Handfunktionen bei chronischen Schlaganfallpatienten**
Autor		Rothgangel AS, Morton A, van der Hout JWE, Beurskens AJHM
Jahr		2007
Journal		Neurol Rehabil 2007; 13: 271–276
Studientyp		RCT, single-blind
Intervention: Details, Intensität, Behandlungsdauer		5 Wochen Spiegeltherapie nach standardisiertem Behandlungsprotokoll
Kontrollintervention		5 Wochen Therapie nach dem gleichen standardisierten Behandlungsprotokoll, ohne Spiegel (bilaterales Armtraining)

Tab. 8.60 (Forts.)					
RCT CCT **Titel/ Fragestellung**	**Spiegeltherapie in der Neurologischen Rehabilitation: Effektivität in Bezug auf die Arm-und Handfunktionen bei chronischen Schlaganfallpatienten**				
Patienten: Anzahl, Zeit nach Erkrankung	16 Patienten nach Stroke, chronisches Stadium, aus 2 Pflegeheimen in Maastricht, Niederlande. Inkludiert: Erstinfarkt im Versorgungsgebiet der A. cerebri media, minimal 3 Monate Post-Stroke, um Effekte der Spontanerholung möglichst auszuschließen, minimaler Score von 1 auf dem Action Research Arm Test (ARAT), d. h. die Patienten sollten zumindest in der Lage sein, ihren betroffenen Arm aktiv vom Tisch anzuheben. Exkludiert: Patienten mit bilateralen Infarkten, schwerem Neglect oder schwerwiegenden visuellen Einschränkungen				
Patienten: spez. Ein- + Ausschlusskriterien		Nein	x	Ja	Wo: S. 272
Randomisierung		Nein	x	Ja	Wo: S. 272
Gruppenzuordnung verblindet		Nein	x	Ja	Wo: S. 272
Gruppen einander ähnlich		Nein	x	Ja	Wo: S. 272
Patienten geblindet	x	Nein		Ja	Wo:
Therapeuten geblindet	x	Nein		Ja	Wo:
Rater geblindet		Nein	x	Ja	Wo: S. 272
Outcome-Measures Partizipation					
Outcome-Measures Aktivität	Action Research Arm Tests (ARAT)				
Outcome-Measures Körperfunkt. + -struktur	Patientspezifische Problemskala (PSK)				
Ergebnisse (z. B. Effektstärke, Signifikanz, Ereignisrate)	Beide Gruppen verbesserten sich, die Interventionsgruppe allerdings deutlicher als die Kontrollgruppe.				
Ergebnisse von mehr als 85 % der Patienten		Nein	x	Ja	Wo: S. 273
Intention-to-treat-Analyse		Nein	x	Ja	Wo: S. 273
Ergebnisse statistischer Gruppenvergleiche (z. B. p-Wert)		Nein	x	Ja	Wo: S. 274
Punktmaß: Größe des Behandlungseffektes		Nein	x	Ja	Wo: S. 274
Punkte PEDro-Skala	9 Punkte				

Tab. 8.60 (Forts.)		
RCT CCT	Titel/ Fragestel- lung	**Spiegeltherapie in der Neurologischen Rehabilitation: Effektivität in Bezug auf die Arm-und Handfunktionen bei chronischen Schlaganfallpatienten**
Zusammenfassung		Spiegeltherapie zeigte in der untersuchten Patientenpopulation positive Ergebnisse in Bezug auf die Arm- und Handfunktion, allerdings erlauben die kleinen und unterschiedlichen Studiengruppen keine definitiven Schlussfolgerungen. Hierzu sind weitere Daten aus größeren, homogeneren Studien notwendig. Zusammenfassend lässt sich also sagen, dass Spiegeltherapie positive Veränderungen in Bezug auf die Körperrepräsentation bewirkt und zusätzlich motorische und prämotorische Areale in der geschädigten Hemisphäre anspricht. Ein zusätzlicher Effekt in Bezug auf den sog. erlernten Nichtgebrauch (learned non-use) liegt nahe.
Eigene Kommentare		Patienten erhielten unterschiedliche Therapiedichte (Subgruppen): „Insgesamt erhielt jeder Patient aus Subgruppe 1 (Tagesklinik) 17 Behandlungen und jeder Patient aus Subgruppe 2 (stationär) 37 Behandlungen à 30 Minuten" (S. 273).

8.1.15 Einsatz von Orthesen

Tab. 8.61		
Review	Titel/ Fragestel- lung	**Orthotic devices after stroke and other non-progressive brain lesions**
Autor		Tyson SF, Kent RM
Jahr		2009
Journal		Cochrane Database of Systematic Reviews 2009, Issue 1. Art. No.: CD003694. DOI: 10.1002/14651858.CD003694.pub2
Studientyp		Intervention review
Datenbanken		Cochrane Stroke, Movement Disorders and Injuries Groups the Cochrane Database of Systematic Reviews and the Cochrane Central Register of Controlled Trials, MEDLINE, EMBASE, CINAHL, AMED, PsycINFO, RECAL, andere Datenbanken und Studienregister. Referenzlisten wurden gesichtet, Erstautoren kontaktiert und andere Wissenschaftlicher in diesem Gebiet.
Selektionskriterien/Kontrollinterventionen		Inkludiert: RCTs über Orthesen, angelegt an der oberen oder unteren Extremität bei Patienten mit Stroke oder anderen, nicht progressiven Hirnläsionen.
Datensammlung und Analyse		2 Review-Autoren identifizierten unabhängig voneinander Studien, extrahierten die Daten und prüften die Qualität der Studien. Ergebnisse von kontinuierlichen Outcomes wurden kombiniert und analysiert, genutzt wurde die mittlere Differenz oder die standardisierte mittlere Differenz, beide mit 95 % Konfidenzintervall und Fixed-Effect-Model.
Patienten		Insgesamt 429 Patienten mit Stroke oder anderen, nicht progressiven Hirnläsionen in 14 Studien

Tab. 8.61 (Forts.)		
Review	**Titel/ Fragestellung**	**Orthotic devices after stroke and other non-progressive brain lesions**
Outcome-Measures		Functional Independence Measure, Barthel-Index, usw.
		Rivermead Mobility Index, Functional Ambulation Categories, Timed Get Up and Go Test usw.
		Fugl-Meyer Assessment, Motor Assessment Scale, Motricity Index, Ashworth Scale usw.
Ergebnisse (z. B. Effektstärke, Signifikanz, Ereignisrate)		14 Studien wurden analysiert. Der Gesamteffekt der Orthesen für die untere Extremität auf die Gehfähigkeit (Geschwindigkeit), Gehstörung (Schrittlänge) und Balancestörung (Gewichtsverlagerung im Stehen) war signifikant und vorteilhaft. Es gab keinen signifikanten Effekt auf den Postural Sway (Balancestörung) oder Mobilitätsbehinderung, aber die Anzahl der Studien und teilnehmenden Patienten war niedrig. Jedoch waren dies alles Cross-Over-Studien, die nach dem sofortigen Effekt geschaut haben, während die Orthese getragen wurde; sie überprüften nicht den Effekt der Orthese, wenn sie über lange Zeit getragen wurde. Orthesen für die obere Extremität zeigten keinen Effekt auf die Funktion der OE, ROM des Handgelenks, Finger oder Daumen oder auf Schmerz. Jedoch basierte dies auf nur 3 Studien.
Zusammenfassung		Eine Orthese für die untere Extremität kann das Gehen und das Gleichgewicht verbessern, aber die inkludierten Studien haben lediglich den sofortigen Effekt überprüft, während der Patient die Orthese trug; die Effekte über lange Zeit wurden nicht untersucht. Eine Orthese für die obere Extremität hat keinen Effekt auf Funktion, ROM von Handgelenk, Fingern oder Daumen und auf Schmerz, aber diese Schlussfolgerung basiert auf 3 Studien.
Eigene Kommentare		

Tab. 8.62		
Review	**Titel/ Fragestellung**	**Supportive devices for preventing and treating subluxation of the shoulder after stroke**
Autor		Ada L, Foongchomcheay A, Canning C
Jahr		2005
Journal		Cochrane Database Syst Rev. 2005 Jan 25;(1):CD003863. Art. No.: CD003863. DOI: 10.1002/14651858.CD003863.pub2. (The Cochrane Library ISSN 1464–780X)
Studientyp		Intervention Review
Datenbanken		Cochrane Stroke Group Trials Register, Cochrane Central Register of Controlled Trials (CENTRAL), MEDLINE, CINAHL, EMBASE, AMED, Physiotherapy Evidence Database (PEDro), Handsuche in Tagungsbänden, Kontakt zu Autoren für zusätzliche Informationen
Selektionskriterien/Kontrollinterventionen		Inkludiert: RCTs, quasi randomisierte Studien, CCTs, Patienten mit Stroke, Intervention mit Hilfsmittel, Subluxation, Schmerz, Funktion oder Kontraktur wurden gemessen

Tab. 8.62 (Forts.)		
Review	**Titel/ Fragestellung**	**Supportive devices for preventing and treating subluxation of the shoulder after stroke**
Datensammlung und Analyse		Zwei unabhängige Reviewer untersuchten die identifizierten Studien, beurteilten die methodologische Qualität und analysierten als: 1. Hilfsmittel versus kein Hilfsmittel, 2. Hilfsmittel versus Hilfsmittel
Patienten		Insgesamt 142 Patienten mit Stroke
Outcome-Measures		Visual analogue Scale, Motor Assessment Scale, Range of motion usw.
Ergebnisse (z. B. Effektstärke, Signifikanz, Ereignisrate)		4 Studien erfüllten die Kritierien. Eine Studie testete die Hemi-Schlinge versus kein Hilfsmittel, kein Teilnehmer hatte mehr als 10 mm Subluxation, aber die gleiche Anzahl hatte mehr als 30° Außenrotation in der Schulter verloren und mehr Teilnehmer in der Hemi-Schlingen-Gruppe hatten Schmerzen. Die anderen 3 Studien zeigten, dass Tapen den Beginn des Schmerzes verzögert, aber es war nicht effektiv, um die Stärke des Schmerzes zu reduzieren, die Funktion der OE zu erhöhen oder den Grad der Kontraktur in der Schulter zu beeinflussen.
Zusammenfassung		Es gibt nur schwache Evidenz, um schlussfolgern zu können, ob Schlingen oder Rollstuhlzubehöre Subluxationen vorbeugen, Schmerz reduzieren, Funktion erhöhen oder nachteilig die Kontraktur der Schulter erhöhen. Es gibt etwas Evidenz, dass Tapen den Schmerzbeginn verzögert, aber es kann Schmerz nicht reduzieren, Funktion nicht erhöhen oder nachteilig die Kontraktur erhöhen.
Eigene Kommentare		

Tab. 8.63						
RCT CCT	**Titel/ Fragestellung**	**Assistive walking devices in nonambulant patients undergoing rehabilitation after stroke: the effects on functional mobility, walking impairments, and patients' opinion**				
Autor		Tyson SF, Rogerson L				
Jahr		2009				
Journal		Arch Phys Med Rehabil. Mar;90(3):475–9				
Studientyp		Randomisierte Cross-Over-Studie				
Intervention: Details, Intensität, Behandlungsdauer		Fünf Gehbedingungen: 1. Gehen ohne Hilfsmittel, 2. Gehen mit Gehstock, 3. Gehen mit Fußgelenk-Orthese, 4. Gehen mit Slider-Shoe, 5. Kombination aller drei Hilfsmittel				
Kontrollintervention						
Patienten: Anzahl, Zeit nach Erkrankung		20 Patienten mit Stroke. Inkludiert: Nicht gehfähig, mindestens zwei Wochen nach Stroke, stationäre Rehabilitation für die Wiederherstellung der Gehfähigkeit, Unfähigkeit, ohne Hilfsmittel den Alltag auf der Station zu bewältigen, wenige Schritte Gehfähigkeit in der Physiotherapie mit Unterstützung, 5 Meter Gehfähigkeit unter Supervision, ohne Unterstützung, konnten ihre Zustimmung geben.				
Patienten: spez. Ein- + Ausschlusskriterien			Nein	x	Ja	Wo: S. 475, 476
Randomisierung			Nein	x	Ja	Wo: S. 476

Tab. 8.63 (Forts.)					
RCT CCT / **Titel/ Fragestellung**	**Assistive walking devices in nonambulant patients undergoing rehabilitation after stroke: the effects on functional mobility, walking impairments, and patients' opinion**				
Gruppenzuordnung verblindet		Nein	x	Ja	Wo: S. 476
Gruppen einander ähnlich		Nein	x	Ja	Wo: S. 476
Patienten geblindet	x	Nein		Ja	Wo:
Therapeuten geblindet	x	Nein		Ja	Wo:
Rater geblindet	x	Nein		Ja	Wo:
Outcome-Measures Partizipation					
Outcome-Measures Aktivität	Functional ambulation categories (FAC), 5-Meter-Gehtest				
Outcome-Measures Körperfunkt. + -struktur	Rivermead Assessment of Somatosensory Perzeption, Brunel Balance Assessment, Geschwindigkeit, Schrittlänge des betroffenen Beins, Meinung des Patienten (Fragebogen)				
Ergebnisse (z. B. Effektstärke, Signifikanz, Ereignisrate)	Die funktionelle Mobilität verbesserte sich mit allen Hilfsmitteln. Die Gehparameter veränderten sich nicht. Die Patienten waren generell positiv eingestellt gegenüber den Hilfsmitteln. Sie fühlten ihr Gehen, hatten mehr Vertrauen und Sicherheit und fanden das Aussehen und den Komfort der Geräte akzeptabel. Sie wollten lieber mit den Hilfsmitteln gehen, statt das Gehen verzögern, bis die normalen Geh-Pattern erreicht sind ohne Hilfsmittel.				
Ergebnisse von mehr als 85 % der Patienten		Nein	x	Ja	Wo: S. 477
Intention-to-treat-Analyse		Nein	x	Ja	Wo: S. 477
Ergebnisse statistischer Gruppenvergleiche (z. B. p-Wert)		Nein	x	Ja	Wo: S. 477
Punktmaß: Größe des Behandlungseffektes		Nein	x	Ja	Wo: S. 477
Punkte PEDro-Skala	8 Punkte				
Zusammenfassung	Hilfsmittel für den Gang verbessern die funktionelle Mobilität bei Patienten mit Stroke in der stationären Rehabilitation. Veränderungen der Gehparameter wurden nicht gefunden. Die Patienten waren generell positiv eingestellt für die Benutzung des Hilfsmittels. Die Ergebnisse unterstützen den Einsatz von Hilfsmitteln, um frühe Mobilisation nach Stroke zu ermöglichen; ⅔ der Patienten müssen mit Stock oder Kombination von Hilfsmitteln behandelt werden, um die funktionelle Mobilität zu verbessern.				
Eigene Kommentare	Kleine Gruppengröße, Gangparameter verändern sich nicht. Die konventionelle, begleitende Therapie wird nicht beschrieben. Vielleicht liegt hier die Ursache, dass ⅓ der Patienten auch ohne Hilfsmittel die funktionelle Mobilität verbessern?				

8.1.16 Bobath-Konzept

Tab. 8.64		
Review	**Titel/ Fragestellung**	**The Bobath concept in contemporary clinical practice**
Autor		Graham JV, Eustace C, Brock K, Swain E, Irwin-Carruthers S
Jahr		2009
Journal		Top Stroke Rehabil. 2009 Jan–Feb;16(1):57–68
Studientyp		Review
Datenbanken		Keine Angaben
Selektionskriterien/Kontrollinterventionen		Keine Angaben
Datensammlung und Analyse		Keine Angaben
Patienten		Keine Angaben
Outcome-Measures		Keine Angaben
Ergebnisse (z. B. Effektstärke, Signifikanz, Ereignisrate)		Keine Angaben
Zusammenfassung		Die theoretischen Grundlagen des Bobath-Konzeptes wurden auf der Grundlage von modernen Neurowissenschaften und Rehabilitationswissenschaften neu definiert. Der Rahmen des Bobath-Konzeptes, Analyse von Bewegung und Bewegungsdysfunktion, wurde beschrieben. Dieser Rahmen konzentriert sich auf die posturale Kontrolle für aufgabenspezifische Leistung, die Fähigkeit, selektiv zu bewegen, die Fähigkeit, koordinierte Sequenzen von Bewegung zu produzieren und variierenden Bewegungsmustern, um eine Aufgabe erfolgreich durchzuführen und die Rolle des sensorischen Inputs im motorischen Verhalten und im motorischen Lernen. Der Artikel beschreibt Aspekte der klinischen Praxis, die sich von anderen Ansätzen unterscheiden. Die aktuelle Praxis im Bobath-Konzept verwendet einen Problemlösungsansatz, um die einzelnen klinischen und persönlichen Ziele zu erreichen. Die Behandlung konzentriert sich auf die Förderung, wo dies möglich ist, und führt den Patienten zu effizienten Bewegungsstrategien für die Task-Performance. Das Ziel dieses Artikels ist es, einen theoretischen Rahmen des Bobath-Konzepts für die Zukunft darzustellen, auf dem Forschung bezüglich des Bobath-Konzepts in Zukunft basieren kann.
Eigene Kommentare		Ist ein Artikel, kein Review, obwohl in Pubmed unter Review erschienen. Gute Grundlage, um die theoretischen Hintergründe des Bobath-Konzeptes darzustellen als Basisgerüst für Forschung, da in den meisten Studien, die das Bobath-Konzept betreffen, Literaturangaben von 1980–1990 verwendet werden. Dies kann dieser Artikel ändern.

Tab. 8.65		
Review	**Titel/ Fragestellung**	**The effectiveness of the Bobath concept in stroke rehabilitation: what is the evidence?**
Autor		Kollen BJ, Lennon S, Lyons B, Wheatley-Smith L, Scheper M, Buurke JH, Halfens J, Geurts AC, Kwakkel G
Jahr		2009
Journal		Stroke. 2009 Apr;40(4):e89–97
Studientyp		Systematischer Review
Datenbanken		MEDLINE (gesucht in Pubmed, nur MeSH-Terminologie wurde benutzt) und CENTRAL (Cochrane Library, nur frei Texte wurden verwendet)
Selektionskriterien/Kontrollinterventionen		Inkludiert: Erwachsene Patienten mit CVA, Bobath-Konzept im Vergleich mit alternativen Methoden, RCTs, Rehabilitationsergebnisse wurden mit einer oder mehr der folgenden Domainen gemessen: Sensomotorische Kontrolle der oberen und unteren Extremitäten, Balance-Control, Mobilität, Geschicklichkeit, Aktivitäten des täglichen Lebens, gesundheitsbezogene Lebensqualität und Kosten-Nutzen-Verhältnis. Nur englische oder holländische Artikel Exkludiert: Briefe, Dissertationen, Abstracts, Case-Reports
Datensammlung und Analyse		Aufgrund der methodischen Heterogenität innerhalb der ausgewählten Studien wurde das statistische „Pooling" (Zusammenlegen) nicht berücksichtigt. Zwei unabhängige Wissenschaftler bewerteten die ausgewählte Literatur nach dem Physiotherapie Evidence Database Maßstab (PEDro-Skala), wovon eine Beweis Synthese abgeleitet wurde, um die Stärke der Evidenz für beides zu ermitteln. Die Studien wurden von 2 Assessors ausgewählt, die unabhängig voneinander auswählten und beurteilten (mittels PEDro Scale). Studien ≥4 Punkte = hohe Qualität, Studien ≤3 Punkte = niedrige Qualität. Die Reviewer waren nicht blind bezüglich Autoren, Institutionen oder Journals.
Patienten		Cerebro vascular Accident (Stroke), 16 Studien mit insgesamt 813 Patienten.
Outcome-Measures		Keine Angaben
Ergebnisse (z. B. Effektstärke, Signifikanz, Ereignisrate)		Die Suchstrategie identifizierte 2.263 Studien. Eine Auswahl erfolgte aufgrund von vorher festgelegten Kriterien, es blieben 16 Studien mit 813 Patienten mit Stroke für die weitere Analyse übrig. Es gab keine Hinweise auf die Überlegenheit des Bobath-Konzepts in Bezug auf sensomotorische Kontrolle der oberen und unteren Extremität, Geschicklichkeit, Mobilität, ADLs, gesundheitsbezogene Lebensqualität und Kosten-Nutzen-Verhältnis. Nur begrenzte Beweise ergaben sich bezüglich Balance-Control zugunsten des Bobath-Konzepts. Aufgrund der begrenzten verfügbaren Evidenz ergab sich keine Best Evidence Synthesis für die Bereiche gesundheitsbez. Lebensqualität und Kosten-Nutzen-Verhältnis.

Tab. 8.65 (Forts.)		
Review	**Titel/ Fragestellung**	**The effectiveness of the Bobath concept in stroke rehabilitation: what is the evidence?**
Zusammenfassung		Dieser systematische Review bestätigt, dass das Bobath-Konzept nicht besser als andere Therapieansätze ist. Auf der Grundlage der Best Evidence Synthesis ist kein Beweis für die Überlegenheit gegeben gegenüber anderen Ansätzen gegeben. Dieser Review hat viele methodische Mängel in den Studien überprüft, daher muss hochqualifizierte Forschung in Zukunft veröffentlicht werden. Evidenzbasierte Leitlinien sollten eher als die therapeutische Entscheidung einen Rahmen geben, von dem Therapeuten ableiten, welche Behandlung die effektivste ist.
Eigene Kommentare		Nur in 2 Datenbanken wurde gesucht. Es wurden nur freie Texte verwendet, außerdem nur Artikel in englisch oder holländisch (dadurch wurden 4 Studien nicht inkludiert) – dies schränkt die Auswahl deutlich ein. Keine Verblindung der Reviewer. Ausgewählten Studien waren aufgrund der methodologischen Unterschiede und Fehler nicht vergleichbar. Auch wenn signifikante Unterschiede gefunden wurden, war nicht klar, ob diese auf der Intervention oder auf kombinierten Behandlungseffekten beruhten. Studien, in denen Bobath als Intervention angegeben wurde, konnten nicht beweisen, ob aktuelle Bobath-Praxis benutzt wurde (Ausbildung der Therapeuten wurde nicht dargestellt). Suchbegriffe wurden nicht angegeben (ausgenommen Bobath & NDT). Eine Studie wurde exkludiert, weil sie eine Kritik war an einer anderen Studie, die inkludiert wurde. Beurteilung der Studien mit der PEDro-Skala – das erste Item der Skala wurde ohne Begründung nicht inkludiert (Ein- und Ausschlusskriterien Patienten, s. 3. Seite der Originalarbeit). Grundaussage, Bobath sei nicht besser als andere Therapien – es wurde aber nicht der Beweis erbracht, dass Bobath schlechter sei als andere Therapien.

Tab. 8.66		
Review	**Titel/ Fragestellung**	**Outcomes of the Bobath concept on upper limb recovery following stroke**
Autor		Luke C, Dodd KJ, Brock K
Jahr		2004
Journal		Clin Rehabil. 2004 Dec;18(8):888–98
Studientyp		Systematischer Review
Datenbanken		CINAHL, MEDLINE, EMBASE, DARE, Cochrane Library, PEDro, PubMed, AMED, AMI, CSA Neurosciences, Psych Info
Selektionskriterien/Kontrollinterventionen		Inkludiert: Erwachsene Patienten mit Stroke, Intervention Bobath oder NDT, Kontrollintervention: keine Intervention, Vergleichsintervention oder Baselinephase, messbare Ergebnisse in der Veränderung der OE auf Körperfunktions-/Körperstrukturebene, Aktivitätsebene, Partizipation

Tab. 8.66 (Forts.)		
Review	**Titel/ Fragestellung**	**Outcomes of the Bobath concept on upper limb recovery following stroke**
Datensammlung und Analyse		2 Reviewer sichten unabhängig Artikel mit folgenden Kriterien: Schädigung der oberen Extremität nach Stroke, behandelt nach dem Bobath-Konzept zur Verbesserung der oberen Extremität – abgegrenzt zu anderen Behandlungsansätzen. Qualität der Studien wurde mit der PEDro-Skala eingeschätzt, Checkliste Ottenbach & Zhan. Effektgrößen mit 95 % Konfidenzintervall wurden kalkuliert mit Web-Software.
Patienten		Stroke
Outcome-Measures		Keine Angaben
Ergebnisse (z. B. Effektstärke, Signifikanz, Ereignisrate)		688 Artikel wurden gesichtet, 8 erfüllten die Aufnahmekriterien. 5 RCTs, ein Single-Group-Cross-Over-Design und zwei Einzelfallstudien. 5 Studien maßen den Schulterschmerz, Tonus, Muskelkraft oder motorische Kontrolle. Das Bobath-Konzept reduziert Schulterschmerz besser als Eistherapie. Es reduziert Tonus besser als keine Intervention oder PNF. Es wurde kein Unterschied festgestellt für Veränderungen des Tonus zwischen dem Bobath-Konzept und einem funktionellen Ansatz. Nicht signifikante Unterschiede gab es für die Messung von Muskelkraft und Motorkontrolle. 6 Studien maßen die Limitationen von Aktivität, keine von diesen fand, dass das Bobath-Konzept anderen Therapieansätzen überlegen war. 2 Studien maßen die Veränderungen der Partizipation – unklare Ergebnisse. Die methodologische Qualität der Studien war generell gering.
Zusammenfassung		Ein Vergleich des Bobath-Konzepts mit anderen Konzepten zeigt keinerlei Überlegenheit eines Ansatzes gegenüber dem anderen bezüglich des Impairments der oberen Gliedmaßen, der Aktivität oder der Partizipation. Allerdings haben die Studien Einschränkungen in Bezug auf die methodische Qualität, die Ergebnisse und Maßnahmen und die kontextuellen Faktoren, somit ist es nicht möglich, Schlussfolgerungen zu ziehen. Zukünftige Forschung sollte sensiblen Messverfahren für die oberen Gliedmaßen benutzen, ausgebildete Bobath Therapeuten und homogene Verteilung der Therapeuten zur Ermittlung des Einflusses der Patientenfaktoren auf das jeweilige Ansprechen auf die Therapieansätze.
Eigene Kommentare		Methodologische Qualität der eingeschlossenen Studien ist gering. Es wurden nur Artikel in englischer Sprache inkludiert, die in Peer-Review-Journalen veröffentlicht wurden. Die geringe Anzahl der Studien (8) limitiert die Aussage. Die Ausbildung der Therapeuten ist nicht dargestellt – es kann nicht sichergestellt werden, dass der aktuelle Ansatz durchgeführt wurde. Insbesondere, da die Suche bis 1966 zurückging.

Tab. 8.67		
Review	**Titel/ Fragestellung**	**Physiotherapy based on the Bobath concept for adults with post-stroke hemiplegia: a review of effectiveness studies**
Autor		Paci M
Jahr		2003
Journal		J Rehabil Med. 2003 Jan;35(1):2–7
Studientyp		Systematischer Review
Datenbanken		MEDLINE, Cochrane, PEDro (1980–2001)
Selektionskriterien/Kontroll-interventionen		Studien in englischer, französischer und italienischer Sprache. Inkludiert: Bobath-Konzept/NDT als Intervention oder Kontrollintervention, Studien, die die gesamte Methode oder Aspekte der Methode untersuchten Exkludiert: Studien, die NDT und eine experimentelle Behandlung mit NDT alleine vergleichen, NDT plus andere Methoden versus Kontrollgruppe, Studien zur Effektivität der „Bobath-Rolle", Studien zur spezifischen Inhibition oder Fazilitationstechniken, kein klarer Ausdruck von NDT.
Datensammlung und Analyse		Eine systematische Literaturrecherche wurde durchgeführt ab Dezember 2001. Fünfzehn Studien wurden ausgewählt und nach einer 5-stufigen hierarchischen Skala (Sackett) bewertet hinsichtlich der Evidenz für die klinischen Interventionen – 6 RCTs, 6 CCTs, 3 Fallstudien. Keywords wurden angegeben.
Patienten		726 Patienten in 15 Studien, 15–95 Jahre alt. Meistens inkludiert: motiviert, < 75–80 Jahre alt, erster Stroke, Mediainfarkt, Stroke < 1 Jahr. Meistens exkludiert: kognitive oder sprachliche Störungen, Herzerkrankungen, zusätzliche orthopädische, medizinische oder neurologische Defizite.
Outcome-Measures		NHP = Nottingam Health Profile; LADSII = LORS American Data System Rating Scale
		BI = Barthel-Index, FIM = Functional Independence Measure
		MAS = Motor Assessment Scale; SMES = Sodring Motor Evaluation Scale; ARAT = Action Research Arm Test; BBT = Box- & Block-Test; NHPT = Nine-Hole Peg Test; FAC = Functional Ambulation Category; RMA = Rivermead Motor Assessment
		MCA = Motor Club Assessment; MI = Motricity Index; MASS = Modified Ashworth Spasticity Scale
Ergebnisse (z. B. Effektstärke, Signifikanz, Ereignisrate)		Die Ergebnisse zeigen keine Belege für die Wirksamkeit von neurologischen Therapieverfahren oder dass ein neurologisches Therapieverfahren die optimale Therapie sei, aber auch methodische Einschränkungen erlauben keine Schlussfolgerungen bezüglich der Nichtwirksamkeit. Methodische Aspekte der ausgewählten Studien werden diskutiert und Anforderungen an weitere Forschung werden vorgeschlagen.

Tab. 8.67 (Forts.)		
Review	**Titel/ Fragestellung**	**Physiotherapy based on the Bobath concept for adults with post-stroke hemiplegia: a review of effectiveness studies**
Zusammenfassung		Das Bobath-Konzept muss definiert werden und standardisierte Richtlinien für Behandlungen müssen identifiziert und beschrieben werden. Weitere Investitionen sind notwendig, um standardisierte Messverfahren zu entwickeln, die den Zielen des Bobath-Ansatzes gerecht werden, wie z. B. Qualität von motorischen Bewegungen, kombiniert mit Benefits, die die Patienten aus den Behandlungen ziehen und welche nicht, gezielt auf die Indikationen und Kontraindikationen und die wirkliche Effektivität von Bobath/NDT muss ermittelt werden bei der Behandlung von Patienten Post-Stroke. Das Kosten-Nutzen-Verhältnis sollte ebenfalls berücksichtigt werden.
Eigene Kommentare		Mehrere methodologische Probleme in den Studien, geringe Homogenität der Patienten – daher kann nicht gesagt werden, welche Patienten profitieren und welche nicht (Indikationen/Kontraindikationen). Geringe Homogenität der Behandlungen und Messinstrumente. Funktionelle Messinstrumente messen lediglich die Aktivität, aber nicht die Verbesserungen der plegischen Seite. Nur in 4 Studien werden die Inhalte der Therapie beschrieben oder standardisierte Protokolle benutzt. Bobath/NDT wird oft als „konventionelle Physiotherapie" bezeichnet – diese Studien wurden nicht inkludiert. Dies ist m. E. ein großes Problem – welcher neurologische Patient erhält eigentlich kein Bobath?

Tab. 8.68						
RCT CCT	**Titel/ Fragestellung**	**Rhythmic auditory stimulation improves gait more than NDT/Bobath training in near-ambulatory patients early poststroke: a single-blind, randomized trial**				
Autor		Thaut MH, Leins AK, Rice RR, Argstatter H, Kenyon GP, McIntosh GC, Bolay HV, Fetter M				
Jahr		2007				
Journal		Neurorehabil Neural Repair. 2007 Sep–Oct;21(5):455–9				
Studientyp		RCT, single-blind				
Intervention: Details, Intensität, Behandlungsdauer		RAS: Rhythmic auditory stimulation, 3 Wochen Therapie, 5× pro Woche. Unterstützt mit Metronom und Musik für den Rhythmus. Festes Protokoll				
Kontrollintervention		NDT/Bobath, 3 Wochen Therapie, 5× pro Woche				
Patienten: Anzahl, Zeit nach Erkrankung		Pool von 155 Patienten – 78 Patienten wurden ausgewählt, ca. 22 Tage post Stroke im Durchschnitt, RAS-Gruppe n=43, NDT-Gruppe n=35, Inkludiert: 5 Schritte gehfähig an der Hand eines Therapeuten. Exkludiert: nicht beschrieben				
Patienten: spez. Ein- + Ausschlusskriterien		x	Nein		Ja	Wo:
Randomisierung			Nein	x	Ja	Wo: S. 456
Gruppenzuordnung verblindet			Nein	x	Ja	Wo: S. 456

Tab. 8.68 (Forts.)						
RCT CCT	Titel/ Fragestellung	**Rhythmic auditory stimulation improves gait more than NDT/Bobath training in near-ambulatory patients early poststroke: a single-blind, randomized trial**				
Gruppen einander ähnlich		x	Nein		Ja	Wo:
Patienten geblindet		x	Nein		Ja	Wo:
Therapeuten geblindet		x	Nein		Ja	Wo:
Rater geblindet			Nein	x	Ja	Wo: S. 456
Outcome-Measures Partizipation		Barthel-Index – nur zu Beginn				
Outcome-Measures Aktivität						
Outcome-Measures Körperfunkt. + -struktur		Fugl-Meyer Scale – nur zu Beginn Druckmessplatte im Schuh mit 4 Kontakten für Geschwindigkeit, Schrittlänge, Rhythmus, Symmetrie				
Ergebnisse (z. B. Effektstärke, Signifikanz, Ereignisrate)		Signifikante Verbesserungen in der RAS-Gruppe hinsichtlich Geschwindigkeit (p=.006), Schrittlänge (p=.0001), Rhythmus (p=.0001) und Symmetrie (p=.0049) versus der Bobath-Gruppe				
Ergebnisse von mehr als 85 % der Patienten		x	Nein		Ja	Wo: S. 457
Intention-to-treat-Analyse			Nein	x	Ja	Wo: S. 457
Ergebnisse statistischer Gruppenvergleiche (z. B. p-Wert)			Nein	x	Ja	Wo: S. 457,458
Punktmaß: Größe des Behandlungseffektes			Nein	x	Ja	Wo: S. 457,458
Punkte PEDro-Skala		6 Punkte				
Zusammenfassung		Die Daten zeigen, dass nach 3-wöchigem Gehtraining RAS eine effektive therapeutische Methode in der neurologischen Rehabilitation ist, um Gehen zu verbessern. Steigerungen waren signifikant höher in der RAS-Gruppe, verglichen mit der Bobath-Gruppe.				
Eigene Kommentare		8 Patienten mehr in der RAS-Gruppe ohne Erklärung. Poor Design (6 Punkte PEDro Scale) & Assessment: FMS 31,4/BI 45,5 für die Bobath-Gruppe/FMS 33,3/BI 47,5 für die RAS-Gruppe: die RAS-Gruppe war bei Beginn schon in beiden Messverfahren 2 Punkte besser. Diese Tests wurden aber nach der Intervention nicht mehr erhoben! Lediglich die Körperfunktions- und Körperstrukturebene wird getestet, keinerlei Test für Aktivität oder Partizipation. Hier stellt sich die schon oft diskutierte Frage, was der Patient im Alltag mit den Verbesserungen anfangen kann? Kriterien für den Ausschluss aus der Studie wurden nicht beschrieben. Übungen vor der eigentlichen Intervention wurden nicht berücksichtigt – es wird angenommen (?), dass sie in beiden Gruppen ungefähr gleich waren. RAS folgt einem festen Protokoll, Therapieinhalte in der Bobath-Gruppe werden nicht beschrieben, Ausbildungsstand der Therapeuten wird nicht beschrieben.				

Tab. 8.69					
RCT CCT — Titel/Fragestellung	**Efficacy of Bobath versus orthopaedic approach on impairment and function at different motor recovery stages after stroke: a randomized controlled study**				
Autor	Wang RY, Chen HI, Chen CY, Yang YR				
Jahr	2005				
Journal	Clin Rehabil. 2005 Mar;19(2):155–64				
Studientyp	RCT				
Intervention: Details, Intensität, Behandlungsdauer	20 Therapien nach Bobath – 4 Wochen, 5× pro Woche à 40 Minuten. Patient nahm aktiv an der für ihn individuellen Therapie teil, konstante Modifikation passend zu den Reaktionen des Patienten und ausgerichtet auf funktionelle Aktivitäten. Betont wurde das Erlernen von normalem Alignment und Bewegungsmustern basierend auf den Bobath-Prinzipien. Fazilitiert wurde durch passende sensorischen und propriozeptiven Input, direkte manuelle Fazilitation, Key-Point-Control und verbales und visuelles Feedback. Normalisierung des Muskeltonus, Schulung von posturalen Reaktionen und Trainieren von Rumpfkontrolle sind wesentliche Teile der Bobath-Therapie und wurden intensiv in den Behandlungen beübt, um Balancereaktionen und Bewegungsqualität zu optimieren. 2 Physiotherapeuten mit Bobath-Kurs für Erwachsene und mit < 10-jähriger Berufserfahrung und < 5-jähriger Erfahrung mit dem Bobath-Konzept.				
Kontrollintervention	20 orthopädische Behandlungen – 4 Wochen, 5× pro Woche à 40 Minuten. Übungen passiv, assistiv, aktiv und gegen sich steigernden Widerstand. Rollen, Aufstehen, Transfers und Gang mit Fokus auf viele Repetitionen von spezifischen Aktivitäten wurden so früh wie möglich praktiziert. Gangtraining am Handlauf auf der nicht betroffenen Seite. 2 Physiotherapeuten mit < 10-jähriger Berufserfahrung mit mindestens 5 Jahren Erfahrung in orthopädischer Praxis mit Stroke-Patienten.				
Patienten: Anzahl, Zeit nach Erkrankung	21 Patienten mit Stroke und Spastik 23 Patienten mit Stroke in relativen motorischen Erholungsphasen Inkludiert: Hemiparese nach CVA, untere Extremität Brunnstrom Erholungsstadium 2, 3, 4, oder 5, Kommunikationsfähigkeit, Wille zur Kooperation				
Patienten: spez. Ein- + Ausschlusskriterien		Nein	x	Ja	Wo: S. 156, 157
Randomisierung		Nein	x	Ja	Wo: S. 156, 157
Gruppenzuordnung verblindet		Nein	x	Ja	Wo: S. 156
Gruppen einander ähnlich		Nein	x	Ja	Wo: S. 156, 157
Patienten geblindet	x	Nein		Ja	Wo:
Therapeuten geblindet	x	Nein		Ja	Wo:
Rater geblindet		Nein	x	Ja	Wo: S. 156

Tab. 8.69 (Forts.)						
RCT **CCT**	**Titel/ Fragestellung**	**Efficacy of Bobath versus orthopaedic approach on impairment and function at different motor recovery stages after stroke: a randomized controlled study**				
Outcome-Measures Partizipation						
Outcome-Measures Aktivität		Motor Assessment Scale (MAS), Berg Balance Scale (BBS), Stroke Impact Scale (SIS)				
Outcome-Measures Körperfunkt. + -struktur		Stroke Impairment Assessment Set (SIAS)				
Ergebnisse (z. B. Effektstärke, Signifikanz, Ereignisrate)		Patienten mit Spastik zeigten signifikant mehr Verbesserungen in der Tonuskontrolle, SIAS, SIS, MAS nach 20 Behandlungen mit Bobath-Therapie als die orthopädische Gruppe. Veränderungen in BBS und der motorischen Kontrolle der UE zeigten keine signifikanten Unterschiede zwischen den Gruppen. Bei Patienten mit relativen Erholungsstadien nach Stroke zeigten Teilnehmer der Bobath-Gruppe signifikant mehr Verbesserungen in MAS, BBS und SIS. Veränderungen in Tonus und motorischer Kontrolle der UE zeigten keine signifikanten Unterschiede zwischen den Gruppen.				
Ergebnisse von mehr als 85 % der Patienten			Nein	x	Ja	Wo: S. 157
Intention-to-treat-Analyse			Nein	x	Ja	Wo: S. 157
Ergebnisse statistischer Gruppenvergleiche (z. B. p-Wert)			Nein	x	Ja	Wo: S. 159
Punktmaß: Größe des Behandlungseffektes			Nein	x	Ja	Wo: S. 159
Punkte PEDro-Skala		8 Punkte				
Zusammenfassung		Patienten profitierten von der Behandlung mit Bobath signifikant mehr in MAS und SIS-Werten als aus dem orthopädischen Behandlungsprogramm, unabhängig von ihrer motorischen Erholungsphase. Bobath oder orthopädische Behandlung gepaart mit der spontanen Erholung führten zu Verbesserungen auf der Schadensebene und funktioneller Ebene für Patienten mit Schlaganfall. Der Bobath-Ansatz beim Verlust motorischer Fähigkeiten behandelt nicht nur den Körper als Ganzes, sondern integriert die Entwicklung der Sensorik der Patienten, perzeptive und kognitive Fähigkeiten in den Therapieprozess. Die Ziele sind nicht auf die Motorik limitiert, sondern auch auf die Reduktion von Spastizität und Schmerz, Wiedererlangen von Balance, Sensorik und Sicherheit. Dies erklärt, warum in dieser Studie die Patienten in der Bobath-Gruppe mehr Verbesserungen zeigten in motorischer Funktion und Tonuskontrolle – v. a. bei Patienten mit Spastizität.				
Eigene Kommentare		Literatur: Bobath 1990, Davis 1985. Gute Beschreibung der Interventionen und eine der wenigen Studien, die über die Qualifikation der Therapeuten Auskunft gibt.				

Tab. 8.70						
RCT **CCT**	**Titel/ Fragestellung**	**Comparison of Bobath based and movement science based treatment for stroke: a randomised controlled trial**				
Autor		van Vliet PM, Lincoln NB, Foxall A				
Jahr		2005				
Journal		J Neurol Neurosurg Psychiatry 2005; 76: 503–508				
Studientyp		RCT, single-blind				
Intervention: Details, Intensität, Behandlungsdauer		Bobath based Physiotherapy (BB) von Physiotherapeuten, die in der Bobath-Therapie Erfahrung haben.				
Kontrollintervention		Movement Science based Physiotherapy (MSB) („Motor Relearning") von Physiotherapeuten, die extra trainiert wurden für die Studie, da sie vorher nur wenig Erfahrung mit der Therapie hatten.				
Die Anzahl der Behandlungen war bei beiden Gruppen abhängig von den zur Verfügung stehenden Therapeuten, Ergotherapeuten verwendeten auch die zugeteilte Intervention (BB oder MSB), Patienten erhielten auch noch ambulant die Therapie – so lange wie erforderlich, eher als eine standardisierte Länge aufgrund von unterschiedlichen Bedürfnissen der Patienten und reflektierend zur üblichen Praxis des Krankenhauses.						
Patienten: Anzahl, Zeit nach Erkrankung		120 Patienten. Inkludiert: Stroke, Verordnung von Physiotherapie. Exkludiert: mehr als 2 Wochen nach Stroke, bewusstlos bei Aufnahme, Unfähigkeit, zur Toilette zu gehen – unabhängig vom Stroke, Wohnung mehr als 25 km vom Krankenhaus entfernt, Unfähigkeit, eine halbe Stunde die Aufgaben zu tolerieren, die das Assessment fordert, keine Einwilligung gegeben.				
Patienten: spez. Ein- + Ausschlusskriterien			Nein	x	Ja	Wo: S. 504, 505
Randomisierung			Nein	x	Ja	Wo: S. 504, 505
Gruppenzuordnung verblindet			Nein	x	Ja	Wo: S. 505
Gruppen einander ähnlich			Nein	x	Ja	Wo: S. 504, 505
Patienten geblindet		x	Nein		Ja	Wo:
Therapeuten geblindet		x	Nein		Ja	Wo:
Rater geblindet			Nein	x	Ja	Wo: S. 503, 505
Outcome-Measures Partizipation		Barthel-Index, Extended Activities of Daily Living Scale				
Outcome-Measures Aktivität		Rivermead Motor Assessment, Motor Assessment Scale, Ten-Hole Peg Test, 6-minute Walk Test				
Outcome-Measures Körperfunkt. + -struktur		Modified Ashworth Scale, Nottingham Sensory Assessment				

Tab. 8.70 (Forts.)

RCT CCT	Titel/ Fragestellung	**Comparison of Bobath based and movement science based treatment for stroke: a randomised controlled trial**			
Ergebnisse (z. B. Effektstärke, Signifikanz, Ereignisrate)		Vergleich der beiden Gruppen zeigte keinen signifikanten Unterschied bei allen Messverfahren. Signifikante Werte des Rivermead Motor Assessment gingen von p=0.23 bis p=0.97 und für die Motor Assessment Scale von p=0.29 bis p=0.87.			
Ergebnisse von mehr als 85 % der Patienten		Nein	x	Ja	Wo: S. 504
Intention-to-treat-Analyse		Nein	x	Ja	Wo: S. 504
Ergebnisse statistischer Gruppenvergleiche (z. B. p-Wert)		Nein	x	Ja	Wo: S. 505, 506, 507
Punktmaß: Größe des Behandlungseffektes		Nein	x	Ja	Wo: S. 503, 506, 507
Punkte PEDro-Skala	8 Punkte				
Zusammenfassung	Es gibt keine signifikanten Unterschiede bezüglich der Bewegungsfähigkeiten oder funktioneller Abhängigkeit zwischen den Patienten, die BB oder MSB erhalten haben. Daher zeigte diese Studie nicht, dass ein Ansatz effektiver war als der andere in der Behandlung von Stroke-Patienten.				
Eigene Kommentare					

8.2 Anhang zu Kap. 5 – Fragebogen

8.2.1 Fragebogen – verschickte Version

1.) Beruf/evtl. Zusatzbezeichnung: *(bitte eintragen)*				
2.) Ausbildungsgrad: *(bitte ankreuzen)*	☐ B.Sc.	☐ M.Sc.	☐ Ph.D.	Sonstiges – bitte nennen:
3.) Wie alt sind Sie? *(bitte ankreuzen)*	☐ 20–29 Jahre	☐ 30–39 Jahre	☐ 40–49 Jahre	☐ 50+ Jahre
4.) Geschlecht: *(bitte ankreuzen)*	☐ weiblich		☐ männlich	
5.) Wie lange sind Sie schon im Beruf? *(bitte ankreuzen)*	☐ < 5 Jahre	☐ 5–10 Jahre	☐ 11–15 Jahre	☐ > 15 Jahre
6.) Wie viele Stunden arbeiten Sie in der Woche? *(bitte ankreuzen)*	☐ < 20 Stunden	☐ 20–30 Stunden	☐ 31–40 Stunden	☐ > 40 Stunden
7.) Aus welchen Aktivitäten setzt sich Ihr Arbeitsalltag zusammen? *(Bitte Zahlen eintragen)*	% Patientenbehandlung	% Unterricht	% Forschung	% Sonstiges:

8.) Wo arbeiten Sie?
(Mehrfachnennung möglich, bitte ankreuzen und in der nächsten Zeile ausfüllen)

☐ Akut-Klinik	☐ Reha-Klinik	☐ Praxis	☐ Sonstiges
Fachrichtung(en):	Fachrichtung(en):	Patientengut:	Bitte nennen:

9.) Wie viel Prozent Ihrer Patienten haben neurologische Erkrankungen?
(bitte ankreuzen)

☐ 0–24 % ☐ 25–49 % ☐ 50–74 % ☐ 75–100 %

10.) Wie viele Patienten behandeln Sie am Tag?
(bitte ankreuzen)

☐ < 5 Patienten ☐ 5–10 Patienten ☐ 11–25 Patienten ☐ > 15 Patienten

11.) Aus welchen Berufsgruppen besteht Ihr interdisziplinäres Team?
(bitte ankreuzen, Mehrfachnennung möglich)

☐ Ärzte	☐ Pflege
☐ Physiotherapeuten	☐ Ergotherapeuten
☐ Sprachtherapeuten	☐ Sportlehrer
☐ Psychologen	☐ Physikalische Therapeuten
☐ Ernährungsberater	☐ Sozialdienst
☐ Sonstige *(bitte nennen):*	

12.) Welche der nachfolgenden therapeutischen Maßnahmen sind Ihnen in der neurologischen Rehabilitation bekannt?
(bitte ankreuzen, Mehrfachnennung möglich)

☐ Repetition – Lernen durch Wiederholung (Long term potentation)	☐ EMG-Biofeedback
☐ Laufbandtherapie	☐ TMS – Transkranielle Magnetstimulation
☐ CIMT – Constraint-Induced Movement Therapy	☐ Sensorimotor Coupling
☐ Ziel- & aufgabenorientierte Aktivitäten + Anpassung des Schwierigkeitsgrads („Shaping")	☐ Motor Imagery/Repeated Mental Practice
☐ Motorisches Training in einer realen Umwelt	☐ Spiegeltherapie
☐ Gangtrainer, Lokomat	☐ Einsatz von Orthesen beim Gehen (Fußschienen)

☐	Armtrainer, MIT-Manus, Bi-Manu-Track	☐	Bobath-Konzept
☐	FES – Funktionelle Elektrostimulation	☐	Sonstige *(bitte nennen):*
☐	EMG-initiierte funktionelle Elektrostimulation	☐	Sonstige *(bitte nennen):*
☐	Mir sind keine der oben genannten therapeutischen Maßnahmen bekannt (Fragebogen endet hier)		

13.) Woher sind Ihnen diese Therapieformen bekannt?
(bitte ankreuzen, Mehrfachnennung möglich)

☐	Fachschule	☐	Fachhochschule/Universität
☐	Teilnahme an wissenschaftlichen Projekten	☐	Fortbildung zum Thema wissenschaftliches Arbeiten
☐	Fachzeitschriften	☐	Internet
☐	Wissenschaftliche Datenbanken	☐	Fachbücher
☐	Bobath-Fortbildung	☐	PNF-Fortbildung
☐	Vojta-Fortbildung	☐	Affolter-Fortbildung
☐	Brunkow-Fortbildung	☐	FBL-Fortbildung
☐	Manuelle Techniken-Fortbildung	☐	Feldenkrais-Fortbildung
☐	Perfetti-Fortbildung	☐	Sensorische Integration – Fortbildung
	Sonstiges *(bitte nennen):*		

14.) Verwendung der Maßnahmen in Ihrem aktuellen Arbeitsalltag
(Bitte ankreuzen; in der letzten Spalte bitte mit dem unten stehenden Nummernschlüssel)
(Begründen, warum bestimmte Maßnahmen nur kaum oder nie angewandt werden – Mehrfachnennungen möglich)

Verwende ich sehr oft	***Verwende ich oft***	***Therapeutische Maßnahmen:***	***Verwende ich kaum***	***Verwende ich nie***	***Begründung (mit Nummern):***
☐	☐	Repetition – Lernen durch Wiederholung (Long Term Potentation)	☐	☐	
☐	☐	Laufbandtherapie	☐	☐	

□	□	CIMT – Constraint-Induced Movement Therapy	□	□	
□	□	Ziel- & aufgabenorientierte Aktivitäten + Anpassung des Schwierigkeitsgrads („Shaping“)	□	□	
□	□	Motorisches Training in einer realen Umwelt	□	□	
□	□	Gangtrainer, Lokomat	□	□	
□	□	Armtrainer, MIT-Manus, Bi-Manu-Track	□	□	
□	□	FES – funktionelle Elektrostimulation	□	□	
□	□	EMG-initiierte funktionelle Elektrostimulation einzelner Muskeln	□	□	

Nummernschlüssel zur Begründung der Kreuze in den rechten Spalten:

1	Zu wenig Zeit	7	Mangelnde Informationen
2	Mangelnde Fähigkeiten zum wissenschaftlichen Arbeiten	8	Kritische Einschätzung der Literatur ist nicht möglich
3	Passt nicht zur aktuellen Patientenpopulation	9	Unterstützung von Kollegen fehlt
4	Gerätschaften sind nicht vorhanden	10	Mangelndes Interesse am wissenschaftlichen Arbeiten
5	Wissenschaftliche Ergebnisse können nicht auf individuelle Patienten übertragen werden	11	Leitlinien/Standards schränken die therapeutische Individualität ein
6	Sonstiges (bitte nennen):	12	Sonstiges (bitte nennen):

14.) Verwendung der Maßnahmen in Ihrem aktuellen Arbeitsalltag

(Bitte ankreuzen; in der letzten Spalte bitte mit dem unten stehenden Nummernschlüssel)

(Begründen, warum bestimmte Maßnahmen nur kaum oder nie angewandt werden – Mehrfachnennungen möglich)

Verwende ich sehr oft	***Verwende ich oft***	***Therapeutische Maßnahmen:***	***Verwende ich kaum***	***Verwende ich nie***	***Begründung (mit Nummern):***
□	□	EMG-Biofeedback	□	□	
□	□	TMS – Transkranielle Magnetstimulation	□	□	
□	□	Sensorimotor Coupling	□	□	

☐	☐	Motor Imagery/Repeated Mental Practice	☐	☐
☐	☐	Spiegeltherapie	☐	☐
☐	☐	Einsatz von Orthesen beim Gehen (Fußschienen)	☐	☐
☐	☐	Bobath-Konzept	☐	☐
☐	☐	Sonstige (bitte nennen):	☐	☐
☐	☐	Sonstige (bitte nennen):	☐	☐

Nummernschlüssel zur Begründung der Kreuze in den rechten Spalten:

1	Zu wenig Zeit	7	Mangelnde Informationen
2	Mangelnde Fähigkeiten zum wissenschaftlichen Arbeiten	8	Kritische Einschätzung der Literatur ist nicht möglich
3	Passt nicht zur aktuellen Patientenpopulation	9	Unterstützung von Kollegen fehlt
4	Gerätschaften sind nicht vorhanden	10	Mangelndes Interesse am wissenschaftlichen Arbeiten
5	Wissenschaftliche Ergebnisse können nicht auf individuelle Patienten übertragen werden	11	Leitlinien/Standards schränken die therapeutische Individualität ein
6	Sonstiges (bitte nennen):	12	Sonstiges (bitte nennen):

15.) Ein- und Ausschlusskriterien: Patienten mit folgenden Symptomen können nach Ihrer Erfahrung von den unter 12.) bzw. 14.) genannten Maßnahmen:
Profitieren (+)
Nicht profitieren (-)
Weiß nicht (o)
(bitte [+] bzw. [-] bzw. [o] eintragen – die EBP-Maßnahmen mit der entsprechenden Nummerierung sind noch einmal auf der folgenden Seite aufgeführt)

Hier wurde die Nummerierung der EBP-Maßnahmen (siehe nächste Seite) verwendet:	***Bsp***	***1***	***2***	***3***	***4***	***5***	***6***	***7***	***8***	***9***	***10***	***11***	***12***	***13***	***14***	***15***	***16***	***17***	***18***
Störungen der Motorik (Tonusdysbalancen in Haltung und Bewegung, Kraft, motorische Ausdauer …)	+																		

Störungen der Biomechanik (knöcherne, bindegewebige Kontrakturen …)	+
Störungen der Perzeption (Propriozeption, Oberflächensensibilität, Visuelle, auditive Störungen …)	-
Störungen der Kognition (Verständnis, Problemlösung, Gedächtnis, Aufmerksamkeit, Konzentration …)	0
Störungen des vegetativen Systems (Blutdruck, Atmung, Herz-Kreislauf-System etc., Ausdauer/Belastbarkeit …)	0
Störungen des vestibulären Systems (Schwindel, Übelkeit, Haltungsunsicherheit, Nystagmus …)	0
Störungen der Emotion (Drepression, Krankheitsverarbeitung …)	+
Störungen der Wachheit (ARAS: aufsteigendes, retikuläres, aktivierendes System …)	+
Störungen der Kommunikation (Sprechen, Verstehen, nonverbale Kommunikation …)	0
Schmerz	0
Sonstige gestörte Körpersysteme: bitte hier nennen:	0

1	Repetition – Lernen durch Wiederholung (Long term potentation)
2	Laufbandtherapie
3	CIMT – Constraint-Induced Movement Therapy
4	Ziel- & aufgabenorientierte Aktivitäten + Anpassung des Schwierigkeitsgrads („Shaping“)
5	Motorisches Training in einer realen Umwelt
6	Gangtrainer, Lokomat

7	Armtrainer, MIT-Manus, Bi-Manu-Track
8	FES – Funktionelle Elektrostimulation
9	EMG-initiierte Funktionelle Elektrostimulation
10	EMG-Biofeedback
11	TMS – Transkranielle Magnetstimulation
12	Sensorimotor Coupling
13	Motor Imagery/Repeated Mental Practice
14	Spiegeltherapie
15	Einsatz von Orthesen beim Gehen (Fußschienen)
16	Bobath-Konzept
17	Sonstige (bitte nennen):
18	Sonstige (bitte nennen):

16.) Anmerkungen/Feedback zum Fragebogen:

8.2.2 Angabe von sonstigen Gründen zur Kaum- oder Nichtverwendung der Maßnahmen im aktuellen Arbeitsalltag – Frage Nr. 14

1	*Repetition – Lernen durch Wiederholung (Long Term Potentation)*	• Gehört nicht zur Ergo 1× • Ist Gruppentherapie 1× • Andere Kollegen 1× • Zu großer Aufwand (Fixierung) 1× • Halte ich für nicht gut/überzeugend 2×
2	*Laufbandtherapie*	• Übernehmen Physios 21× • Andere Berufsgruppen 28× • Sport/Masseure 3× • Andere, zeitintensive Tätigkeiten 1× • Gehört nicht zur Ergo 4× • Bessere Alternativen 1× • Laufband ist schlecht erreichbar 1×
3	*CIMT – Constraint-Induced Movement Therapy*	• Andere Berufsgruppen 3× • Andere Kollegen 8× • Gehört nicht zur Ergo 2× • Ist Gruppentherapie 1× • Unbekannt 18× • Praktikabilität eingeschränkt 2× • Kritische Einschätzung der Methode 1× • Kein Gesamtkonzept vorhanden 1× • Halte ich für nicht gut/überzeugend 2×
4	*Ziel- & aufgabenorientierte Aktivitäten + Anpassung des Schwierigkeitsgrads („Shaping")*	• Andere Berufsgruppen 1× • Zu wenig ideenreich 1×
5	*Motorisches Training in einer realen Umwelt*	• Andere Berufsgruppen 3× • Andere Kollegen 2× • Räumlichkeiten/Zeit 1× • Gehört nicht zur Ergo 2× • Unbekannt 1×
6	*Gangtrainer, Lokomat*	• Übernehmen Physios 19× • Andere Berufsgruppen 25× • Sportlehrer/Masseure 5× • Gehört nicht zur Ergo 3× • Unbekannt 4× • Mangelnder Erfolg 1× • Halte ich für nicht gut/überzeugend 2×

7	***Armtrainer, MIT-Manus, Bi-Manu-Track***	• Andere Berufsgruppen 18× • Gehört nicht zur Ergo 3× • Macht die Ergo 3× • Keine Ahnung Unbekannt 7× • Macht physikalisches Hilfspersonal 1× • Sportlehrer 1× • Mangelnder Erfolg 1× • Halte ich für nicht gut/überzeugend 2×
8	***FES – Funktionelle Elektrostimulation***	• Übernehmen Physios/Kollegen 44× • Machen Masseure 7× • Machen Ärzte/wiss. Mitarbeiter 2× • Gehört nicht zur Ergo 2× • Machen Ergos 1× • Keine Ahnung Unbekannt 7× • Negative Erfahrungen 1× • Selten Indikationen 1× • Mangelnder Erfolg 1× • Entspricht nicht meinem Berufsverständnis als Ergo – handlungsorientierter Ansatz 1×
9	***EMG-initiierte Funktionelle Elektrostimulation***	• Übernehmen Physios 23× • Andere Kollegen 18× • Gehört nicht zur Ergo 2× • Machen Ergos 1× • Machen Masseure 6× • Unbekannt 7× • Negative Erfahrungen 1× • Selten Indikationen 1× • Machen Ärzte 2× • Kognitive Fähigkeiten Patienten 1× • Entspricht nicht meinem Berufsverständnis als Ergo – handlungsorientierter Ansatz 1×
10	***EMG-Biofeedback***	• Übernehmen Physios 17× • Andere Kollegen 13× • Macht Sportlehrer 1× • Machen Ärzte 2× • Machen Masseure 2× • Gerät ist nicht bekannt 5× • Gehört nicht zur Ergo 3× • Keine Ahnung Unbekannt 4× • Mangelnder Erfolg 1× • Entspricht nicht meinem Berufsverständnis als Ergo – handlungsorientierter Ansatz 1×

11	***TMS – Transkranielle Magnetstimulation***	• Andere Berufsgruppen 17× • Gerät ist nicht bekannt 21× • Gehört nicht zur Ergo 3× • Machen Masseure 2× • Machen Ärzte 3× • Mangelnder Erfolg 1× • Entspricht nicht meinem Berufsverständnis als Ergo – handlungsorientierter Ansatz 1×
12	***Sensorimotor Coupling***	• Andere Berufsgruppen 6× • Kenne ich nicht 30× • Gehört nicht zur Ergo 2× • Mangelnder Erfolg 1×
13	***Motor Imagery/Repeated Mental Practice***	• Andere Berufsgruppen 8× • Gehört nicht zur Ergo 1× • Keine Ahnung Unbekannt 29× • Mangelnder Erfolg 1×
14	***Spiegeltherapie***	• Andere Berufsgruppen/Kollegen 15× • Alltagsbezug ist wenig vorhanden 1× • Überzeugt mich nicht 5× • Zu eingeschränkt 1× • Nur kurz kennen gelernt 1× • Andere Methoden werden bevorzugt 4× • Gehört nicht zur Ergo 1× • Keine Ahnung 1× • Noch keine Fortbildung gemacht 1× • Praktikabilität eingeschränkt 1× • Nicht Erfolg versprechend 1×
15	***Einsatz von Orthesen beim Gehen (Fußschienen)***	• Übernehmen Physios 18× • Andere Berufsgruppen 13× • Gehört nicht zur Ergo 3× • Nicht verordnet 1× • Überwiegend nicht notwendig 1×
16	***Bobath-Konzept***	• Schränkt zu sehr ein 1× • Nicht mein Aufgabenfeld 1× • Andere Berufsgruppen 1× • Habe ich nicht 1× • Fehlende Evidenz/überholt 2× • Nicht verordnet 1×

Literatur

1. Elkins MR, Herbert RD, Moseley AM, Sherrington C, Maher C (2010). Rating the quality of trials in systematic reviews of physical therapy interventions. Cardiopulm Phys Ther J. 2010 Sept;21(3):20–6.